現代免疫物語 beyond

免疫が挑むがんと難病

岸本忠三
中嶋　彰　著

ブルーバックス

カバー装幀｜芹澤泰偉・児崎雅淑
カバーイラスト｜安斉 将
本文デザイン｜齋藤ひさの（STUDIO BEAT）
本文図版｜さくら工芸社

プロローグ

一度かかった病気には、次はかからない。二度目の「疫」病からは「免」れる。「免疫」という言葉には、そんな意味が込められている。

そうした免疫の働きを担う主役の一つを人類が突きとめたのは、いまから百年以上も前のことだった。日本の北里柴三郎《きたざとしばさぶろう》が、破傷風菌の毒素を中和する抗毒素——現代の私たちが「抗体《こうたい》」と呼ぶ免疫分子——を、留学先のドイツで発見したのである。

北里は残念ながらノーベル賞を逃したが、彼の〝弟子〟は長い時を経て師の無念を晴らした。北里研究所で研究に励み、微生物から感染症の特効薬を探り当てた大村智《おおむらさとし》（北里大学特別栄誉教授）が、二〇一五年にノーベル生理学・医学賞を受賞したのだ。

抗体のたぐいまれな働きは、西アフリカでエボラ出血熱が猛威をふるったときにも世界を刮目《かつもく》させた。運よく生き残った人の血液から抗体を含む血清が取り出され、患者の治療に使われたのだ。北里が考案した血清療法である。

北里から始まる現代免疫学の歩みは、私たちに「抗体医薬」という良薬ももたらした。異物を捕まえる抗体の性質を利用して、関節リウマチなどの自己免疫疾患《じこめんえきしっかん》やがんを治療する医薬だ。

抗体だけではない。人の体の中ではさまざまな免疫細胞が、外部から侵入した病原体や、頻繁に発生するがん細胞と戦いつづけている。外の敵にも、内の敵に対しても、免疫はさまざまな手段を駆使して、人類という種を守ってきてくれたのだ。

免疫の舞台で主役級の活躍をするものの一つが「樹状細胞《じゅじょうさいぼう》」と呼ばれる免疫細胞だ。体の中をパトロールして、侵入した病原体を長い腕で捕まえると、「こいつが敵だ」といって仲間の免疫細胞に〝見せ〟にいく細胞である。

樹状細胞のこうした営みは「抗原提示《こうげんていじ》」と呼ばれる。「抗原」とは、病原体が持つ目印のこと。何はともあれ、わが身を襲撃してきた犯人の顔がわからなければ、免疫はことを起こせない。その点で樹状細胞は、免疫に欠くべからざる存在なのだ。

抗原提示の営みは、何によって、どのように行われているのか。こうした根源的な疑問と謎に魅了され、一生をかけて樹状細胞を隅々まで調べ尽くしたのは、京都大学の稲葉カヨとカナダのラルフ・スタインマンだった。

樹状細胞に勝るとも劣らず、生命科学の教科書を塗り替える働きを持つ免疫細胞も、日本人によって見つかった。敵を攻撃しようとする免疫の営みを抑制する「制御性T細胞」だ。大阪大学の坂口志文《さかぐちしもん》が、日米を転々としながら、約三十年もの歳月をかけて突きとめたユニークな細胞である。

せっかく病原体と戦っている免疫細胞の足を、わざわざ引っ張らなくともよいではないかと思われるかもしれない。だが、その行動には合理的な理由がある。

びっくりされるかもしれないが、私たちの体の中には、わが身の臓器や組織を敵とみなして攻撃する恐ろしい自己反応性の免疫細胞が少なからずいる。そして、攻撃好きなそれらの免疫細胞は、骨や関節を破壊する関節リウマチなど、さまざまな自己免疫疾患を引き起こすこともわかってきた。

そこで、こうした〝身内の凶悪犯〟を封じるべく、免疫があらかじめ備え持っているのが制御性T細胞。自己反応性の免疫細胞が悪さをしはじめると、この細胞が現れ「攻撃中止」を命令するのだ。

ところが、話はこれだけでは終わらない。実は制御性T細胞は、あってはならない悪事の犯人でもあるからだ。専門家の間では、この細胞はがん細胞の〝盾〟となって、がん細胞を攻撃しようとする免疫細胞の邪魔をすることが知られている。

こんな不可解で奇妙な制御性T細胞のふるまいの謎は、現在では分子レベルで解明されている。制御性T細胞は「免疫チェックポイント分子」といって、自動車にブレーキをかけるように免疫細胞の攻撃を制止する特殊な分子を備え持っていたのだ。

免疫チェックポイント分子は、いわばブレーキ・ボタン。制御性T細胞とは、生まれたときからずっと、このボタンを持つよう運命づけられた免疫細胞なのだ。

この特異な分子は、他の免疫細胞の表面に一時的に現れることもある。たとえばキラーT細胞といって免疫細胞の中で殺し屋の異名を持つ細胞が、がん細胞と戦いはじめたとしよう。このとき、敵を退治したあとも攻撃を続け、正常な細胞を傷つけるなどの「やりすぎ」が起きては困る。そこで免疫は、頃合いをみて「撃ち方やめ」のシグナルを出す免疫チェックポイント分子を、臨機応変にキラーT細胞の表面に現れるようにした。

ところが、がんの悪知恵もすごい。がん細胞は、キラーT細胞の攻撃を受けると自分の体の表面にチェックポイント分子と結合する分子を出現させ、キラーT細胞の攻撃をストップさせてしまうのだ。

狡猾《こうかつ》ながんの戦術に気づいた免疫研究者や医師の関心は、免疫チェックポイント分子へと向かった。がんがそこまでやるのなら、我々はブレーキを悪用されないようにボタンをブロックする抗体医薬をつくろう。そうすれば、免疫細胞はノンストップでがんと戦ってくれる——という作戦である。

いま、最も注目を集めている免疫チェックポイント分子は、日本の本庶佑《ほんじょたすく》が京大の教授時代に偶然、発見したPD－1という分子だ。そして、PD－1に注目してがん治療のための抗体医薬を開発したのもまた、日本の製薬企業だった。

がんとの戦い比べると派手さはないかもしれないが、現代免疫学は、原因が不明で治療が難しかった難病にも堅実に迫りつつある。免疫細胞の過度な攻撃によって起きる自己免疫疾患性の難病も、次第に抗体医薬によって症状を改善できるようになってきたのだ。

これから語るのは、日本の研究者たちの不断の努力と活躍を縦糸に、最新の成果を横糸に織り込んで紡ぎ出した、現代免疫学の物語。読者ははるかな過去から私たちの生命と健康を守りつづけてきた免疫がいま、がんや難病の制圧に挑み、かつてない成果をあげはじめたことに息を呑まれるだろう。

もくじ

現代免疫物語 beyond
免疫が挑む　がんと難病

第1章　樹状細胞の物語

第2章 制御性Ｔ細胞の物語

第3章 成人Ｔ細胞白血病との戦いの物語

第4章 免疫チェックポイント分子の物語

第5章　インターロイキン6の物語

免疫学ことはじめ

第１章 樹状細胞の物語

〝史上最強〟のがん治療

誰にでも老いと死は訪れる。しかし、人生の最終章でこれほど劇的なドラマの主役を演じた人はめったにいない。カナダ生まれの免疫学者で米ロックフェラー大学の教授だったラルフ・スタインマン。自らの体を張ってがんに戦いを挑み、死してなおノーベル生理学・医学賞を受賞した科学者である。

体を張るとは、穏やかではない。でも誇張ではない。彼は六十歳代半ばのとき、がんの中では最悪の部類に属する膵臓《すいぞう》がんに襲われ、否応なくわが身を舞台に樹状《じゅじょう》細胞という免疫細胞を駆使して、病魔と知恵比べ、腕比べを始めることとなったのだ。

がんとの戦いは、彼にとっては二つの意味があった。一つは、一個の生命体として自らの生命を長らえるための戦い。もう一つは、がんを発病した自分を患者として客観的に捉え、最新の知識、最高の人脈を結集した〝史上最強〟の治療プランによって「彼」を治療する戦いだった。

スタインマンは頼りとする自慢の武器を持っていた。それは樹状細胞ワクチンや樹状細胞療法と呼ばれる最新の免疫療法。一九七〇年代初めに彼自身が発見した樹状細胞を使った、新しいがん治療法である。

がんの免疫療法は過去にもいくつかあった。しかし樹状細胞ワクチンは、従来の療法と一線を画するほどの効果がある、と彼は信じていた。

実際、樹状細胞は数ある免疫細胞の中で卓越した能力を持っていた。この細胞は、私たちの体の中をパトロールしては病原体やがんの断片を探し出し、長い触手のような腕を伸ばして捕まえると、「こいつが敵だ」といって仲間の免疫細胞に〝見せ〟にいく天賦の才を備えていた。

スタインマンと、彼のきょうだい弟子として知られる日本の稲葉カヨ（京都大学教授・副学長）が共同研究で突きとめた「抗原提示《こうげんていじ》」というとても重要な営みである。

「抗原」とは、病原菌、ウイルス、がん細胞など、生命体を蹂躙《じゅうりん》する病敵が持つ標的や目印のこと。私たちの体に備わった免疫は、体の外から襲来する病原体のみならず、体の中で発生するがんも敵とみなして戦っている、というのが現代免疫学の常識である。

樹状細胞を使う新しい免疫治療は、大づかみにはこんな段取りで行われる。まず、血液中の樹状細胞をいったん体の外に取り出して、培養して数を増やす。次に、これらの細胞を、手術など

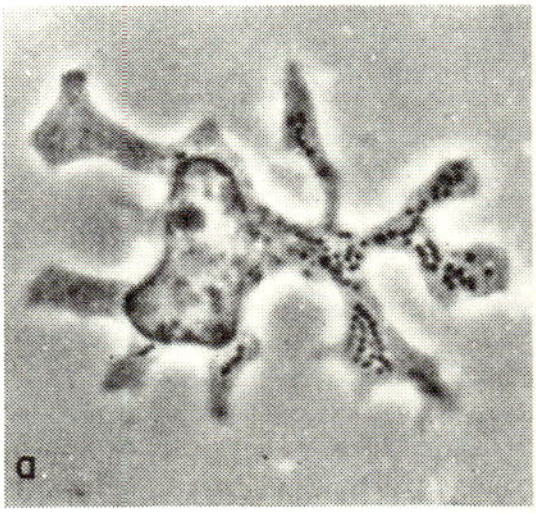

樹状細胞
（提供：京都大学・稲葉カヨ教授）

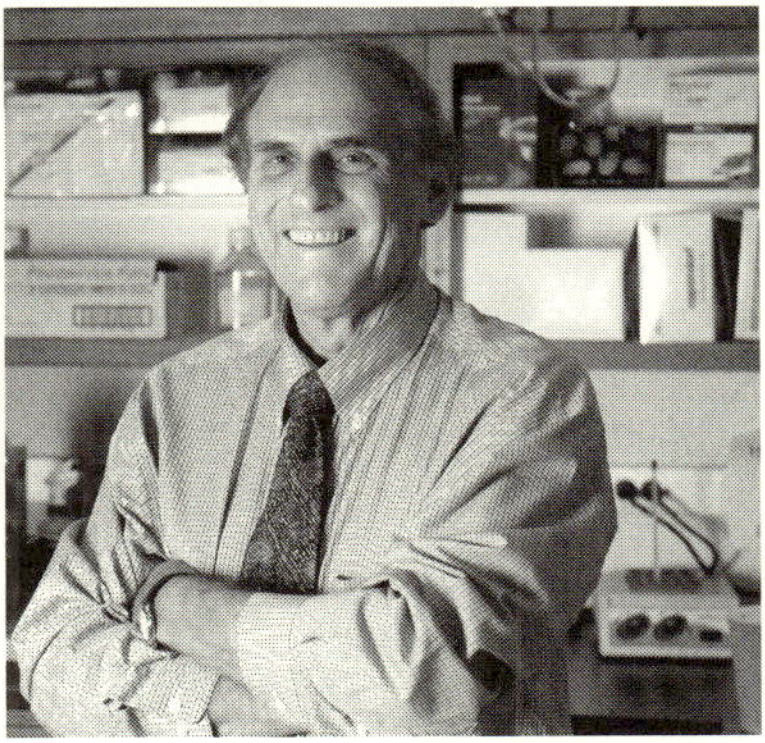

ラルフ・スタインマン
（写真：Zach Veilleux/Rockefeller University/ロイター／アフロ）

で取り出したがん組織の断片と〝お見合い〟させる。その後、樹状細胞が病敵を捕まえて顔つきをしっかり覚えた頃を見はからって、患者の体に戻すのだ。

樹状細胞は体の中でもがんと遭遇している。しかし体内では樹状細胞の数はとても少なく、がんとの出会いも散発的だ。樹状細胞が白血球（血液などに含まれる免疫細胞）に占める割合は、一％以下といわれる。

それに比べてこの方法は、樹状細胞の数を大幅に増やし、それらの細胞を強制的・集中的にがんと遭遇させるやり方といえるだろう。

患者の体に戻された樹状細胞の群れがやることはただ一つ。仲間の免疫細胞の元にかけつけ、敵の〝人相〟（がんの特徴）を知らせ、がんへの攻撃を促すことだ。こうしていよいよ免疫によるが

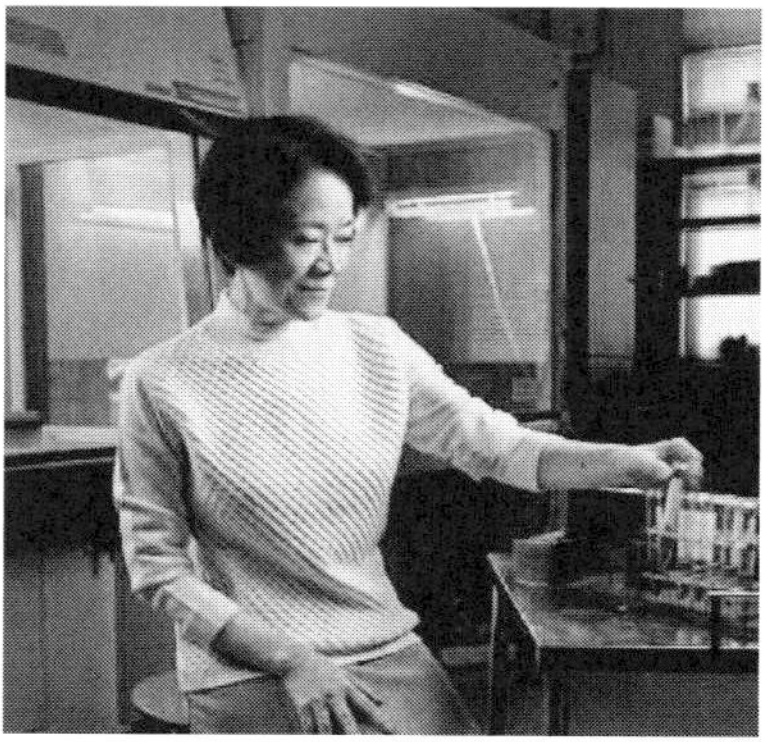
稲葉カヨ

んへの攻撃が始まる。

スタインマンを病魔が襲った時は、幸いにも彼の研究成果に強い刺激を受けて世界のさまざまな大学、研究機関、ベンチャー企業が樹状細胞ワクチンの臨床試験に乗り出していた時期だった。彼には味方や援軍、仲間が大勢そろっていた。

準備は整った。もとよりスタインマンにとって、がんは長年、対峙してきた宿敵だった。自分ががんになった以上はなおさら引くわけにはいかない。ここは敢然と樹状細胞ワクチンの〝切れ味〟を自らの体で試すのだ。スタインマンの決意は固まった。

樹状細胞ワクチンとがんペプチドワクチン

がんの免疫療法に詳しい方なら「スタインマンにはもう一つの選択肢があったのでは」と思われたかもしれない。日本では比較的、多くの人に知られているがんペプチドワクチンである。たんぱく質の小さな断片を意味する「ペプチド」を略して「がんワクチン」と呼ばれることもあるこの方法は、見かけ上はいたって簡単。がん細胞の断片や、それに似せて人工合成したペプチドを患者に注射するだけだ。

がん細胞の断片やペプチドは、いわばがん細胞ががん細胞であることを示す「がん抗原」だ。血中を漂っている樹状細胞は、注射されたがん抗原と遭遇すると仲間の免疫細胞に「敵を見つけた」と通報し、免疫とがんとの戦いが始まる。基本的な原理そのものは、樹状細胞ワクチンとまったく同じだ。

しかし、決定的に違う点が一つある。それは樹状細胞ワクチンと比べ、がんペプチドワクチンのやり方は「なりゆきまかせ」の要素があることだ。がんペプチドワクチンの場合、体内に注射したペプチドに樹状細胞がうまくめぐり会えるか否かは運次第。運よく捕らえることもあるが、樹状細胞の数が少ない場合は、犯人を取り逃がすかもしれない。

これに対し樹状細胞ワクチンは、いわばすでに犯人を捕まえた実績を持ち、顔つきも知っている大勢の警察官（樹状細胞）からなる部隊。がんペプチドワクチンと比べると能力は高い。

このように見ていくと、スタインマンががんペプチドワクチンに興味を示さなかったのは当然の選択だったといえるだろう。樹状細胞を体外に取り出し培養するのは時間もかかるしおカネもかかる。しかし、樹状細胞ワクチンはその分、効果を発揮するはずだった――。

免疫学ことはじめ ワクチン

樹状細胞ワクチンやがんペプチドワクチンのひな形は、病原菌やウイルスが引き起こす感染症の予防ワクチンだ。

たとえばインフルエンザのワクチンを考えてみよう。ワクチンの本体は、ウイルスの毒性を弱めたりなくしたりしたものだ。血中をパトロールしている樹状細胞は、これらの〝病気のもとだったもの〟を見つけると、仲間の免疫細胞に通報して免疫システムを発動させる。

私たちの体に備わった免疫の素晴らしさは、こうして一度出会った敵の顔を、ほぼ一生にわたり覚えていることだ。だからワクチンの接種を受けておくと、本物の病原体が侵入したときに、免疫はすばやく力強く病原体を撃退してくれる。これがしばしば「体に免疫ができた」といわれる状態だ。

世界初のワクチンは英国のエドワード・ジェンナーが考案した種痘だった。牛などの動物がかかる牛痘の膿を接種する種痘によって、人類は天然痘という恐ろしい病気を克服した。

ジェンナーの手法に磨きをかけ、病原体を弱毒・無毒化して予防ワクチンとして利用する手法を確立したのはフランスのルイ・パスツールだった。

このように感染症のワクチンは、病気の予防が主眼だ。一方、樹状細胞ワクチンやがんペプチドワクチンは、病気の治療が目的。これが両者の基本的な違いだ。

膵臓に悪性腫瘍

スタインマンが膵臓がんと診断されたのは二〇〇七年春のことだった。家族とスキー旅行に出かけた彼は、お腹をこわしてしまった。旅行から戻ると黄疸《おうだん》の症状が出て、体調はさらに悪化した。病院でコンピューター断層撮影（ＣＴ）による検査を受けると、膵臓に悪性の腫瘍が見つかった。

膵臓は胃や肝臓、小腸、大腸などに囲まれた大きさが十五センチほどの臓器だ。食物を消化する酵素や血糖値を正常に保つインスリンなどのホルモンを分泌している。

さまざまな臓器に囲まれているせいで、膵臓がんは早期の発見が難しい。見つかった場合も周辺の組織に転移していることが多く、そのため他のがんと比べて生存率はかなり低くなる。手術がほとんど不可能なステージ四期の場合、五年生存率は三〜一一％という低水準だ。

膵臓がんで生命を落とした著名人は数多い。アップルの創業者スティーブ・ジョブズもこの病気で死亡した一人だ。

残念なことに、スタインマンのがんはリンパ節にも転移していたらしい。こうなると生存率はかなり低い水準まで落ち込んでしまう。

カナダのマギル大学で生物学を学び、米ハーバード大学医学部で博士号を取得した彼は、膵臓がんの怖さをよく知っていた。診断結果を知らされたときは激しくショックを受け、打ちのめされたに違いない。

「あのとき、もっとしっかり検査を受けていたら」という後悔の念も生じたかもしれない。実はスタインマンは過去に黄疸の症状が見つかり、肝炎と診断されていた。肝炎は文字通り、肝臓に炎症が起きる病気だ。

肝臓と膵臓は近くにあり、膵臓がおかしくなったときにも黄疸の症状は現れる。ベテランの医師なら注意したはずだが、残念なことにスタインマンは内科医の経験が少なく、膵臓にはあまり警戒心が働かなかったらしい。

しかし、気落ちしていても悔いていても、何も始まらない。スタインマンは家族や友人に励まされてほどなくして立ち直り、がんと戦う決心を固めた。まずやるべきことは、何はともあれ外科手術で切除できる悪性の腫瘍を切り取ることだ。

膵臓がんは外科治療が難しいがんではあるものの、運がよければ手術で病巣のかなりの部分を切除できる。彼のがんはある程度の切除が可能だった。四月初旬に受けた手術で、こぶし大のがんを除去できた。手術を受けたのはがんの治療と研究では世界最高峰とされる米ニューヨークのスローン・ケタリングがんセンター。スタインマンが勤務するロックフェラー大学とは目と鼻の先にある病院だった。

外科手術を受けたあとは、ジェムザール（一般名ゲムシタビン）という抗がん剤の投与を受けた。膵臓がんの治療では標準的とされる、抗がん剤による治療である。

「免疫療法でがんと戦う」といっても、外科手術や抗がん剤などの在来の治療を排除するようなことはせず、頼るべきところがあれば頼る。スタインマンが選んだ現実的な方策だった。

切除したがんをワクチンに利用

ここで少し、時間を戻そう。膵臓がんになったとわかった頃、スタインマンには友人・知人、門下生が北米のあちらこちらにいた。彼らはスタインマンが窮地に陥ったと知るや動き始めた。提供できる医療手段を惜しみなく与えて、彼を救おうとしたのだ。

この時期、米国では樹状細胞ワクチンの臨床試験がいくつか始まっていた。しばらくのちの二〇一〇年に米食品医薬品局から承認を受ける前立腺がん治療用ワクチンのプロベンジ（一般名シプロイセルT）も、その一つだ。これらの樹状細胞ワクチンはやり方・手法・流儀にそれぞれちょっとした違いがあり、スタインマンはどれを試すか迷ったことだろう。

いくつかの候補の中で彼がまず興味を持ったのは、当時、医薬ベンチャーが臨床試験中だった腎臓がん治療用の樹状細胞ワクチンだった、と伝えられている。

なぜ膵臓ではなく腎臓治療用のワクチンだったのかと疑問を持たれたかもしれない。しかし、樹状細胞ワクチンの治療では、臓器が何であろうと「樹状細胞を体外で培養して数を増やし、患部から採取したがん細胞などとお見合いさせたあと体に戻す」という手法は変わらない。抗原としては、スタインマン自身の体から外科手術で摘出したがん組織を利用した。

ただし、樹状細胞による治療には短所もあった。樹状細胞の数を増やす培養プロセスに、長い期間がかかってしまうことだ。また、樹状細胞療法では自分の体から採取した樹状細胞しか使えない。拒絶反応を回避するためだ。これらのせいで、命にかかわる緊急事態であっても手間ひまのかかる準備が必要になるのだ。

時間がかかることを知ったスタインマンは、二〇〇七年夏、他の樹状細胞ワクチンによる治療を先行して受けようと決めた。膵臓がんの治療用として臨床試験が始まっていたＧＶＡＸというワクチンだった。

ノーベル賞の登竜門、ラスカー賞受賞

発病から半年ほどが過ぎた二〇〇七年秋、スタインマンに朗報が届いた。アルバート・ラスカー基礎医学研究賞を受賞したという知らせだった。

米ラスカー財団が授与するラスカー賞には、基礎医学、臨床医学など四つの部門があり、このうち基礎医学賞はノーベル生理学・医学賞の登竜門とされる。日本の利根川進や山中伸弥らを含めノーベル賞受賞者のほぼ半数が、先にラスカー賞を受賞している。

スタインマンはこれ以前にロベルト・コッホ賞（一九九九年）やガードナー国際賞（二〇〇三年）も受賞していた。いずれも世界的に最高レベルの賞だ。これにラスカー賞が加わったとなると、ノーベル賞の受賞は近い。その彼がいま、自分の研究成果を駆使して病魔と闘っている。北米のマスコミはスタインマンに強い興味を抱き、スポットライトを浴びせるようになった。

スタインマンにとってもこれは、自説を社会にアピールできる機会だった。がんの免疫療法は必ずしも社会に正しく認識されてはいない。彼は機会をとらえては、樹状細胞を使った免疫療法の効用を熱心に訴えた。

二十一世紀より以前のがん治療を思い出してみよう。かつて日本でも海外でも、医療現場で効果が認められたがんの治療法は、外科手術、放射線治療、抗がん剤の投与（化学治療）の三つだけだった。

がんを発病したからといって免疫療法で戦うと決意した人はめったにいなかったし、患者に免疫療法を提供できる医療機関も非常に少なかった。免疫療法は特定の個人に対してはときに奇跡的な成果をあげたこともあったが、総じていえばその効果は非力で限定的であり、外科手術などと同じ土俵には上がれなかった。

だが最新の免疫学は、従来のがん治療とは異なる新しい治療法を生み出しつつある。樹状細胞を活用した免疫療法こそ、その有力候補だ——自らの見解と主張をあちらこちらで力説するスタインマンは、周囲には伝道者のように見えていただろう。

当初、予定していた樹状細胞ワクチンによる治療が始まったのは、スタインマンがラスカー賞を受賞してからしばらくたった二〇〇七年冬のことだった。

免疫監視説に光

はたして免疫はがんを屈服させられるのか。このテーマは解答を見つけるのが非常に難しく、また好奇心を刺激される命題だ。

免疫とがんとの関係に注目した学説はかなり古くから存在する。その代表は、豪州の理論免疫学者フランク・バーネットたちが一九五〇年代に提唱した「免疫監視説」で、その主張はこうだ。

「免疫はがんを常に監視しており、がん細胞が発生するとそのつど、免疫はがん細胞を殺戮《さつりく》している」

もっともこの説を裏づける確たる証拠はなく、支持はなかなか広まらなかった。だが一九八〇年代に入ると、意外な角度から監視説に光が当たった。生き物の細胞には一定の割合で突然変異が起き、がんが発生しているが、突然変異の起きる確率から計算される予想値と比較して、実際にがんが発生する頻度は非常に小さいことがわかったのだ。

それはいったいなぜなのか。生きものの体では何が起きているのか。そこで少なからぬ研究者があらためて注目したのが、免疫監視説だった。彼らはがんの発生頻度が確率的な予想より小さいのは、免疫のおかげだ、と推測したのだ。

いままでは、がん退治に免疫が役立っていることは、もはや科学的に疑いの余地はない。がん細胞は私たちの体内で四六時中、発生している。その数は推定で一日数千個。がん細胞が発生するたび、免疫細胞はもぐらたたきさながら宿敵を消し去ってくれる。免疫はがんの予防に十分な効果を発揮しているのだ。

免疫の効用に証拠あり

このように説明しても免疫のがんに対する効用に疑問を持たれる方々には、こんな証拠はいかがだろうか。臓器移植手術を受けたあと、拒絶反応を抑制するために免疫抑制剤を飲み続けている人は、がんになりやすい。逆説的ではあるが、これは免疫細胞が体内でがん細胞を攻撃している証しである。

また、私たちは年齢を重ねて免疫の力が衰えると、がんにかかりやすくなる。それまで初期段階でがん細胞を消し続けてきた免疫細胞の勢いが衰えたために、がん細胞が生き残り、やがて小さからぬ塊に成長するのだ。気がつかずに放っておけば、がんはさらに大きくなる。

こうして一線を越えるほどにがんが成長してしまうと、免疫は不利な戦いを余儀なくされる。敵はいまや大勢力。これに対し免疫細胞の数は限られており、数の面で免疫の側は兵力不足が著しくなってしまう。

総じていえば、免疫はがんの予防には大いなる効果を発揮する。しかしいったん、がんが発病してしまえば、免疫はがんとの相性が悪くなる。がん退治で免疫に大きな期待はかけられない、これが従来の医学界のコンセンサスだった。

だが、はたしてその見方は本当に正しいのか。免疫療法ががんに対して非力なのは、科学者が免疫の働きを十分に理解せず、免疫の力を使いこなしてこなかったせいではないか。スタインマンの樹状細胞ワクチンは、頑固で保守的な人々にそうした問いを投げかける一石だった。

たった一人の臨床試験

年があらたまり二〇〇八年に入ると、スタインマンは別の樹状細胞ワクチンの治療を受けた。皮膚がんの一種で「ほくろのがん」ともいわれるメラノーマ（悪性黒色腫）の治療用に臨床試験が進められていたワクチンだ。

メラノーマ治療用のワクチンを使うにあたっては、樹状細胞に抱き合わせる抗原は変える必要があった。メラノーマに特有なたんぱく質の断片が抗原に使われていたが、それをスタインマンの膵臓から取り出したがんの断片に取り替えたのだ。こうすることで、体に投与された樹状細胞は膵臓がんの細胞に出会うと「敵はこいつだ」と仲間の免疫細胞に知らせて回るはずだった。

いまのうちに語っておくと、スタインマンが受けた治療は患者数がたった一人の臨床試験だった。「ワンマン・トライアル」といって、米国で実施されているかなり特殊な様式の臨床試験である。

新しい医薬や医療技術の有効性・安全性を確認するための臨床試験は、数十人から数百人の患者を対象に実施するのが通例だ。一定規模の患者を集めるのは、治療効果の有無を客観的かつ統計的に検証するためだ。

一方で、患者が一人だけの臨床試験では、その結果は科学的なデータとはみなされがたい。それでもなお、無理を押してこうした特殊な臨床試験が実施されたのは、スタインマンを救いたいという関係者の熱意の表れと理解すべきなのだろう。

講演も海外出張も

この頃、スタインマンはどのような日常を過ごしていたのだろうか。病床に伏して死を待つ、顔色の悪い末期のがん患者のイメージを持たれたとしたらそれは間違いだ。彼は以前とほとんど変わらない日常と健康を維持していた。

治療のために医療機関に出かけねばならないときを除くと、彼はロックフェラー大学の研究室にほぼ毎日通い、長時間、研究論文を読んだり書いたりしていた。自分の体の状況を医学的にチェックし、次の治療プランを思案することもあった。

海外で開催される学会にも出かけたし、日本に仲良しの研究者、稲葉カヨを訪ねたりもした。忙しいスケジュールから時間をひねり出して、趣味のジョギングをセントラル・パークで楽しみもした。ラスカー賞を受賞した際は少しやせ気味だったが、講演も難なくこなしてみせた。

スタインマンは樹状細胞の真似をするのが好きだった。講演で気分が乗ってくると、自分の腕を樹状細胞から出ている長い触手に見立てて波打たせ、おどけてみせた。

がん患者とはいっても、受けねばならない治療は樹状細胞ワクチンと抗がん剤の注射だけ。体の中でがんがおとなしくしてくれている限り、スタインマンにはこのような時間と心の余裕が生まれたのだ。

樹状細胞ワクチンが効果を発揮してくれたのかもしれないし、そうでないかもしれない。症状が劇的に改善したわけではないが、悪化したわけではない。ともあれ発病から一年近くにわたって、スタインマンはおおむね小康状態を保っていた。

発病直後、彼の弟子の中には「来年には先生はこの世にいないかもしれない」と嘆く者もいた。だが、その心配は杞憂《きゆう》に終わった。

運がよかったことを一つあげるとすれば、ジェムザールという抗がん剤と彼の体の相性が良好で、よく効いたことだろう。この医薬を投与すると、膵臓がんの腫瘍マーカーの数値は確実に低下したという。

膵臓がんは治療が非常に難しく、生存率ワーストワンのがんともいわれるほどたちの悪い病気だ。進行していわゆる末期がんの状況になってしまうと、一年以内にほぼ八割が死亡する。それを思うとスタインマンの闘病生活は悪くはない、いや良好な滑り出しといえそうだった。

結局、彼は発病から四年余りも生き延びることになるのだが、ここで私たちはいったん、視点を彼が樹状細胞を発見した時と場所に移動してみたい。そこはいまから四十年以上も昔の、米ロックフェラー大学。スタインマンは数年前に医学博士号を取得したばかりの若造だった。

樹状細胞の発見

そのとき、それはよほど美しく見えたに違いない。樹木が成長に伴い枝葉を広げていくように四方八方に長い腕を伸ばした樹状細胞を見つけたとき、スタインマンは妻のクラウディアという名をその細胞につけようとした、というエピソードが語り継がれている。

一九七〇年代初頭の米ニューヨーク。スタインマンはロックフェラー大学の研究室でネズミの脾臓《ひぞう》という臓器から培養した細胞を顕微鏡で熱心に観察していた。ザンビル・コーン教授の指導を受け、脾臓で多く見つかる免疫細胞のマクロファージを観察していたのだ。

マクロファージは日本語では大食《たいしょく》細胞や貪食《どんしょく》細胞と呼ばれる。病原体の侵入を受けたとき、免疫は異物を食いちぎって殺してくれる免疫細胞を侵入現場へ派遣する。なかでもマクロファージはその呼び名のように、荒々しげなふるまいをする免疫細胞なのだ。マクロファージの「マクロ」は「大きい」、「ファージ」は「食べる細胞」という意味だ。

スタインマンを指導したコーンは、米生命科学界では大御所的存在であり、専門はマクロファージだった。コーンの研究室に入門したからには、マクロファージの挙動観察は必須の課題となる。体の左わき腹にある脾臓はさまざまな免疫細胞を成熟させていて、その一つがマクロファージだ。

まだ幼さが残るひょろ長い若手研究員に、コーンは学問の手ほどきをするつもりでマクロファージの観察を命じたのだろう。だがその研究員は、コーンを大いに驚かせた。彼はなんと「脾臓で新しい細胞を見つけた」という報告をあげてきたのだった。

二十一世紀の科学知識を身につけた私たちは、免疫の世界ではT細胞（Tリンパ球）とB細胞（Bリンパ球）と呼ばれる二つのリンパ球が主役で、特にT細胞のうちヘルパーT細胞は「免疫の司令塔」と呼ばれるほど重要な役割を担っていることを知っている。

病原菌やウイルスが体に侵入したとしよう。生体の守護神である免疫は、こんな悪役の侵入に黙っていない。マクロファージをはじめとした食《しょく》細胞の群れが病原体に襲いかかり、やがて病原体はばらばらにされる。その断片は、抗原提示細胞と呼ばれる免疫細胞の一群によって、ヘルパーT細胞の元に持ち運ばれる。

するとヘルパーT細胞はにわかに活気づき、B細胞に指示を与えて抗体をつくらせ、侵入した病原体を捕まえにかかる。それだけではない。ヘルパーT細胞はもう一つのT細胞であるキラーT細胞（細胞傷害性T細胞）に命令を下し、病原体を殺戮させはじめるのだ。

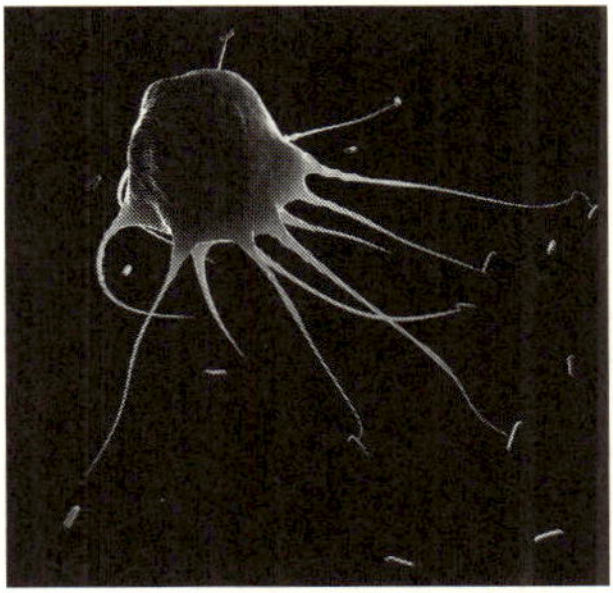

マクロファージ
（提供：Science Photo Library/アフロ）

だが、この時期、免疫学は未熟だった。当時の研究者が知っていたのはT細胞とB細胞の存在と、おおよその役割、それにマクロファージぐらいだった。

T細胞には免疫の司令塔の役割を果たすヘルパーT細胞や敵を攻撃するキラーT細胞など、さまざまな細胞があることはまだ知られていない。ヘルパーT細胞が何をきっかけに躍動しはじめるかについても、ほとんどといっていいほどわかっていなかった。

そんな時期に見つかった新しい細胞は、コーンとスタインマンの師弟にとって、免疫観を少なからず揺さぶられるものであったに違いない。

「いったい、この細胞はどんな役割を果たしているのだろうか」

好奇心を十分に刺激された彼らは、実験と研究を精力的に進め、一九七三年に研究論文を発表するにいたった。

論文のタイトルは「ネズミのリンパ系臓器周辺で新しい細胞を確認」。コーンとスタインマンは新しい細胞を「樹状細胞」と命名した。米国の一流医学誌として知られる『ジャーナル・オブ・エクスペリメンタル・メディシン』に掲載されたこの論文は、免疫学の歴史に刻まれる名論文となった。

免疫学ことはじめ

リンパ球

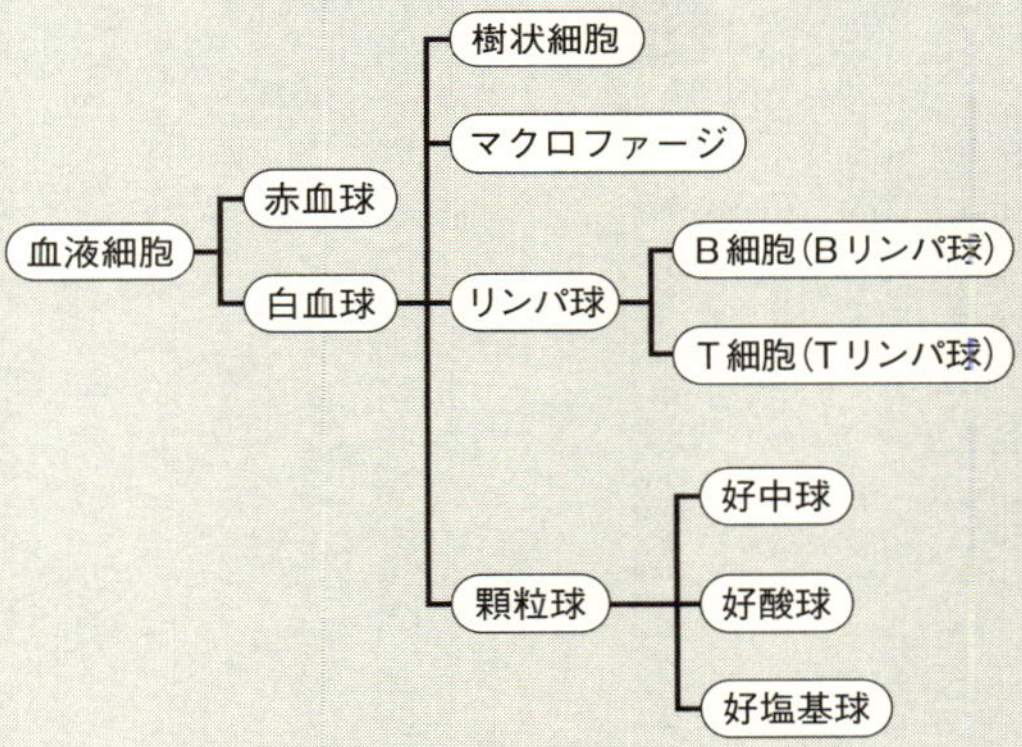

血液を流れる細胞の分類

本書で頻繁に登場する免疫細胞とは、血液の中を流れる白血球のことを指す。白血球は赤血球とともに血液の主要成分で、赤血球が酸素を運ぶためのヘモグロビンを持っていることから赤く見えるのに対し、無色の白血球は集まると白く見えるのでこう呼ばれる。

白血球は大別するとリンパ球と樹状細胞、マクロファージ、顆粒球《かりゅうきゅう》などがあり、それぞれ異なる役割を果たしている。なかでも白血球の本体ともいえる存在がリンパ球であり、Bリンパ球（B細胞）とTリンパ球（T細胞）の二つがある。なお、顆粒球には好中球《こうちゅうきゅう》、好酸球《こうさんきゅう》、好《こう》塩基球《えんききゅう》の三つの細胞がある。

リンパ球について、本書ではこれまで「Bリンパ球」「Tリンパ球」という表記と、「B細胞」「T細胞」という表記の二通りを用いているので、どちらが正しいのかと素朴な疑問を抱く読者がいるかもしれない。しかし実はどちらも正しい。研究者によって慣れ親しんだほうの呼び方をしているのが実情だ。

ただし、このあと本書では「制御性T細胞」としか呼ばれない存在感の大きな免疫細胞が登場するので、「B細胞」「T細胞」という表記を採用して書き進めていく。

稲葉と樹状細胞との出会い

樹状細胞が発見されてから数年たった一九七八年。太平洋の向こうの日本では、京都大学理学部の動物学教室の片隅で、かつてのスタインマンと同様、脾臓に現れるマクロファージを相手に熱心に実験に取り組んでいる〝リケジョ〟がいた。大学院博士課程を修了し、動物学教室の助手として採用されたばかりの稲葉カヨだった。

稲葉は奈良女子大学で植物学を学んだ。学生の頃には教師の資格を取ろうと高校に教育実習にも出かけた。だが「自分は教師には向いていない」と思って、大学院博士課程のある京都大学の門を叩いた。そこで師と仰いだのは、マクロファージの研究で名高い村松繁だった。

稲葉が与えられたテーマは「免疫応答を開始する抗原提示《こうげんていじ》細胞は何か」だった。

免疫の司令塔であるヘルパーT細胞は「こいつが敵だよ」と異物の断片を見せられると、眠りからさめたように活気づく。ヘルパーT細胞に異物を運んでいくのが抗原提示細胞という細胞だが、村松と稲葉は、それがマクロファージだ、と想定して実験を進めていた。

「抗原」は一般にはかなりわかりにくい用語だ。これに「提示」という小難しい言葉をくっつけた「抗原提示」はますます難解な言葉になってしまった。だが抗原提示細胞は「これなくして免疫学は夜も日も明けない」といわれるほどの重要な存在だ。心苦しいが、読者にも本書で折にふれ登場する抗原提示細胞におつきあいいただきたい。

話を戻そう。助手になってほぼ一年、実験で望んだ結果が得られずモヤモヤしているときに彼女が見つけたのが、スタインマンの論文だった。振り返れば、これが彼女にとって「樹状細胞との出会い」だったといえるだろう。

論文を読むなり、稲葉の頭の中で激しく火花が飛んだ。論文は、彼女が何度も観察してきたネズミの脾臓の中に、樹状細胞と呼ぶ新しい細胞がいる、と指摘していた。彼女の知的好奇心は激しく揺さぶられた。

「作戦を変えたほうがいいのかしら」。稲葉はしばし思案したあと、村松と相談して、実験系を組み立て直す決断をした。免疫の司令塔であるヘルパーT細胞に対して、抗原提示という重要な営みを行う抗原提示細胞は樹状細胞かもしれないと想定して、研究を再開したのである。

米国に招かれた稲葉

稲葉に転機が訪れたのは、一九八一年十一月のことだった。内藤記念科学振興財団が「自己防衛のメカニズム　マクロファージの役割」というテーマで東京の経団連会館で開催したシンポジウムにおいて、彼女はコーンやスタインマンと巡り会ったのだ。

スタインマンは樹状細胞を発見してからこのときまでに、いくつかの論文で「樹状細胞はヘルパーT細胞を活性化するとともに、がん細胞などを攻撃するキラーT細胞を誘導する」との研究成果を発表していた。

稲葉はこれらの論文に目を通して、すっかり〝樹状細胞ファン〟になるとともに、あることに気づいていた。それは、スタインマンが樹状細胞の役割について「ヘルパーT細胞に抗原提示をしている」という〝本丸〟にはまだ届いていないことだった。

もし樹状細胞が本物の抗原提示細胞だったら、ヘルパーT細胞は近くのB細胞に「抗体をつくれ」という指示を出すはずだ。ところがスタインマンは、その営みを観察していなかったのだ。

免疫学ことはじめ

抗体

抗体とはどのようなものなのか。イラストをご覧いただきたい。Ｙの字の姿をした抗体は、右腕と左腕の先端部にそれぞれ六本ずつ「指」のような突起を持っている。人間が左右五本ずつの指でモノをつかむのと同じように、抗体はこれら、合計十二本の「指」で病原体を捕獲するのである。この突起は、専門用語では「相補性決定領域（ＣＤＲ）」という。

注目すべきなのは、この突起がどの抗体を見ても違った形をしていることだ。ある抗体は真ん中の突起が長くなっているし、次の抗体は端のほうの突起が短くなっている——といった具合だ。多種多様な「指先」の形は、通説では十億種類にも達するという。

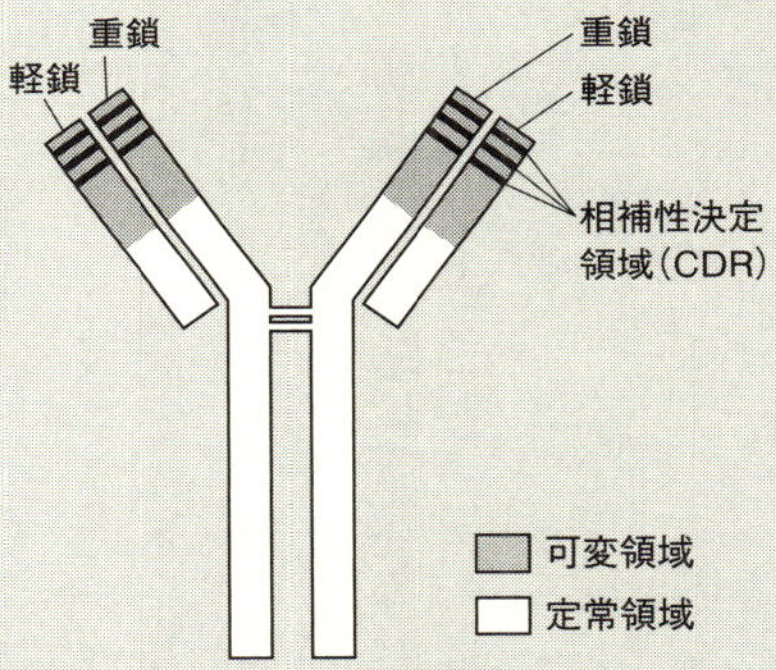

抗体の姿

これは、凶悪な病原体が体内に入ってきたとき、最低でも一つの抗体は病原体をうまく捕らえることができるようにするのが狙いだ。

二〇一四年に世界で猛威をふるったエボラ出血熱に対しても、免疫は病原体の攻撃を抑制する抗体をつくり出し、死亡率が際立って高いこの病気から運よく生き延びた人が少なからず現れた。免疫は病原体と戦うために、人知を超える驚異的な多様性戦略を採っているのだ。

抗体はグロブリンというたんぱく質でできており、捕まえるべき外敵の種類や処理方法に注目すると、IgA、IgD、IgE、IgG、IgMの五つに分類できる。「Ig」とは「免疫グロブリン」の英語表記を縮めたもので、たとえばIgGは「免疫グロブリンG」のことだ。

IgGは抗体の主力部隊で、全抗体の七〇%以上を占めている。IgEの比率はそれよりはるかに小さく〇・〇〇一%以下でしかないが、この抗体は花粉症やアトピー性皮膚炎、気管支ぜんそくなどのアレルギー反応を起こす〝鬼っ子抗体〟として、存在感は絶大である。

スタインマンの研究が伸び悩んでいたのだとしたら、その理由は、彼や彼の師であるコーンのそもそもの専門が細胞生物学だったことにあるかもしれない。この学問は細胞の内部を電子顕微鏡などで観察して細胞の構造を解き明かそうとするもの。一方、免疫学は免疫細胞が協力しながら病原体やがん細胞を攻撃するしくみを研究する学問で、研究の目的がやや異なるのだ。

シンポジウムでは稲葉の研究成果を師の村松が発表してくれた。稲葉が出会いを果たしたのは、そのあと開かれたレセプションでのこと。コーンがスタインマンと一緒に稲葉のところへやってきて、こう切り出したのだ。

「機会があれば、ロックフェラー大学に来てスタインマンと共同研究をしてみませんか」

樹状細胞に魅入られていた稲葉にとって、このうえないオファーだった。

のちに稲葉が研究者仲間から聞いた話によれば、スタインマンも自力で樹状細胞に抗原提示の働きがあることを突きとめようとしていたが、うまくいかなかったらしい。そこで師のコーンは抗原提示に焦点を絞って精力的に研究している彼女に声をかけたのだという。

一九八二年秋、稲葉は誘いに応じて米国へと渡った。これから名門ロックフェラー大学で腕をふるうのだ。〝留学〟期間は二年あまり。不安がないといえば嘘になる。でも彼女はどちらかというと期待で胸をいっぱいにしていた。

白か黒かを決める実験

スタインマンが立派だったのは、稲葉が京大・村松研究室で構築していた実験系をそっくりそのまま彼の研究室に持ち込んでも、文句一ついわなかったことだろう。

自分の〝城〟で己の哲学・流儀と異なる研究が行われるのは、誰でもあまり好まない。しかし稲葉を受け入れたスタインマンの懐は深かった。

渡米した稲葉が早速、始めた実験を紹介しよう。抗原提示細胞ははたして樹状細胞なのか、それともマクロファージなのかが明確にわかる巧妙で精緻な実験である。

まず実験用のシャーレの培地《ばいち》に、脾臓から取り出した免疫細胞のT細胞とB細胞の混合物を敷き詰める。次に、その培地にいくつかのものを投入する。樹状細胞、マクロファージ、そしてヒツジの赤血球の三つだ。

樹状細胞とマクロファージのどちらが本物の抗原提示細胞なのかはひとまず棚上げしておく。ともあれ、これら二種類の免疫細胞は、異物であるヒツジの赤血球をシャーレの中で見つけると、敏感に反応してくれるはずだ。マクロファージならば荒々しく赤血球を食いちぎり、樹状細胞ならば長い腕をしなやかに伸ばして赤血球の組織片を取り込む、食作用《しょくさよう》の営みである。

シャーレには免疫の司令塔であるT細胞もいるし、抗体をつくるB細胞もいる。樹状細胞とマクロファージのどちらが抗原提示細胞なのかはこの時点ではまだわかっていない。しかし、いずれかの細胞は、捕食した異物の断片を「見せ」にT細胞のところへやってくる。

すると異物を見て敵の素性を知ったT細胞は、B細胞に命令を下してヒツジの赤血球を攻撃する抗体を生産させる。私たちの体の中でも病原体の断片を見たT細胞は、こうした命令を出しているはずだ。

稲葉の実験でも想定通り、Ｂ細胞が抗体の生産を始めたことが確認できた。シャーレに注入する樹状細胞とマクロファージの量を増やすと、それに応じて抗体をつくるＢ細胞の数も増えていった。

さて、ここからが巧みの技。稲葉は次の実験でこんな工夫をほどこした。樹状細胞とマクロファージを一緒にシャーレに投入するのではなく、樹状細胞は樹状細胞で、マクロファージはマクロファージでと、それぞれ別個に抗体の生産実験を試みたのだ。

すると違いは顕著に現れた。実験結果を示したグラフをご覧いただきたい。樹状細胞の量を増やすと、抗体をつくるＢ細胞

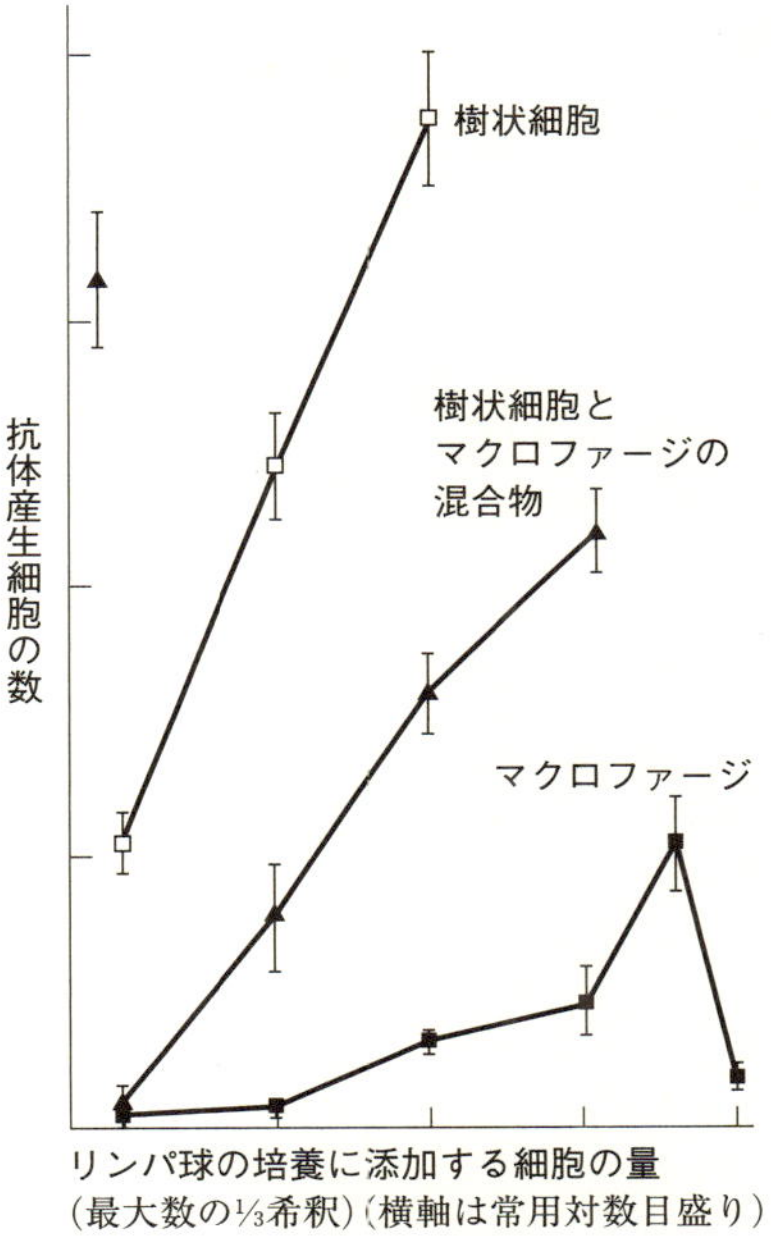

稲葉が行った実験の結果

上段が樹状細胞、下段がマクロファージ、中段が両者の混合物。樹状細胞の抗原提示と抗体生産に強い因果関係があることがわかる。（『米国科学アカデミー紀要』に掲載された稲葉の論文より）

が大幅に増大したことがわかる（三つのうち上のグラフ）。一方、マクロファージの数を増やしても、抗体をつくるB細胞はほとんど増加しなかった（三つのうち下のグラフ）。

これで白か黒かはほぼ決まった。稲葉の実験は、T細胞に異物の断片を見せる抗原提示の主役は樹状細胞であることを雄弁に物語っていた。マクロファージに抗原提示の働きがないとまではいわない。しかしマクロファージの働きは弱く、樹状細胞のそれはとても強かったのだ。

稲葉が実験を進めている間、スタインマンは口をはさまずに彼女を見守りつづけたという。兄のような温かい眼差しに、彼女はどれだけ元気づけられただろうか。

二人が連名で実験の成果を伝える研究論文を『米国科学アカデミー紀要』に発表したのは一九八三年七月のこと。筆頭著者は稲葉だった。

ささやかなご褒美

二十一世紀の現在から振り返れば、「樹状細胞こそが抗原提示細胞だ」と指摘した稲葉とスタインマンの共著論文は会心の作というべきだろう。

抗原提示という重要な働きが樹状細胞になければ、スタインマンが自らの治療に使った樹状細胞ワクチンは存在していない。いささか大げさにいえば、人類は樹状細胞ワクチンという貴重な医薬をいまだ手にしていなかったかもしれない。

稲葉にもささやかなご褒美が与えられた。一九八六年に北米で出版された生命科学の分野で名の通った教科書に、樹状細胞が抗原提示細胞として紹介されたのだ。樹状細胞は英語では「Dendritic Cell」と書く。「Dendritic」は「樹枝状の」、「Cell」は「細胞」という意味だ。

免疫学ことはじめ

免疫の使徒たち

ここで、免疫のしくみに関わる細胞たち、いわゆる「免疫の使徒たち」の役割を整理しておこう。主な顔ぶれは抗体、B細胞、T細胞、樹状細胞、マクロファージである。

人の体に病原菌やウイルスが侵入したとしよう。最初に反応するのは、食細胞と呼ばれるマクロファージで、病原体を見つけては相手を食い殺してくれる。

樹状細胞も戦いの現場に現れ、長い触手を伸ばして病原体の断片を体の中に取り込んでいく。しかしこの細胞は、戦場に長居はしない。マクロファージが外敵を食い殺すのを主眼としているのと違って、樹状細胞は病原体を捕まえたら血管やリンパ管を通ってリンパ節に達し、そこでヘルパーT細胞と出会って、病原体の断片を提示するのだ。抗原提示である。

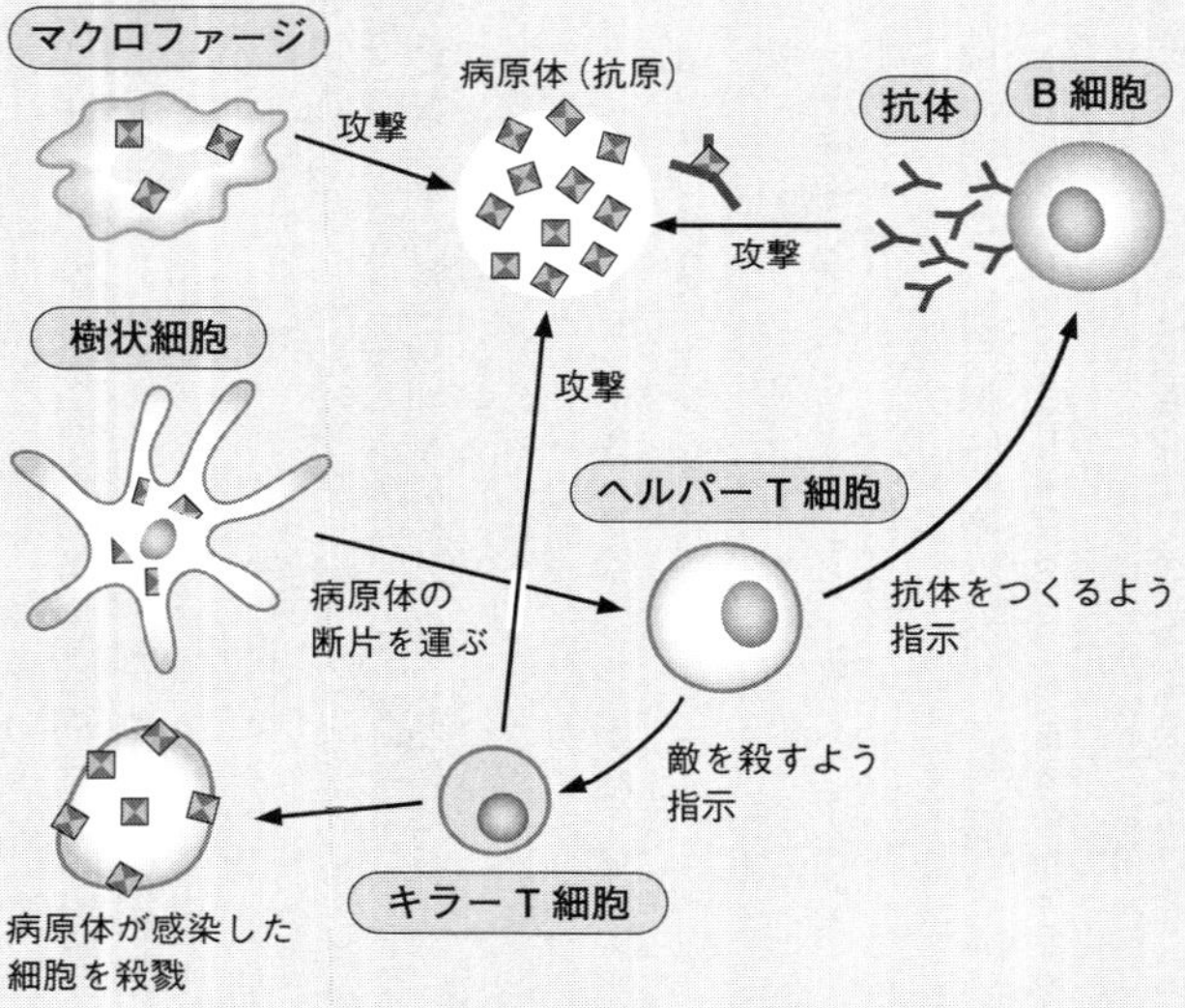

免疫の使徒たち

樹状細胞の抗原提示によってヘルパーT細胞が活性化すると、マクロファージにも抗原提示の働きが備わる。マクロファージもただ病原体を食い殺すだけの細胞ではない。ただし樹状細胞と違って常に戦いの現場にいるので、抗原提示への寄与は限定的だ。

侵入者が何者であるかを知ったヘルパーT細胞は、活性化して増殖を始める。そして迎撃戦の指示・命令をB細胞に与え、病原体を攻撃するための特殊なたんぱく質の群れ、つまり抗体をつくらせはじめる。

このとき、ヘルパーT細胞はB細胞の抗体づくりを助けているかに見える。そこで専門家はこの細胞を「ヘルパー」T細胞と呼ぶようになった。

B細胞はヘルパーT細胞から命令をもらうと、抗体を自分の体の表面にズラリと並べ、準備が整うと病原体に向かって撃ち出しはじめる。抗体が敵を迎え撃つ迎撃ミサイルなら、B細胞はミサイルの生産・発射装置だ。

また、T細胞にはキラーT細胞（細胞傷害性T細胞）と呼ばれる細胞もいる。これは文字どおり殺戮細胞。抗原提示を受けたヘルパーT細胞から攻撃命令を受け、抗体が捕らえた病原体を殺戮したり、病原体に内部に侵入されて抗体では対処できなくなった細胞を殺していく。

キラーT細胞は体の中で日々、発生するがん細胞もやっつけてくれている。そのしくみは病原体への対処方法と基本的には同じだ。

ある臓器ががんになると、初期には自然免疫系のナチュラルキラー細胞ががん細胞を攻撃する。次に、弱ったがん細胞の周囲を樹状細胞が取り囲み、長い腕を伸ばしてがんの断片を捕まえると、ヘルパーT細胞の元へかけつけ抗原提示を行う。すると、ヘルパーT細胞はキラーT細胞に指示を与え、いよいよがん細胞への攻撃が始まる。抗体も免疫細胞と協力してがん細胞と戦ってくれることが知られている。

ネズミで試みた樹状細胞療法

次に稲葉とスタインマンが目指したのは、生きた動物の体内で抗原提示の営みが起きていることの確認だった。医療への応用をにらんだ場合、実験機器の中だけでなく、生きた実験動物の体内でも抗原提示が行われていることを確かめる必要がある。

しかし、実験には長い年月がかかった。生き物は扱いにくいうえに、想定外の事件も起きがちだ。試験管では容易だったことも、相手が生き物に変わると思惑通りのデータが得られない事態が少なからず生じる。

ネズミの体の中でも樹状細胞が抗原提示をしていることを稲葉がようやく確かめたのは、日本の年号が平成に変わってしばらくたった頃だったろうか。

これとほぼ同じ時期に、稲葉は樹状細胞ワクチンのひな形ともいうべき斬新な実験を試みている。がんを発病させたネズミからがん細胞を取り出し、樹状細胞と混ぜ合わせて患部に注射したところ、ネズミの腫瘍は小さくなった。樹状細胞の抗原提示によって免疫細胞が刺激されて、がんを攻撃してくれたのだ。

予期したとおりの成果を得て喜んだ稲葉は、日本癌学会の総会でこの成果を師の村松と連名で発表した。「がん治療に携わる現場の医師たちも、樹状細胞に注目してくれるのではないか」

と、少なからず期待もしたことだろう。

だが、反応は冷ややかだった。「そんなことはありえない」「あなたは何をいいたいのか」。そのとき耳にした厳しい言葉を、稲葉はいまでも覚えている。

影が薄い樹状細胞

稲葉への反応がこのように冷淡だったのには、次のような理由がある。

当時の日本の医学界には、がんの免疫治療に信頼を置く者はほとんどいなかった。まして稲葉がやったことといえば、ネズミを使った実験にすぎない。実験と現場の医療、ネズミと人の間には、大きな距離があった。

稲葉が心血を注いで研究した樹状細胞が、まだマイナーな存在だったことも一因だ。樹状細胞は世界的な教科書に存在を認められはした。しかし多くの研究者の認識は「樹状細胞は抗原提示能力の強いマクロファージの一種」といった程度にとどまっていた。

樹状細胞の影が薄かったのは、見つけにくいというやっかいな〝短所〟があったせいだ。いまでこそ、樹状細胞は全身にくまなく存在していることがわかっている。しかし、どの組織においても、その量はほんのわずかだ。たとえば血液の中にはT細胞やB細胞といったリンパ球など、さまざまな免疫細胞が流れているが、そのうち樹状細胞が占める割合はゼロ・コンマ数%にすぎない。

そのため、当時は樹状細胞がきわめて見つけにくかった。少し乱暴にいえば、存在がはっきりしない細胞だったのだ。

ならば樹状細胞を増やせばいいと思われるかもしれない。だが困ったことに、樹状細胞を増やす方法、つまり培養法が当時はわからなかった。かりに稲葉とスタインマンの研究成果に興味を持った研究者が、樹状細胞を使って何らかの実験をしたいと思い立ったとしよう。そのためにはある程度まとまった量の樹状細胞が必要だ。しかし、培養法がわからなければ、その研究者は実験をしようにもできない。こうなると、樹状細胞は存在しないも同然である。

逆風の中で、稲葉やスタインマンが克服すべき課題は明確だった。樹状細胞の培養方法を確立し、相手にしてくれなかった研究者に樹状細胞の存在を信じさせるのだ。

念願の培養法を確立

いきさつを律儀に順序立てて書くとわかりにくくなってしまうので、先回りして結論を書いてしまおう。稲葉とスタインマンは一九九二年、念願だった樹状細胞の培養法の開発に成功した。十年近くの歳月をかけて取り組んだ研究の成果だった。

彼らが見いだした培養法とは、こういうものだ。

「骨髄の組織から採取した細胞にGM－CSFという物質を加え、シャーレの中でコロニー（細胞の集団・群体）に育てる」

　こう書いただけで、読者の方々はいくつもの専門用語に困惑されたのではないだろうか。一つずつ解きほぐしてみよう。

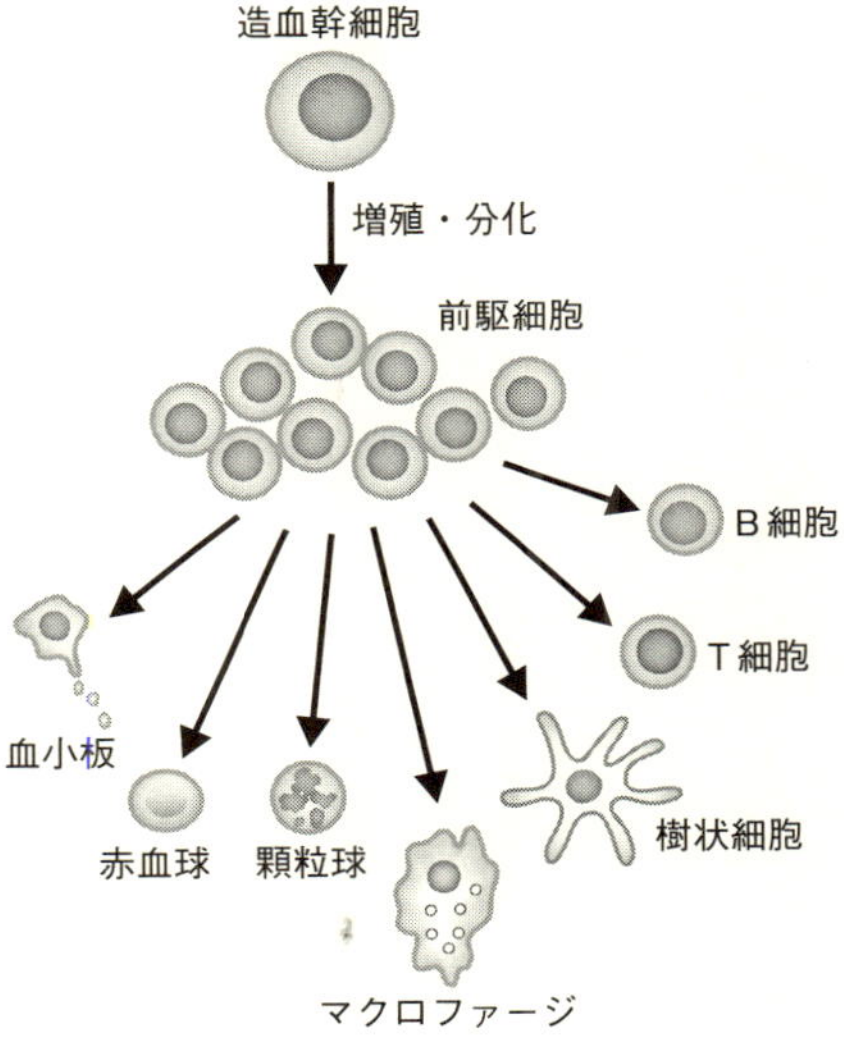

免疫細胞は造血幹細胞からつくられる

　まず骨髄とは、骨の中にあるゼリー状の組織のこと。この組織からは造血《ぞうけつ》幹《かん》細胞といって、血液に関連したさまざまな細胞を生み出す大元の幹細胞が生まれてくる。血液の細胞というと酸素を運ぶ赤血球を想像しがちだが、白血球に分類される免疫細胞も、すべて造血幹細胞から生まれてくるのだ。

　個々の免疫細胞は、造血幹細胞が増殖・分化した前駆《ぜんく》細胞から発生することも知られている。たとえば樹状細胞は「造血幹細胞から分化して樹状細胞になると運命づけられた」前駆細胞から生まれる。「造血幹細胞→前駆細胞→樹状細胞」という流れだ。

この培養法で一つのポイントとなったのが「GM-CSF」という物質だ。直訳すると、「顆《か》粒《りゅう》球《きゅう》・マクロファージ・コロニー刺激因子」と、むしろ難しくなってしまうのだが、この物質の正体は、免疫系の情報を伝達する役割を担う情報伝達分子（サイトカイン）だ。

情報伝達分子は個々の分子によってさまざまな働きがある。GM-CSFは、骨髄から採取した細胞に投与すると、白血球を増やす働きがある。つまり骨髄組織にGM-CSFを注入すると、マクロファージや顆粒球、さらに樹状細胞などの免疫細胞が生まれてくるのだ。

免疫学ことはじめ　情報伝達分子

免疫細胞と免疫細胞の間には、情報伝達分子と呼ばれる生体分子が行き来していて、免疫の営みに欠かせない情報や命令を受け渡している。

たとえば抗原提示を受けたT細胞は、B細胞に抗体の生産を開始するよう指示する。この際、T細胞はB細胞に向かって微量のたんぱく質を放出する。これが情報伝達分子だ。専門家は情報伝達分子をサイトカインとも呼ぶ。

　これまでに発見された情報伝達分子の顔ぶれは多彩である。たとえばがんの特効薬として期待されたインターフェロンやＴＮＦ（腫瘍壊死因子）、筆者の岸本が発見したインターロイキン６（ＩＬ６）などがある。

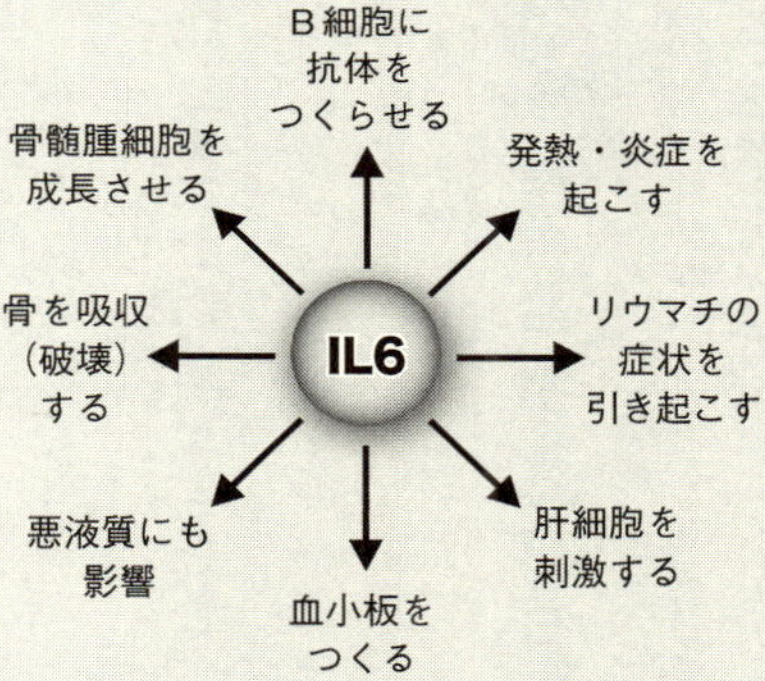

IL6のさまざまな働き

　インターロイキンとは「白血球と白血球の間をつなぐ分子」という意味の言葉だ。ＩＬ６はインターロイキン・ファミリーの〝六男坊〟で、発見当初はＴ細胞がＢ細胞に抗体の生産を促すための分子と理解されていた。

　だが、この分子が持っているさまざまな働きが、やがて続々と判明した。このうち特に重要なのは、炎症を起こす営みだ。ケガをしたとき、患部が腫れて熱を出すのはこの働きのせいなのだが、そのおかげで傷は早く治る。こうした働きから、ＩＬ６は「炎症性」の情報伝達分子と呼ばれている。

ＩＬ６は〝悪の顔〟も持っている。端的な例は、関節リウマチとの深いかかわりだ。関節リウマチは、免疫細胞が自分の体に牙をむく自己免疫疾患で、骨が溶け、最後には関節まで破壊される恐ろしい病気だ。犯人は患部でうごめいているＩＬ６やＴＮＦであることが突きとめられている。

試行錯誤と悪戦苦闘

稲葉とスタインマンが確立した樹状細胞の培養法も、このように整理してしまうと「簡単じゃないか」と思われるかもしれない。しかし、それはあとになって答えを知らされた者が抱く安易な感想だ。実際の研究は、試行錯誤の連続だった。

二人の共同研究は、稲葉が実験のすべてを取り仕切り、スタインマンは現場から距離を置いて彼女を見守るというスタイルだった。「そもそも量が少ない樹状細胞が、いったいどうしたら増えてくれるの」と現場で難問に悪戦苦闘するのは稲葉の役割だった。

打開の足がかりとなったのは、以前に稲葉が研究の対象としていたマクロファージだった。なぜか樹状細胞はマクロファージと一緒にいれば〝元気がいい〟ことを、彼女は経験則として知っていた。そして、どうやらその原因はマクロファージが分泌しているGM‐CSFにあるのではないか、と稲葉は推測したのだ。

ならば、と彼女は、実験用のネズミから採取した骨髄組織にGM‐CSFを与える実験を繰り返した。だが、初期の実験では増えてくるのは顆粒球ばかり。なぜか樹状細胞はほとんど誕生せず、回収できた量はごくわずかにとどまった。

壁にぶつかった彼女は、自分のやり方が正しいのかどうか、迷ってしまった。そこでいったん骨髄組織を使った実験を中止し、発想を転換して骨髄の代わりに血液を使って実験を再開した。

ここで、しばらく前に書いたことを思い出してほしい。血液の中には樹状細胞はごくわずかな量しか存在しない。それにもかかわらず、どうして稲葉は血液を使おうというのか。

彼女はこう考えた。血液中には樹状細胞と判定できる細胞はほとんど存在しない。しかし血液が流れていく先の臓器や組織には、少なからぬ樹状細胞がいることも確固たる事実だ。

これはつまり、血液中には骨髄から誕生してまだ樹状細胞に分化する前の、前駆細胞が流れているからではないか。そして前駆細胞は、流れ着いた組織で樹状細胞に成長しているのではないか――と。

そこで、血液から前駆細胞とみられる細胞を採取し、これにGM‐CSFを与えてみた。すると、この細胞は予想どおり、樹状細胞へと分化してくれた。

それだけではない。樹状細胞がシャーレの底面に付着して増えてくる様子も見てとれた。つまり、彼女の標的は「造血幹細胞（骨髄）→前駆細胞（血液）→樹状細胞（末端の組織）」というように場所ごとに姿を変え、分化・増殖していたのだった。

そうだとしたら実験で扱う材料は血液から骨髄へと再び戻る。樹状細胞の分化モデルに従うなら「骨髄組織とGM－CSF」で樹状細胞は培養できるはずなのだ。

幸運にもこの頃、彼女はとても便利な〝薬剤〟を手に入れた。それは国内のある医薬品メーカーが遺伝子組み換えの手法でつくったGM－CSF。稲葉は早速、入手したばかりのGM－CSFを使って骨髄組織から樹状細胞を育てて増やす実験を再開した。

「生涯で一番のっていた時期」

しかし、ちょっとした問題が生じた。GM－CSFの訳語である「顆粒球・マクロファージコロニー刺激因子」が示すとおり、これを加えると骨髄の前駆細胞からは顆粒球やマクロファージも増えてくる。しかもこれらの細胞は初期段階に増えるので、樹状細胞が隠れて見えなくなってしまうのだ。

ここで役立ったのが、血液細胞を使って実験したときの経験だった。樹状細胞が増えてくるには時間がかかる。ならば大量に増える顆粒球は初期の段階で取り除けばよい。手を打ってみると予想どおり、樹状細胞が塊になって増えてきたのが見えた。ついに彼女は樹状細胞の培養に成功したのだった。

ことが樹状細胞に及ぶと〝完全主義者〟になりがちな稲葉は、細部にもこだわった。造血幹細胞は樹状細胞だけをつくるのか。それともマクロファージや顆粒球と共通の前駆細胞が存在するのだろうか。この疑問もクリアしようと、稲葉はシャーレの中にメチルセルロースの培地を置き、そこに薄めた骨髄組織とＧＭ－ＣＳＦをまいてみた。すると稲葉の視野に、シャーレの中でいろいろな細胞が増殖したコロニーの光景が飛び込んできた。

まずマクロファージのコロニーが目に入った。顆粒球のコロニーも見つけた。しかし樹状細胞のコロニーは見あたらない。だが丹念に顕微鏡の下で観察すると、マクロファージと顆粒球の混合コロニーの周りに樹状細胞が増えてきていた。樹状細胞はマクロファージなどとともにしっかり培地の中で育ち、コロニーを形成していたのだった。

稲葉とスタインマンは樹状細胞の培養法を記した共同論文を一九九二年に米医学誌『ジャーナル・オブ・エクスペリメンタル・メディシン』に発表した。筆頭著者は稲葉だった。彼女の代表作の一つとして知られる論文である。

「この年、私は研究論文を書きまくっていた」「生涯で一番のっていた時期だった」。稲葉の回顧である。

樹状細胞に市民権

学術の世界では新たな発明・発見がなされる節目において、不思議な競合が起こる。複数のグループがまったくといっていいほど同じタイミングで研究を始め、ほぼ同じ時期に同類の成果を発表するのだ。ときには互いに相手の存在を知らないままに、この種の競り合いが起こるというから驚きだ。

樹状細胞でも同じことが起きた。スタインマンと稲葉がネズミの樹状細胞の培養法を確立したと論文で公表した一九九二年、米国の大手製薬会社米シェリング・プラウ（のちにメルクに吸収合併）の研究者が、人の樹状細胞でも培養に成功した、と発表したのだった。

ここにいたって、樹状細胞をめぐる環境は大きく変化した。稲葉らが論文で示した方法に従って培養すると、樹状細胞は確実に顕著に増えてくれるようになったのだ。多くの研究者が樹状細胞の存在をわが目で確かめ、スタインマンと稲葉の論文を足がかりに研究を開始した。

ことは研究だけにとどまらなかった。スタインマンは樹状細胞の医療応用をライフワークとすることを決意した。「樹状細胞が抗原提示細胞であることの確認」と「樹状細胞の培養法の確立」。この二つの山を越えたことで、樹状細胞ワクチンを医療現場で使う環境が整ったのだ。

スタインマン率いる研究グループや、彼に刺激を受けた大学、研究機関、ベンチャー企業の視野には、がんのみならず、エイズ（後天性免疫不全症候群）や結核、破傷風、インフルエンザなども入っていた。

この時期、稲葉はロックフェラー大学の事務局に促されて、スタインマンとともに樹状細胞ワクチンの基本原理に関する特許の出願書類を作成したことを覚えている。一九九〇年代、米国の大学や研究機関は熱心に研究成果の知的財産化に取り組みはじめていた。特許に関心が薄かった日本の大学ではそうそう見られなかった光景だった。

長く続いた冬の時代は去り、樹状細胞は免疫学の分野で市民権を獲得したかのようだった。

稲葉の実験ノート

二年あまりの米国での〝留学〟を終えて京大に戻ったあとも稲葉は、夏・冬・春に学生たちが休みに入る時期を迎えると毎年、ロックフェラー大学へ出かけては、スタインマンといつものやり方で共同研究を継続していた。

米国にいる期間は一年のうち推定で約三ヵ月。大学を留守にすることがあまりない日本の大学人の目には、稲葉の姿は珍しく映っていたことだろう。

ここで稲葉が一九九八年の夏にロックフェラー大学へと出向いた際の実験ノートを一部、ご覧

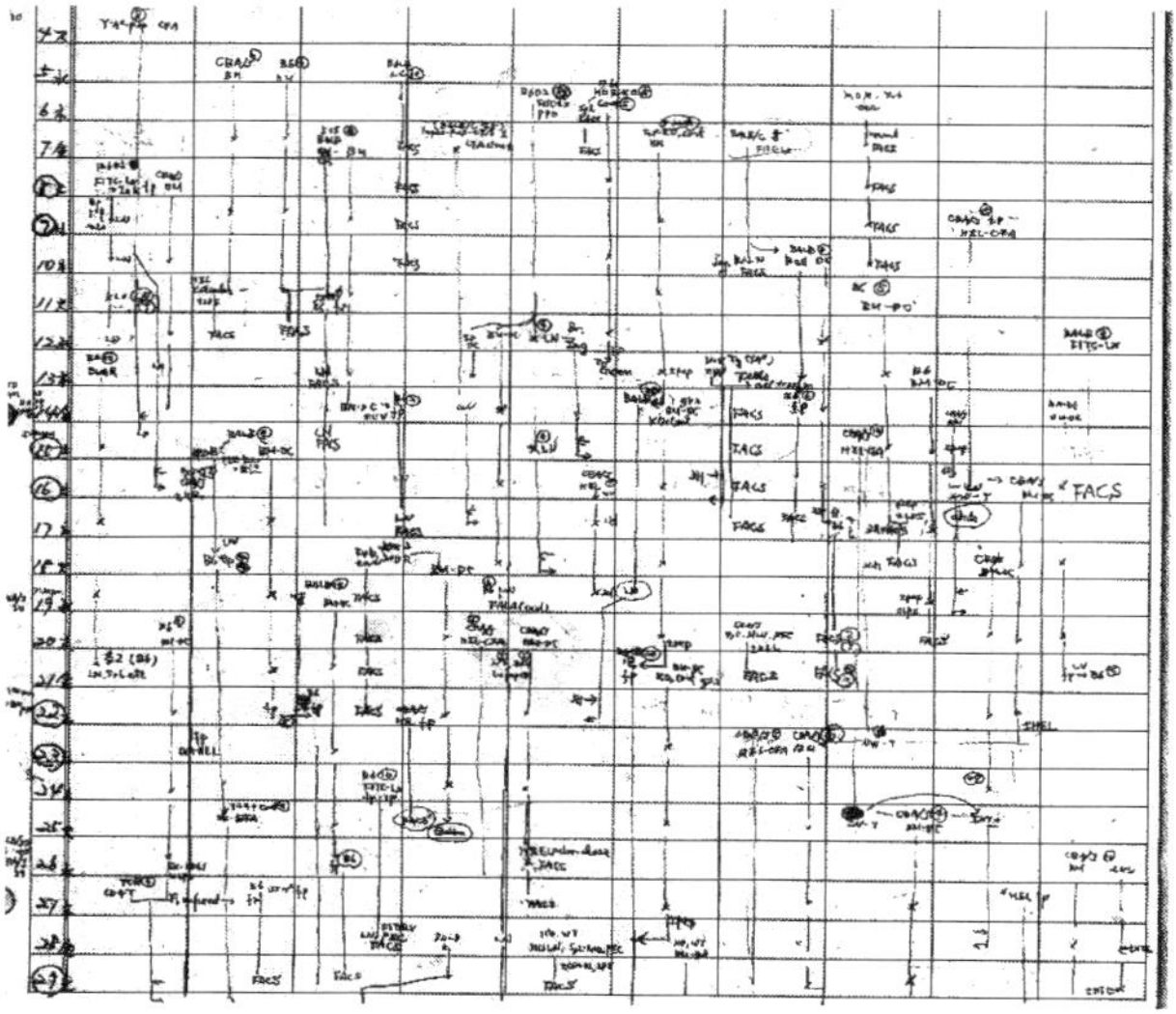

稲葉の実験ノートにあったスケジュール表

に入れよう。このときの稲葉の肩書は、京都大学大学院理学研究科助教授。翌年には教授になろうかという時期にもなお彼女は、〝夏休み〟の二ヵ月を利用して米国で実験三昧の日々を過ごしていた。

　実験ノートから抜粋したのは、当時の彼女のスケジュール表だ。少し見にくいかもしれないが、いちばん左に縦に並んでいるのは日付と曜日。右側にいくつかの縦の矢印が並んでいるのは、これだけの数の実験を彼女が同時並行的に取り組んでいたことを示している。

　とりわけ驚くのは、実験日程を示す矢印が土曜日や日曜日の存在を忘れたかのように記入されていることだ。稲葉は週末をレジャーで過ごす考えなどまるで念頭にはなく、文字どおり毎日、早朝から深夜まで実験に臨んでいたのだ。彼女が最初に米国へ渡ったときの実験開始時刻は、早朝の五時だった。

「私とスタインマンが克服せねばならぬ課題はいっぱいある。でも私が米国での実験に使える時間は限られている。だから精一杯頑張らなければ」――筆者たちが推しはかった、彼女の当時の心境である。

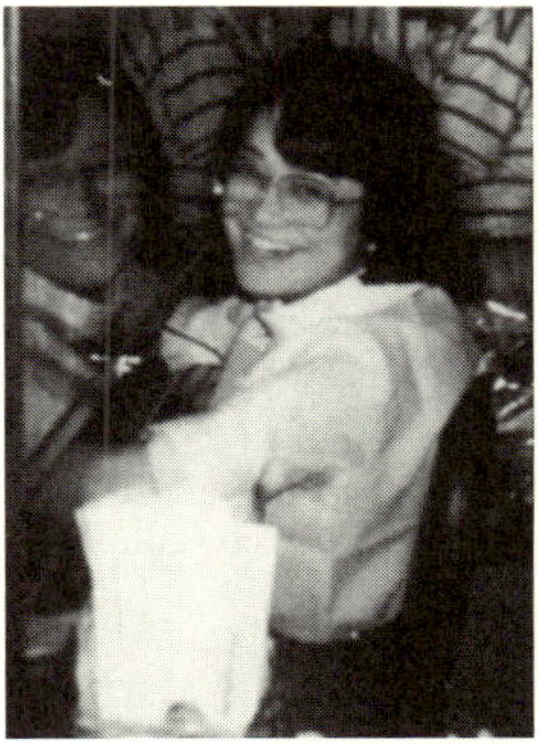

クリーンベンチという無菌実験装置に腕を入れ、実験に取り組む稲葉

樹状細胞には仲間がいっぱい

ここで、樹状細胞の「過去」についても少し語っておこう。実は樹状細胞は、スタインマンが一九七三年に発見するよりはるか以前に見つかっていた、といえなくもない細胞なのである。

日本が明治時代に入った一八六八年のこと。ドイツの医学者パウル・ランゲルハンスが生き物の表皮に、樹枝のような突起を持った奇妙な細胞を発見した。発見者にちなんで長らくランゲルハン

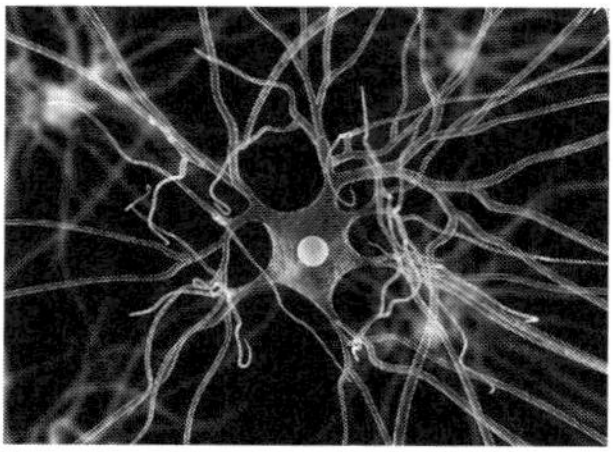

神経細胞
（提供：Science Photo Library/アフロ）

ス細胞と呼ばれ、現代でもなお、そう呼ばれることが多いが、その正体は樹状細胞だ。

だが発見当時、この細胞の正体はさっぱりわからなかった。神経細胞でよく見かけるような長い突起があることから、神経細胞の一種と想像されたほどだった。

一方、樹状細胞と因縁のあるマクロファージは、ロシアのイリヤ・メチニコフによって十九世紀末に発見された。体に侵入した病原体などの異物の排除に役立っていることも判明し、メチニコフは一九〇八年にノーベル生理学・医学賞を受賞した。

しかし、マクロファージより早く見つけられていた樹状細胞のほうは真相の解明が大幅に遅れた。というより、奇妙な事態が出現した。長い突起を持つ細胞（本当は樹状細胞）が体のあちこちで見つかり、それぞれに独自の名前がつけられたのだ。

たとえば一九七〇年には胸腺やリンパ節から相互連結性嵌入《そうごれんけつせいかんにゅう》細胞が発見された。その八年後にはリンパ管の中でベール細胞の存在が突きとめられた。バラバラに命名されたのは、樹状細胞との関連がわからなかった証しである。

だがその後、緩やかながらも研究は進んでいった。一九八〇年代の初期には、樹枝状の突起を持ったこれらの細胞はいわばファミリーのような存在であり、骨髄の前駆細胞から誕生したことが判明。これらを樹状細胞群としてまとめるコンセンサスが成立したのだった。

こう見てくると、スタインマンによる樹状細胞の発見は「発見」といえるのか、それとも「再発見」だったのかという疑問が浮上する。さて、あなたならどう判断されるだろうか。

スタインマンにだけ光？

扱いに慎重を要するデリケートな問題にも触れてみよう。それはスタインマンと一緒に、樹状細胞が抗原提示細胞であることを証明した稲葉の業績が、海外では一部の研究者を除いてあまり知られていなかったことだ。重要な共同論文の筆頭著者が稲葉であるにもかかわらず、である。

稲葉が世界的に無名というわけではない。彼女は難関とされた樹状細胞の培養方法をスタインマンと一緒に確立した研究者として、樹状細胞の研究者の中では広く認識されている。

だが米国やカナダでは樹状細胞とともに頻繁に語られるのはスタインマンとコーンであって、稲葉ではない。また、免疫の研究者であっても専門が樹状細胞から離れた人たちには、彼女の名はスタインマンほどには浸透していない。こんな現実を知ってしまうと日本人としては、つい「日本の稲葉を忘れてはいませんか」と抗議したくなってしまう。

つい先ほど語ったように、樹状細胞の仲間のランゲルハンス細胞は遠い昔に発見されており、スタインマンは樹状細胞を「再発見」したにすぎないとする見方がなくもない。

しかし彼は、ただ樹状細胞を見つけただけではなく、樹状細胞がT細胞を活性化させる能力を持っていることも突きとめた。だから生命科学の研究者は敬意を表して、彼を樹状細胞の発見者と呼ぶようになったのだ。

とはいえ樹状細胞がノーベル賞級の一大テーマへと成長するには、これだけでは足りない。樹状細胞にまばゆい光が当たるには、この細胞が抗原提示というとても重要な働きを備えていることの解明が、ぜひとも必要だった。

そう考えたとき、稲葉の果たした役割はきわめて大きいことがわかる。もし彼女が実験現場で活躍していなかったら、スタインマンのノーベル賞受賞は難しかったかもしれない。にもかかわらず、稲葉にも向かうべき賞賛の声がスタインマンに多く向かってしまったのはなぜなのか。

この点については、稲葉自身にも思い当たることがなくはないという。実験好きの彼女は研究室にこもりがちで、学会の催しにあまり出かけなかった。代わって研究室の外で研究成果の発表役をこなしていたのはスタインマンだった。

「カヨは昔とまるで変わっていない」

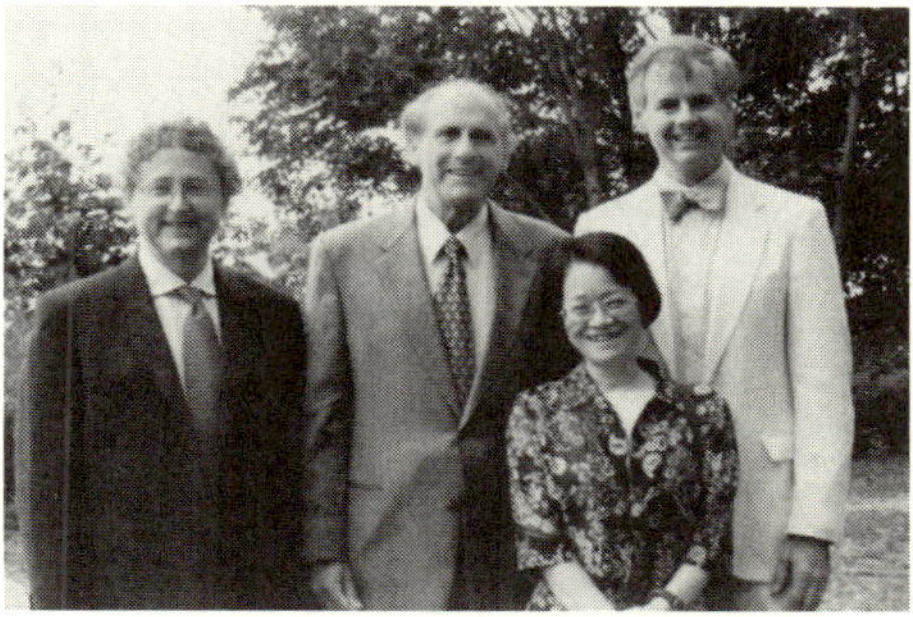

稲葉（中央右）とスタインマン（中央左）

しかし、傍観者のこんな感想をよそに、スタインマンと稲葉はまるで兄と妹のように仲のよいきょうだい弟子だった。稲葉が研究室を訪ねると、「さあ、これから思う存分実験してください」といわんばかりに実験環境は整っていた。

稲葉が実験を始めると、スタインマンは口をはさまず、すべてを彼女にまかせてくれた。彼女は彼のこんなやり方をとても気に入っていた。

スタインマンが日本の九州を旅したときは、稲葉も一緒だった。彼は京都に来ると必ず稲葉の自宅に泊まった。共同研究のために来日した際には、三週間近くも滞在した。

稲葉もスタインマンの家族や友人・知人と親しくつきあった。国際免疫学会に日本から参加した帰途、カナダのモントリオール空港で搭乗する予定の飛行機が運休となって困ったときには、彼の母親の家に泊めてもらったほどだ。シアトルで行われた彼の令嬢の結婚式にも参列した。

スタインマンは闘病中にも、講演などのために何度か来日している。その際、座長を務めた稲葉に「カヨは昔とまるで変わっていない」と温かいまなざしで語りかけた、というエピソードも残っている。微妙な問題におせっかいな詮索や疑問は無用ということなのだろうか。

やがて、スタインマンの陰に隠れがちだった稲葉に、世界的な賞が与えられる日がやってきた。二〇一四年に、彼女はロレアル‐ユネスコ女性科学賞を受賞したのだ。

受賞理由は「免疫システムにおける樹状細胞の重要な役割解明」だった。「樹状細胞の培養方法」でない点にご注意願いたい。「ようやく認めてもらえたのかしら」。受賞を知らされた彼女は、知人や友人に素直に喜びを語ったという。

スタインマンなお健在

スタインマンが膵臓がんを発病してから一年が過ぎ、二年がたった。そして二〇一一年六月、スタインマンは妻とともにイタリアにいた。結婚四十周年を祝っての記念旅行だった。スタインマンは発病から四年以上の歳月を生き抜いたのである。

見た目は普通の人と変わらない。本人が「私はがんにかかっている」と口にしないかぎり、彼が重篤ながん患者と気づく人は周囲にいなかっただろう。多くの患者が一年ほどで命を落としかねない過酷な病気を相手に回し、彼は知力と友情と人脈、そして樹状細胞を頼りに十分すぎるほど戦っていた。スタインマンはなお健在だった。

勇気づけられるデータも手元に届いていた。がん細胞を攻撃してくれるキラーT細胞がT細胞全体に占める比率が、約一〇％にまで高まっていたのだ。

キラーT細胞は通常、百万個につきせいぜい一個から十個の割合でしか存在しないとされる。だが、彼のキラーT細胞は百万個につき十万個の割合にまで増えていた。樹状細胞ワクチンの効果が現れた、とスタインマンは自信を深めたことだろう。

しかし心配ごともあった。一年ほど前から、膵臓がんの腫瘍マーカーが上振れすることが多くなっていた。以前なら効果がすぐに現れた抗がん剤の効き目も薄れているようだった。いま思えば彼の体の中では、がんと免疫の間で成立していた微妙な均衡状態が少しずつ揺らぎはじめていたのだった。

ヤーボイを投与

がんの攻勢を押し戻そうとしたのだろうか、スタインマンは樹状細胞ワクチンとは根本的にしくみが異なる免疫療法を受けた。進行性のメラノーマの治療薬として承認が間近となっていた抗体医薬ヤーボイ（一般名イピリムマブ）による治療を試みたのだ。

この医薬の原理は、とてもユニークだ。免疫細胞の中には、制御性T細胞といって免疫の暴走を防ぐブレーキ役の細胞がいる。大阪大学教授の坂口志文《さかぐちしもん》が発見し、免疫学の教科書を塗り替えたことでも知られる重要な細胞だ。

ところが驚くべきことにこの細胞は、頻繁にがん細胞の味方に回り、キラーT細胞のがん細胞への攻撃を抑制してしまう。そこで、この悪さを封じ込めるために開発されたのがヤーボイだった。

スタインマンがヤーボイによる治療を開始した頃、北欧には、彼に熱い視線を送る人々がいた。ノーベル生理学・医学賞の選定を行うカロリンスカ研究所（スウェーデン）の選考委員会の面々だった。

関係者の間では「スタインマンが健在なうちに賞を与えたい」という空気が強まり、水面下で準備が始まっていたらしい。それは、スタインマンと親しい欧米の研究者たちの希望を反映したものだったかもしれない。

ノーベル賞の選考は、事務局が前年の秋頃に世界の著名な研究者に推薦を求める依頼状を送付することから始まる。推薦人物を書いた返信が戻ってくるのは翌年一月。闘病が始まったこの数年、スタインマンの友人・知人たちは推薦状に彼の名前を書き込んでいたのだろうか。

そしてスタインマンをめぐるドラマは、波乱に満ちたエンディングへと向かっていった——。

免疫学ことはじめ

抗体医薬

生き物の体に備わった抗体を利用した医薬品。抗体は通常、体の外からやってきた病原菌やウイルスを捕まえる。だが抗体にとっては、戦う相手は必ずしも病原体である必要はない。相手が自分にとって「異物」とさえ見えれば、抗体は襲いかかる。

抗体医薬とは、このような抗体の性質に気づいた研究者がバイオ技術を駆使して開発したバイオ医薬だ。

抗体医薬が劇的な効用を発揮したのは、関節リウマチの分野だ。情報伝達分子のＩＬ６やＴＮＦのシグナルを抗体で阻害することで、関節や骨の破壊をほぼ完璧にストップすることができた。そのうちの一つは、筆者の岸本が中外製薬と共同開発したアクテムラ（一般名トシリズマブ）だ。

抗体医薬はがん治療にも使われている。がん細胞の表面にある分子（がん抗原）を抗体で捕まえて、がん細胞を退治するしくみだ。がん細胞と通常の細胞を識別する能力がない抗がん剤と違って、がん細胞だけを標的とするので、副作用を軽減できるという特徴がある。

スタインマン、〝突然〟の死

スタインマンが「体調がすぐれない」と意識したのは、ノーベル賞の発表が近づいた二〇一一年九月の中頃だっただろうか。息苦しいのだ。がんが肺に転移してしまったことが、彼にはよくわかっていた。

抗がん剤を使っても、腫瘍マーカーは下がらなくなっていた。妻のクラウディアに葬儀のスタイルについて希望を語ったのも、この頃だったと伝えられている。

死を意識すると、体の衰えは急にやってくるものなのか。久しぶりに妻や子供たちと一緒に食事をした翌日からスタインマンの容態は目に見えて悪化し、スローン・ケタリングがんセンターへの入院を余儀なくされた。そのとき彼は、「もう病院から出られないかもしれない」と弱音を漏らした、という。

とはいえ、病院のベッドに横たわった彼にはなお、少なからず心の余裕が残っていた。家族が「来週の月曜日はノーベル賞の発表日よ」と伝えると「死んだら賞はもらえないから、がんばらないといけないね」と茶目っ気たっぷりに冗談を返したのだ。

ノーベル賞をよく知る人には常識とされることだが、この賞は死亡者には授与されない。樹状細胞を発見したスタインマンが、それに見合うご褒美をもらうためには、あと数日を生き抜く必要があったし、彼もそれを望んでいた。

だが、神様はなぜか非情で、せっかちだった。スタインマンの魂をノーベル賞発表より三日前の九月三十日に天に召してしまった。六十八歳だった。

この日は週末の金曜日。家族は週明けの月曜日にロックフェラー大学に赴き、関係者に彼の死を伝えようと決めた。

携帯電話に届いたメール

その電子メールがスタインマンの愛用したブラックベリーという携帯端末に届いたのは、十月三日の月曜日。米国の東部時間で午前五時半より少し前だった。

それはスウェーデンの首都ストックホルムからカロリンスカ研究所の選考委員会が送信した「ノーベル賞決定」を伝えるメールだった。

持ち主がいなくなった携帯電話の端末が点滅してメール受信を告げていたのを発見したのは、たまたま早朝に目を覚ました妻のクラウディアだった。メールのタイトルには「ノーベル賞」とあった。彼女はびっくりして娘を起こした。

彼女たちがどのようにして選考委員会に連絡をとったのかはわからない。だが、知らせを受けた委員の面々は真っ青になったことだろう。彼らは、本来なら賞を与えられない故人へノーベル生理学・医学賞を授ける決定をしてしまっていたからだ。

なぜ、こんな事態が起きたのか。選考委員会の事務局は、例年と変わらず海外旅行を楽しんでいるスタインマンの元気な様子を耳にして、警戒を緩めていたのかもしれない。でも、しくじりの原因究明は後回し。急を要するのは賞の取り扱いだった。

彼らはあらためて、ノーベル賞について定めた規則を読み直した。そして、次のような規定を発見した。「受賞決定後に死去した場合、賞は取り消さない」。スタインマンが他界したのは発表前だ。このルールに従うなら、彼の受賞は取り消さねばならない。

しかし、ここで彼らの中に、老練な大人の知恵を出した者がいたらしい。細かなことにこだわるなとばかり、「選考委員会は受賞者決定の時点で彼の死を把握していなかった」として、スタインマンを特例として救済することにしたのだ。

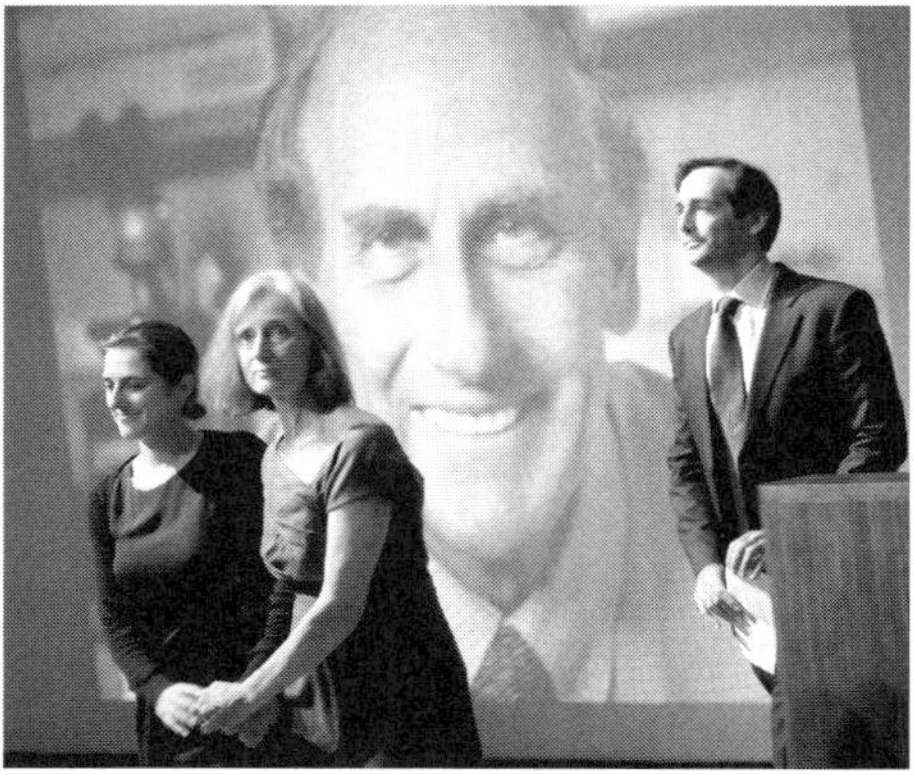

ノーベル賞授賞式に出席したスタインマンの家族
（提供：AP/アフロ）

カロリンスカ研究所がどう出るかに注目していたマスコミはただちに、この粋なはからいを世界に打電した。「スタインマン氏の受賞変わらず」と。樹状細胞を発見し、樹状細胞ワクチンでがんと戦い続けたスタインマンを、世界の誰もが祝福しているかのようだった。

稲葉の当惑

妻のクラウディアは、発病前も闘病中も彼と親しくつきあい励ましてくれた「日本のカヨ」への儀礼を忘れなかった。夫の死からほとんど時をおかず、稲葉にそれを伝えていたのだ。

もちろん稲葉は親しい友人の死を悲しんだ。だがその後、彼女を当惑させる事態が出現した。スタインマンの死をまだ知らないカロリンスカ研究所が、彼に賞を授与することを決めて発表してしまったのだ。

ノーベル生理学・医学賞の発表時間は、日本では夕刻だ。スタインマンの受賞を知った日本のマスコミはほどなく「スタインマンと最も親しく彼の研究をよく知る研究者」が稲葉であることを突きとめ、彼女に取材の電話をかけ始めた。マスコミはまだスタインマンの死に気づいていないようだった。

稲葉はこれまでに体験したことのない事態に直面した。記者たちは樹状細胞とは何かと問い、スタインマンと稲葉の交流を質問し、彼女もしばらくは問われるままに、事務的に言葉を返していった。

だが、何人かの記者とやりとりをしたあと、彼女は意を決して、事実を伝えようと決めた。

「実はスタインマン先生は、つい先日、亡くなられたばかりなのです」

電話の向こうからは驚きと悲鳴がないまぜになった声が聞こえてきた。

二〇一一年十二月、ストックホルムで開かれたノーベル賞の授賞式。そこには共同研究者としてスタインマンの家族から招かれた稲葉の姿があった。

世界最高の治療の効用は？

スタインマンの生きざまを語り終えるにあたって、彼のがんとの戦いを振り返っておこう。

まず指摘しなければならないのは、彼が受けた治療は、現代医学の知的成果や研究人脈など、ありとあらゆる手段を駆使して遂行された世界最高峰の治療であったということだ。

樹状細胞ワクチンに使用する樹状細胞は、原則として患者本人のものでなければならなかった。しかも細胞は体外で培養する必要もあった。さらに、手術で摘出したがん組織の特徴を樹状細胞に認識させたうえで体に戻す作業も欠かせなかった。樹状細胞ワクチン療法とは、これほどまでに手間ひまのかかる治療なのだ。

二十一世紀のいま、がん治療の現場では、患者一人ひとりにあった「カスタムメイド治療」が始まりつつある。患者のゲノム（遺伝情報）を解析して、その患者の体質に最も効きそうな抗がん剤を投与するという試みだ。これに照らしていえば、スタインマンが受けた治療は「史上最高のカスタムメイド治療」だった、ともいえるだろう。

重篤な膵臓がん患者だった彼が四年以上も生き延びたのは、このような先進的で手厚い治療のたまものだったのだろう。しかし、いささか突き放した言い方になるのだが、樹状細胞ワクチンが本当にスタインマンに効いたのかは、科学的には証明されたとはいえない。

それはなぜか。第一の理由は、彼が受けた治療は参加者が彼一人だけという特殊な形の臨床試験だったということだ。

医薬の効用や安全性を調べる臨床試験では、①本物の薬を投与する患者②偽物の薬を投与する患者——の二つのグループが不可欠だ。そうしないと統計的に有意な結果が得られないからだ。その点で、被験者が一人きりの治療は、科学的な検証に堪えられない。

次の理由は、彼が樹状細胞ワクチン以外にも抗がん剤の投与など、さまざまな治療を受けていることだ。だから彼の延命が何によってもたらされたのかを突き詰めるのが難しい。医療の現場では、膵臓がんが体のあちらこちらに転移して余命三ヵ月とみられた患者に、抗がん剤がなぜか奇跡的な効果を発揮して、十数年も生き延びるといったケースもごくまれにだが起きている。

その点で、スタインマンへのノーベル賞授与を決めたカロリンスカ研究所は老獪《ろうかい》だった。彼らが公表した授賞理由は「獲得免疫における樹状細胞とその役割の発見」である。樹状細胞ワクチンについては言及していない点にご注意願いたい。

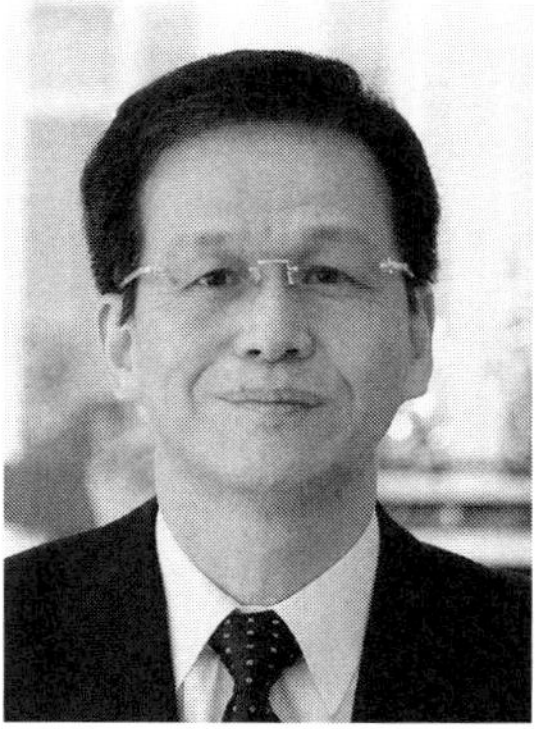

審良静男
（提供：共同通信社）

現在では、樹状細胞ワクチンについては一定の効用は確認されている。米食品医薬品局は二〇一〇年に、前立腺がん治療用のワクチンであるプロベンジを承認している。開発途上のワクチンもいくつかある。樹状細胞ワクチンは今後、どんな医薬に育っていくのだろうか。

奇跡のノーベル賞受賞の陰で

スタインマンが奇跡のノーベル賞受賞を果たした二〇一一年秋に起きた、いささか残念なできごともお知らせしておこう。「いずれノーベル賞を取るに違いない」と何年も前から期待されていた大阪大学教授の審良《あきら》静男《しずお》（阪大免疫学フロンティア研究センター拠点長）が、スタインマン受賞の〝余波〟で受賞を逃してしまったのだ。

審良は自然免疫の分野では世界のトップ3に数えられていた研究者だ。原始的な生物から高等生物まで、あらゆる生命体が生まれつき備えている自然免疫がノーベル生理学・医学賞の選考テーマとなった年には、受賞はほぼ間違いないとみられていた。

ところが、いよいよ自然免疫に〝順番〟が回ってきた二〇一一年、波乱が起きた。ふたをあければノーベル賞を獲得したのは自然免疫を専門とする米国のブルース・ボイトラー、フランスのジュール・ホフマンと、樹状細胞を発見したスタインマンだったのだ。スタインマンの守備範囲は、樹状細胞の営みによって生き物が後天的に手に入れる獲得免疫とされた。

「自然免疫二人と獲得免疫一人」という予想外の人選に、とまどいを覚えた人は決して少なくなかった。日本人の多くは、審良の〝落選〟に合点がいかなかったことだろう。

T細胞やB細胞という免疫細胞の超大物がまだノーベル賞の受賞テーマとなっていない段階で、樹状細胞が選考対象となったことに違和感を持った研究者もいたに違いない。

さまざまな思惑、力学が交錯するノーベル賞。この賞を授かるのはかくも難しい、と思い知らされたできごとだった。

免疫学ことはじめ

自然免疫と獲得免疫

免疫には生まれつき体に備わった自然免疫と、生まれたあとに病原体との戦いを通して身につく獲得免疫がある。

かつては自然免疫とは、マクロファージのような食細胞が、体内に侵入した病原体を前後の思慮もなく、ただ食い散らかすだけの営みと理解されていた。

これに対して獲得免疫は、高度で知的な免疫とされた。人の体に備わった免疫細胞は、一度出会った敵の顔をほぼ一生にわたり記憶し、二度目に病原体が侵入したときは、病原体を撃退してくれるからだ。

ところが、それは誤解だった。侵入したばかりの病原体と対峙する樹状細胞やマクロファージは、病原体を探知するセンサーを十種類余りも備え、病原体を細かく識別していたのだ。

このしくみによって戦う相手が何者かを知った樹状細胞が、病原体の断片を掲げてヘルパーT細胞に提示すると、獲得免疫が動き出す。つまり、自然免疫がうまく働かなければ、免疫は満足に本来の役割を果たせない。両者をつなぐかけがえのない役割を果たしているのが、樹状細胞だった。

樹状細胞は抗原提示をしているだけでなく、情報伝達分子のＩＬ６やＩＬ12を放出してＴ細胞を活性化させてもいる。樹状細胞が最も多く分泌する情報伝達分子はＩＬ６である。

第2章　制御性T細胞の物語

「撃ち方やめ」を周知徹底

これから語るのは、大阪大学教授の坂口志文《さかぐちしもん》が発見した「制御性T細胞」の物語だ。独自の研究を積み重ね、免疫学の常識を覆した坂口の研究人生を縦糸に、制御性T細胞の不思議な営みを横糸にして、物語を紡いでいく。

最初に、制御性T細胞のおおよその働きをお伝えしておこう。坂口に言わせると、敵の襲撃から生命体を守る免疫のしくみは、西部劇の保安官そっくりだ。平和な町にやってきた〝ならず者〟の病原菌やウイルスを、保安官がきっちりやっつけてくれるからだ。

だが、私たちの体の中の保安官はときに、かなり粗雑な行動をとることもあるらしい。乱暴者を見つけて攻撃を始めたのはよいのだが、頭に血が上って冷静さを失い、過剰な発砲をやめられなくなってしまうのだ。

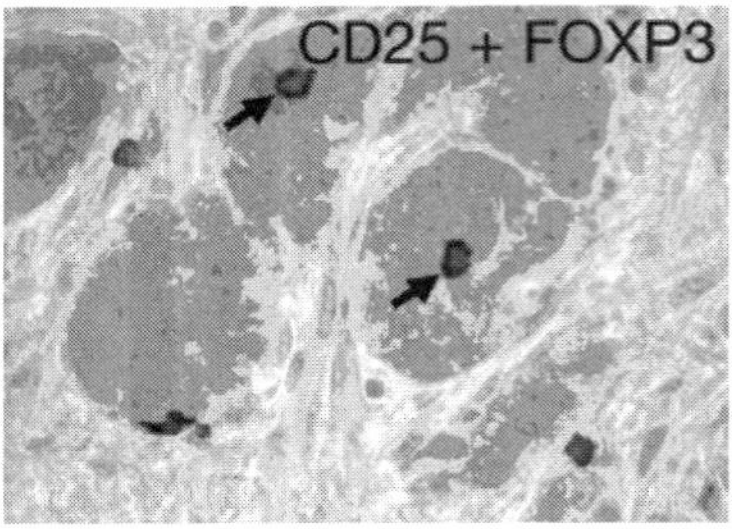

がん組織に浸潤している制御性Ｔ細胞（矢印）

制御性Ｔ細胞は見かけ上、通常のＴ細胞と変わりない。しかし染色すると制御性Ｔ細胞がこのように浮き彫りとなる。
Sato et al.,PNAS. 102:18538-43(2005)

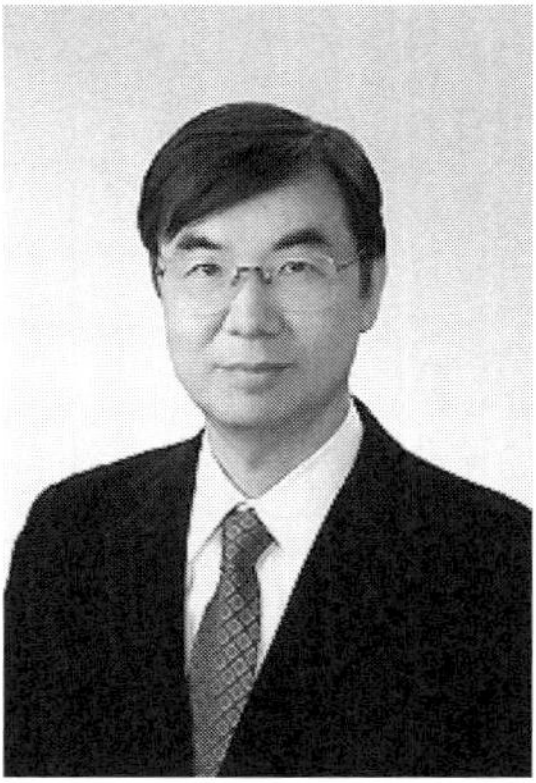

坂口志文

とばっちりを受けるのは近隣にいる町の住民で、保安官が乱暴者めがけて撃ったはずの銃弾を浴びてしまう。さらに恐ろしいことに、住民をならず者と見誤って痛めつけてしまうケースも少なからず起こっているらしい。

免疫細胞は誕生した直後に、胸腺《きょうせん》という特殊な組織で身内の「顔」をしっかり記憶し、仲間を決して攻撃しないように教育されている、とかつての免疫学は教えてきた。

だが、それはいささか楽観的にすぎたようだ。最近の研究では、胸腺にも手抜かりや不手際が少なからずあり、教育不行き届きの免疫細胞を送り出していることがわかってきた。私たちの体にはわが身を敵とみなす恐ろしい自己反応性の免疫細胞がたくさんうろついていて、正常な臓器や組織を攻撃していたのだ。

おっかない保安官ならぬ免疫細胞たちがそうやって実際に引き起こす病気が、自己免疫疾患《じこめんえきしっかん》なのである。

骨が溶け、最後には関節まで破壊されてしまう関節リウマチ、膵臓のインスリン生産細胞が破壊されてしまう1型糖尿病、脳や脊髄《せきずい》の神経細胞を覆う膜が攻撃されて多発性の硬い病巣組織ができる多発性硬化症《たはっせいこうかしょう》など枚挙にいとまがない。

しかし、免疫は自らの不完全さを意識していたのか、自らのしくみの中に、不思議な細胞を内在させていた。免疫の働きが過剰になったり、自己反応性の免疫細胞が悪さを始めたりしたときに、やりすぎを抑制して「撃ち方やめ」を周知徹底させる役割を担う細胞だ。それが、坂口が発見した制御性T細胞である。

もし制御性T細胞がなかったら、免疫細胞はブレーキをかけられない車のように暴走し、いまよりもはるかに多くの人が自己免疫疾患で苦しむことになっただろう。制御性T細胞の功績は実に大きい。

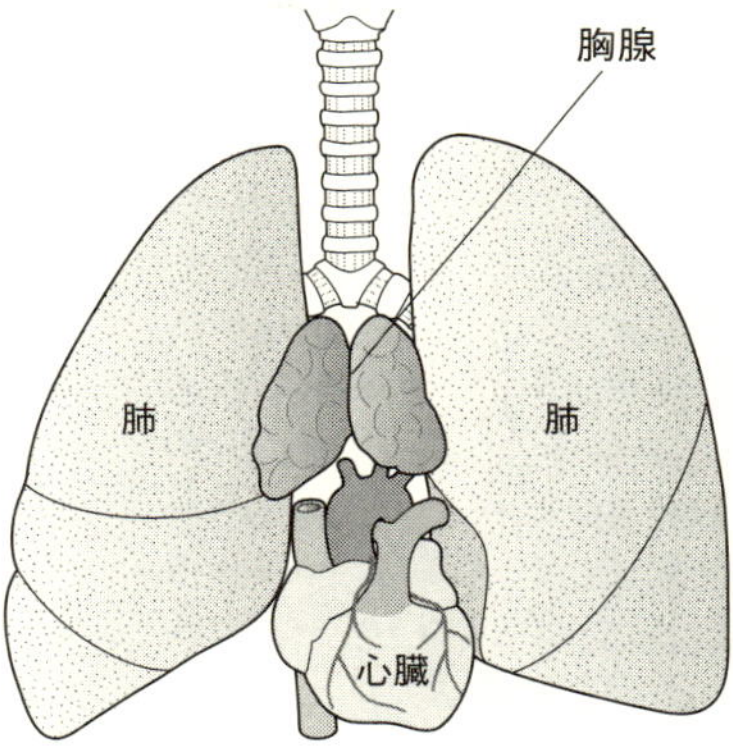

胸腺の位置

しかし、私たちの体はこのような安全弁のような細胞を持ったことで、その代償も支払わねばならなくなった。あろうことか、この細胞は体にできたがん細胞の〝盾〟となって、がん細胞を攻撃しようとする免疫細胞の邪魔をしてしまうのだ。まるでその様子は、悪者の用心棒。生き物の体の不可思議さと理不尽さはここに極まれり、だ。

だからいま、研究者や製薬企業の関心は、制御性T細胞の悪さをいかに封じるかに向かう。前章で紹介したスタインマンの闘病を語った際に紹介した抗体医薬ヤーボイも、実はそうした働きを備えた新しいがん治療薬なのだ。

坂口は京都大学の医学部を卒業した直後に制御性T細胞の研究にのめりこみ、日米を転々としながら四半世紀もの歳月をかけて、その存在を実証した不屈の研究者だ。読者はこれから始まる物語を読んで、坂口の歩んだ道のりの険しさと、制御性T細胞によって描き直された免疫の世界の不思議な営みに、きっと驚嘆されることだろう。

免疫学ことはじめ　胸腺

胸腺とは、免疫の営みに欠かせないT細胞を厳しく選別する臓器で、心臓の上に乗っかるような場所にある。

B細胞やT細胞などのリンパ球が生まれてくるのは、骨の中の骨髄というゼリー状の組織だ。そこで生まれたばかりの未熟なT細胞（前駆細胞）は胸腺に送られ、免疫の司令塔といわれるヘルパーT細胞や、殺戮《さつりく》細胞のキラーT細胞、免疫にブレーキをかける制御性T細胞などへと成熟していく。B細胞の「B」が骨髄（Bone marrow）の頭文字であるのに対し、T細胞の「T」は胸腺（Thymus）の頭文字を由来としている。

胸腺の大切さは、この組織を切除してみればよくわかる。胸腺をなくした生き物の体からは、しかるべき任務をこなすT細胞が姿を消してしまい、感染症にかかりやすくなるからだ。T細胞の助けで抗体をつくっているB細胞も、抗体をつくれなくなってしまうので免疫の営みは壊滅状態となる。

胸腺はまた、冷酷無比な殺戮組織でもある。生まれたてのT細胞のほとんどに「役立たず」の烙印を押し、殺してしまうからだ。一説には、生き残るのは全体のたかだか二、三%とされる。残忍な選別の最大の目的は、軟弱なT細胞を消滅させる点にある。免疫細胞の役割は、体内に侵入した外敵を攻撃することにある。にもかかわらず、敵を察知する能力や攻撃力が低いT細胞を外に送り出してしまっては、生死にかかわる。

もう一つの目的は、間違って自分を敵と認識するT細胞を外に出さないようにすることだ。そんな危険な免疫細胞が胸腺の外に出てしまったら、それらの細胞は自分を非自己、つまり外敵と見誤り体を攻撃してしまう。

ただ最近の研究では、選別の網は意外と粗く、危険なT細胞が胸腺から流出していることがわかってきた。

大学院をあっけなく中退

せっかく医学部を卒業して大学院に進学したのに、あっけなく中退してしまい坂口が周囲をびっくりさせたのは、一九七七年の秋のことだった。まだ二十歳代半ばで彼は京大を去って、名古屋市の愛知県がんセンターに移り、無給の研究生になったのだ。

坂口がこんな無鉄砲な行動をとったきっかけは、あるとき耳にした愛知県がんセンターの研究報告だった。生後三日ほどのネズミから胸腺を摘出すると、体のあちこちで炎症が起きた、というのである。

こんな話題を面白がる学生はめったにいない。しかし坂口は普通の学生ではなかった。医学部で講義を受けているときに、免疫が自分の体を攻撃する自己免疫疾患のメカニズムに小さからぬ好奇心を抱いた人間なのだ。

「ネズミに起きた炎症は、自己免疫疾患ではないか」。そう思うと我慢ができず、がんセンター行きを決意した。愛知県がんセンターには、米国のスローン・ケタリングがんセンターで最新のモノクローナル抗体技術を学んで帰国したばかりで、のちに研究所長となる高橋利忠もいた。

もし当てが外れて自己免疫疾患の研究を深められなくても、最低限、高橋からモノクローナル抗体の技術を教えてもらえる——当時、坂口の心中にあったささやかな自己保身の思惑である。

免疫学ことはじめ

モノクローナル抗体

モノクローナル抗体とは、強いて日本語にすると「単一抗体」である。生命科学以外の研究者には理解がかなり難しいが、非常に重要な存在だ。

体内に病原体が侵入すると、免疫は抗体の集団をつくり出す。ミクロの世界では、病原体といえども「大きな」存在で、恐竜にたとえると恐ろしい牙を持つもの、太くて強力な足を持つもの、長い尻尾を持つもの、などさまざまな特徴を備えている。

このため病原体と戦う抗体の群れにも、牙とがっちり結びつくような抗体、尻尾をつかんで離さない抗体など、さまざまな抗体が混在している。免疫学では、このように特徴的な抗原の部位を「抗原決定基」と呼んでいる。

たとえばがん細胞を見てみよう。実はがん細胞の表面を凝視すると、さまざまな分子がついている。それらの中には、そのがん細胞だけにしか見られない分子もあれば、どんな細胞にも共通して存在する分子もある。このため、がん細胞に対する抗体の群れには、抗原決定基に対応するさまざまな形状の抗体が混じっている。

だが、抗体はこうした混ざりものの状態ではあまり役に立たない。病気の治療には混ざりものの中から、最も攻撃力を持つ抗体を選び出して使いたい。欲しいのは決定的な〝仕事〟をしてくれるただ一種類の抗体だけ。これをモノクローナル抗体という。

医療現場でがんや関節リウマチの治療に使用されている抗体医薬も、正体はモノクローナル抗体だ。モノクローナル抗体の技術は、ヘルパーT細胞やキラーT細胞など、いくつかの種類（サブセット）があるT細胞の分類にも役立った。

坂口に重大な決意をさせたユニークな研究報告を紹介しよう。愛知県がんセンターの西塚泰章《にしづかやすあき》らが一九六九年に突きとめた、珍しい現象である。

西塚たちは生まれたばかりのメスのネズミから胸腺を摘出して、その後の経過を観察した。すると、ネズミはほぼすべてが数ヵ月以内に死亡した。T細胞が胸腺で成熟できなくなったせいで免疫系がダメージを受け、感染症にかかりやすくなったためだ。

ところが、生後三日ほどで胸腺を切除した場合は、ネズミは死なずに育った。胸腺を切除するまでの間に、胸腺から免疫細胞が送り出され、病原体と戦ってくれたからだと考えられた。

しかし、やがて不可解な症状も現れた。ネズミの卵巣や唾液腺などが炎症を起こして、次第に萎縮していったのだ。なぜ生後三日で胸腺をなくしたネズミに限ってこんな不思議な症状が起きるのか。当時、こんな推測が有力視された。「胸腺は卵巣などの生育に欠かせないある種のホルモンを分泌している。だから胸腺を切除すると卵巣の縮小が起きたのだ」と。

だが、愛知県がんセンターに新参者としてやってきた坂口は、自分なりの仮説を温めていた。卵巣の炎症と縮小は、自己反応性の免疫細胞が、自分の体の組織を攻撃して起きた自己免疫疾患の一種ではないか、と。胸腺から送り出される免疫細胞の中には、教育が足りず、わが身を敵とみなす恐ろしい自己反応性の免疫細胞が混じっている。犯人はそうした細胞に違いない。

一方、ネズミの胸腺では生後三日目頃から、ユニークな免疫細胞が生まれてくる。その細胞は

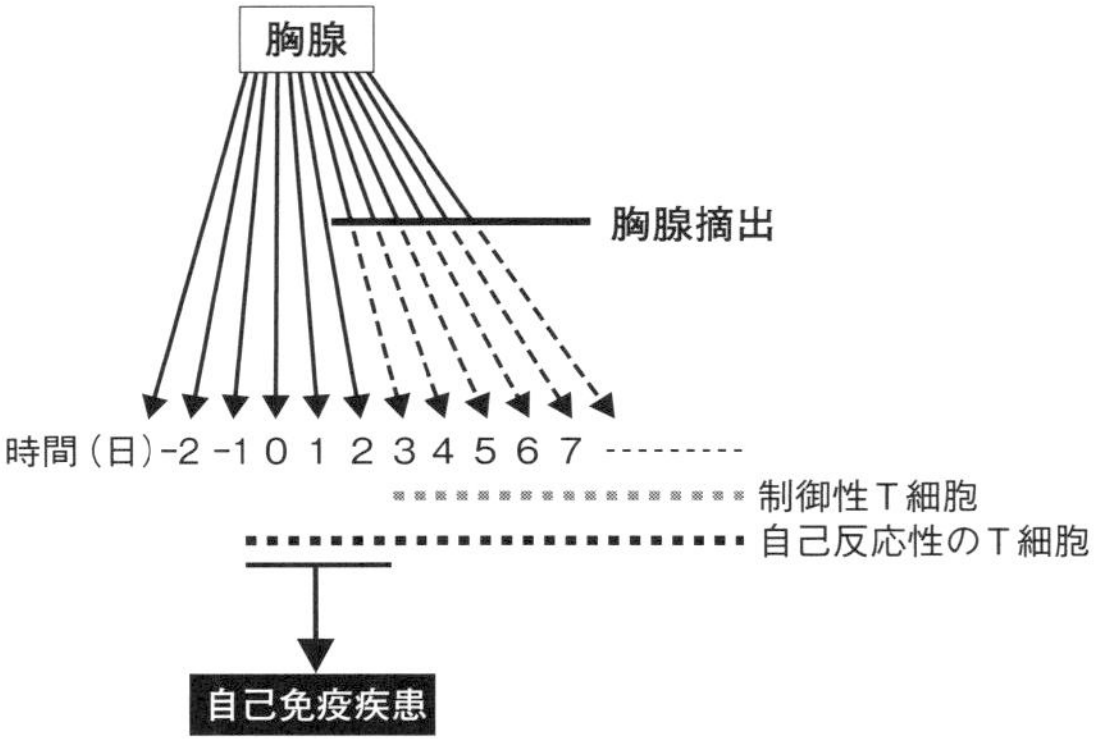

坂口が考案した仮説
生後３日目に胸腺を摘出すると制御性Ｔ細胞が現れなくなる。

外敵をやっつける通常の免疫細胞とは異なり、免疫の働きを抑制するように働く。通常ならこの細胞が、自己反応性の免疫細胞の過剰な働きを抑えてくれる。

ところが胸腺を切除したため、その細胞は現れなかった。その結果、自己反応性の免疫細胞が体内で暴れ回り、卵巣などで自己免疫病の症状（炎症）が起きたのだろう——坂口はこう考えた。

彼はこの時期、まだ制御性Ｔ細胞という言葉を考案していない。この細胞が免疫の世界で市民権を得て、免疫の基本用語として定着するのはずっと先のことだ。だが、それまでこの細胞が登場するたび「免疫の働きを抑制する細胞」といったまわりくどい書き方をするわけにもいかない。そこで便宜的に、坂口が愛知県がんセンターで研究を開始したこの時期から制御性Ｔ細胞という言葉を使って物語を進めていきたいと思う。ご了承願いたい。

話を戻そう。自説の正しさは実験で証明しなければならない。まず坂口は胸腺を切除していない正常なネズミと、胸腺を摘出したネズミの二つを用意した。次に彼は正常なネズミの体内から制御性T細胞とみられる免疫細胞を取り出し、胸腺を摘出したネズミに移し入れた。すると、移植によって制御性T細胞を獲得したネズミには炎症などの症状が起きなくなった。制御性T細胞が自己反応性の免疫細胞の悪しき営みを阻止した、と考えられた。

坂口は自身の仮説を裏づける実験結果が出たことを素直に喜んだ。と同時に彼は、今後やらなければならない課題も明確に意識した。この細胞の正体を探ることだ。

坂口は研究を続け、ほどなくこの細胞が「CD4・T細胞」と呼ばれるたぐいの免疫細胞であることを突きとめた。読者にはこの名前は、ただの記号と数字の羅列にしか見えないかもしれない。しかし突き詰めれば、そこにはとても重大な内容が含まれていた。

一世を風靡した抑制性T細胞

ここで、時計の針を十年ほど逆に回してみよう。なぜかというと、坂口の人生に重大な影響を及ぼすことになる免疫細胞が、その時期に発表されているからだ。それは制御性T細胞に先駆けて、免疫の営みを抑制する細胞として一世を風靡《ふうび》した「抑制性T細胞」（サプレッサーT細胞）である。

抑制性T細胞というアイデアを最初に唱えた研究者は、日本の多田《ただ》富雄《とみお》や米エール大学のリチャード・ガーションたちだった。

免疫学ことはじめ
石坂公成と多田富雄

石坂《いしざか》公成《きみしげ》は一九六〇年代の初期に妻の照子《てるこ》とともに米国に向かい、花粉症などのアレルギーの原因となるIgE抗体を突きとめた研究者。この成果で現在もなおノーベル賞候補と目されている。

夫妻はIgE抗体を発見するために、人の背中の皮膚にアレルギー反応を起こすという実験を繰り返した。まず自分たちの体を使い、次に、日本から来ていた若手留学生の背中を使わせてもらった。若者の名前は、多田富雄といった。のちに抑制性T細胞を提唱して世界を驚かせるとともに、『免疫の意味論』などの著作で人気を集めた文化人でもある。

後年、石坂は昭和天皇に免疫学を御進講する機会を得たとき、陛下にある写真をお見せした。そこに写っていたのは石坂の実験に協力して、赤く腫れた多田の背中だった。

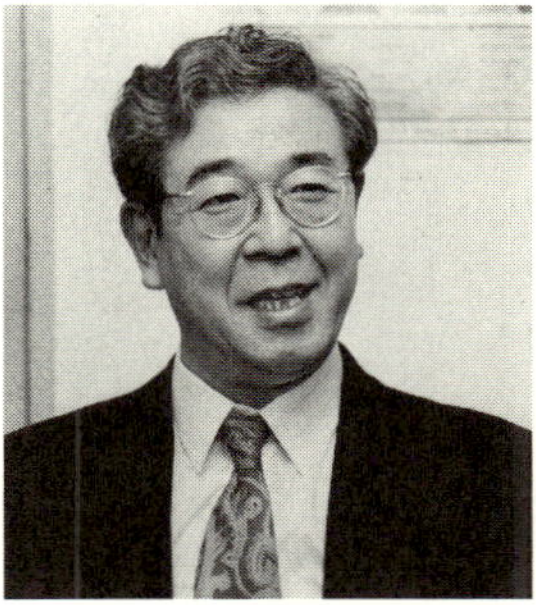

多田富雄
（提供：朝日新聞社）

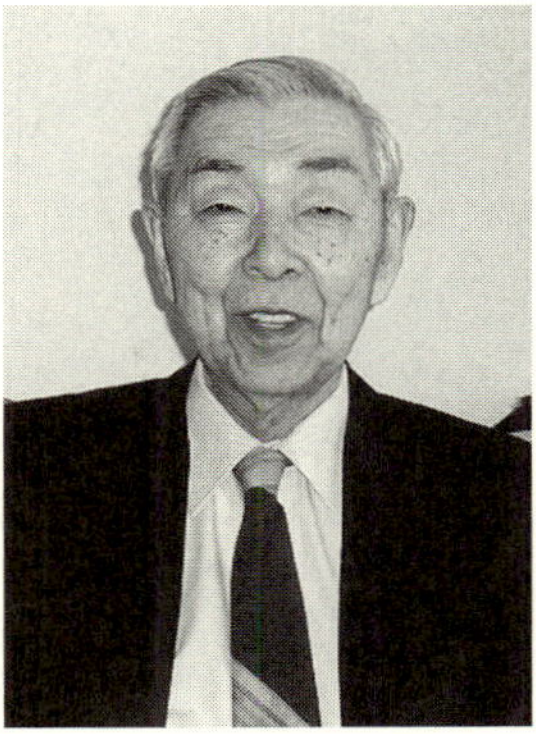

石坂公成
（提供：共同通信社）

多田が抑制性T細胞を唱えるきっかけとなったのは、一九六八年に千葉大学で始めたある実験だった。

多田はこれに先立つ米国留学で、アレルギーを引き起こすIgE抗体を発見し世界に名をとどろかせた石坂公成に師事していた。そんな彼は日本に戻るや、IgE抗体と二つの免疫細胞（T細胞とB細胞）の関わりに焦点を当てた研究を開始した。

「このような研究はまだ誰もやっていない。先頭を走るのは自分だ」。多田は自信満々だった。

だが、IgE抗体を分泌するように操作したネズミで実験を試みると、意外な結果が出た。ネズミに異物を注入してIgE抗体の量を測定してみると、IgE抗体は一時的には増加するものの、すぐに減ってしまったのだ。

さらに多田たちをとまどわせる現象も起きた。Ig

E抗体の量を減らすためにX線を照射したり胸腺を摘出したりすると、逆にIgE抗体の数値が異常に高くなるというデータが現れたのだ。いったい何が起きているのか、多田は頭を抱えてしまった。

多田がのちに千葉大学で行った講演によると、そのアイデアは彼が朝風呂に入っているときにひらめいたのだという。「ひょっとしたら僕たちはX線照射や胸腺摘出によって、免疫の働きを抑制する細胞を減らしていたのではないか」と。

多田は自宅から研究室に駆けつけると、ただちに実験を開始した。胸腺を摘出されてIgE抗体の量が異常に増えたネズミに、正常なネズミの胸腺を移し入れる実験である。

結果は劇的だった。IgEの数値は思ったとおり、大幅に下がってくれた。胸腺の移植によって出現した未知の免疫細胞が、B細胞が抗体をつくり出す営みにブレーキをかけたのだ、と多田は確信した。

一九七一年に米国のワシントンで開催された第一回国際免疫学会において、多田は意気揚々と「免疫の働きを抑制する抑制性T細胞を発見した」と発表した。抑制性T細胞という新たな免疫細胞の出現に聴衆は驚き、一九七〇年代は「サプレッサー・エイジ」と呼ばれるほど、研究者の間で抑制性T細胞の研究は大流行するにいたった。

実は、抑制性T細胞という言葉もサプレッサーT細胞という言葉も、現在では死語に近い。だが「免疫の働きを抑制する細胞」という基本的な概念の創始者の一人はまぎれもなく多田だった。いまから四十年以上も前に新しい概念を提唱した彼の卓越した先見性に敬意を表したい。

坂口の前に現れた抑制性T細胞

国際免疫学会で多田が喝采を浴びていた頃、坂口は医学部に入学したばかりの学生だった。この時期はまだ免疫への関心はあまりなく、抑制性T細胞という概念さえ知らない青二才だった。

その坂口が免疫に好奇心を持ったのは、IgE抗体を発見した石坂公成が京大の教授に就任するといった噂がキャンパスに流れた頃だっただろうか。折しも坂口は、妊婦の免疫が胎児を攻撃しない免疫寛容《めんえきかんよう》や、逆に免疫が自分の臓器や組織を攻撃する自己免疫疾患の話題を講義で聞き、次第に好奇心を持つようになっていた。

この時期、免疫学会のシンポジウムに顔を出してみると、流行のサプレッサーT細胞の話題で参加者はとても盛り上がっていたという。

一九八〇年、坂口は愛知県がんセンターを去り、京大に戻ってきた。医学部の免疫研究施設に体をいったん落ち着け、ここで博士号を取得するための論文を執筆しようとしたのだった。

論文のテーマはもう決めていた。がんセンターでの研究成果をそのまま書こうというのだ。だが、これは坂口にとってただならぬ選択だった。なぜなら彼が見つけた制御性T細胞は、多田の唱える抑制性T細胞とは似て非なるものであったからだ。

　このとき、すでに多田の抑制性T細胞は世界でメジャーな存在となっていた。坂口はこれから書く論文の中で、超大物の細胞と対峙しなければならなかった。

　詳しく事情を説明しよう。細胞の表面には、その細胞が持つ特徴を表す細胞表面分子（CD）が顔を出している。これをマーカーとして使えば、免疫細胞も簡単に分類することができる。

　坂口が愛知県がんセンターにいた時期は、T細胞のマーカーがある程度、判明しつつあった頃だった。たとえば免疫系の司令塔といわれるヘルパーT細胞のマーカーは「CD4」であることがわかってきた。また、ウイルスに感染した細胞やがん細胞を攻撃するキラーT細胞は「CD8」を持っているとの報告も現れていただろうか。

　マーカーに注目した呼び方をするなら、ヘルパーT細胞は「CD4・T細胞」であり、キラーT細胞は「CD8・T細胞」である、というわけだ。

免疫学ことはじめ

細胞表面分子（CD）

細胞の表面には、糖たんぱく質でできた生体分子が存在している。これが細胞表面分子（C

ヘルパーT細胞	＝	CD4・T細胞
制御性T細胞	＝	CD4・CD25・T細胞
キラーT細胞	＝	CD8・T細胞
抑制性T細胞	＝	CD8・T細胞（多田たちの主張）

細胞表面分子によるT細胞の分類

D）だ。CDの「C」は「群れ、集団」を表すcluster（クラスター）の頭文字。「D」は「分化、差異、派生」といった意味を持つdifferentiationの頭文字だ。

CDはモノクローナル抗体による抗原抗体反応を使って続々と発見され、いまでは数百種に達している。

免疫細胞の表面にも、その細胞を特徴づけるCDが顔を出している。生命科学の研究者はこれを、ヘルパーT細胞やキラーT細胞、制御性T細胞などを分類するための重要なマーカーとして利用している。ヘルパーT細胞の表面にはCD4、キラーT細胞の表面にはCD8という分子があることから、ヘルパーT細胞とキラーT細胞は厳密に分類することができるのだ。

ならば、坂口が突きとめた新種の免疫細胞（つまり制御性Ｔ細胞）の正体は何なのだろうか。私たちはつい先ほど、この新しい細胞は「ＣＤ４・Ｔ細胞」だと語ったばかりだ。坂口はこの細胞の表面にＣＤ４を見つけていたのだ。ならば制御性Ｔ細胞は、同じく表面にＣＤ４を持つヘルパーＴ細胞と同種の細胞なのだろうか。

いや違う。制御性T細胞の表面には確かにCD4はあるが、実はそれ以外に「CD25」という分子も存在していたのだ。つまり制御性T細胞はヘルパーT細胞とは異なる細胞であり、「CD4・CD25・T細胞」と呼ぶべき存在だったのだ。ちなみに、CD25は坂口が一九九五年に、制御性T細胞と他のT細胞を識別するための重要なマーカーとして発表する細胞表面分子である。

では、世界の研究者の注目を集めていた抑制性T細胞はどうだったか。多田たちはこの細胞が「CD8・T細胞」であると主張していた。「抑制性T細胞の表面にはCD8という細胞表面分子がある」というのだ。

「細胞はCD8ネガティブ」

坂口が多田の抑制性T細胞を意識したのは、愛知県がんセンターで実験に明け暮れているときだった。なぜ胸腺を切除したネズミに炎症が起きるのか。そのわけを追求していった坂口の視野に、抑制性T細胞の姿は次第に大きく入ってきた。

ネズミの炎症は、抑制性T細胞のせいだったのか。もしいま、自分が注目している細胞の表面にCD8があるのなら、これで不思議な現象の説明はつく。問題は一件落着だ。坂口は細胞の表面を徹底的に調べた。だが、実験を何度繰り返しても、CD8は見つからなかった。

こうなれば自分の実験結果を信じるだけだ。坂口はためらわず、論文にこう書き込んだ。

「細胞はCD8ネガティブ」

彼が突きとめた細胞は抑制性T細胞とは異なる、との立場を明確に打ち出したのだ。

しかし、その頃の多田は世界を舞台に活躍する研究者だった。多田に叛旗《はんき》をひるがえすような論文の執筆を、坂口は躊躇《ちゅうちょ》しなかったのか。

この問いに、坂口はこう答えた。

「いやいや。こちらは地位もない無名の研究者。ケンカになりようがなかったから、怖くはなかったですよ」

坂口は京大に三年ほど在籍したあと、米国のジョンズ・ホプキンス大学へと旅立った。医学博士号を取得したのはちょうどその頃だった。海外で居場所を転々と変えながら、愚直に制御性T細胞の研究を進める流浪の旅が、こうして始まった。

「これだけは譲れない」

坂口の旅を駆け足で見ていこう。米国に渡った坂口がまず取り組んだのは、京大時代の実験結果を研究論文にまとめることだった。

彼は愛知県がんセンター時代に、ネズミの新生児の胸腺に注目して制御性T細胞の存在に気がついた。そこから一歩踏み出して、胸腺に頼らずに制御性T細胞の存在を確かめようとしたの

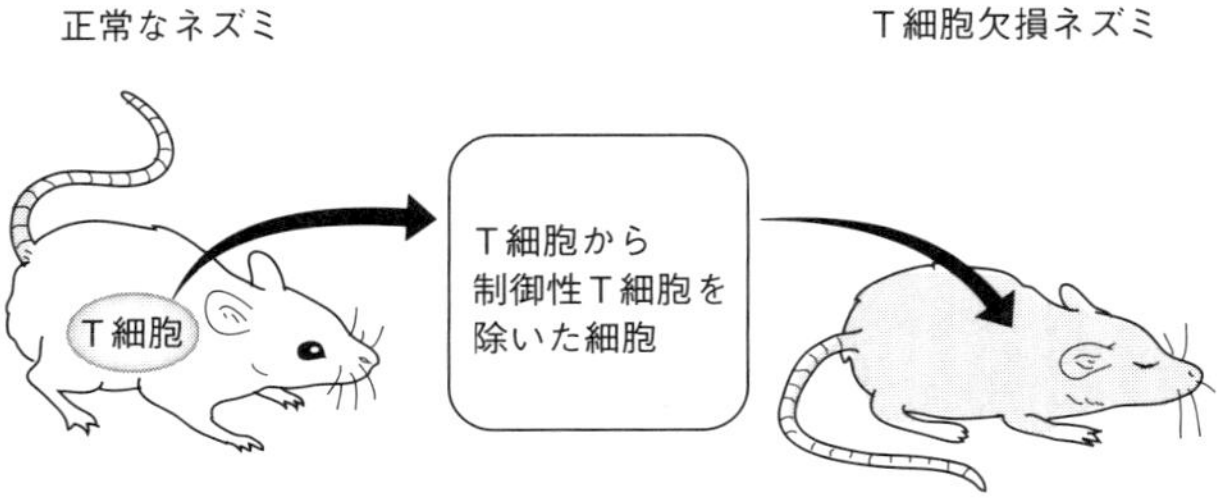

制御性T細胞の除去による自己免疫疾患の誘導実験

だ。

言葉だけでは説明しづらい実験なので、イラストをご覧いただきたい。

実験で準備したのは、正常なネズミと、遺伝子操作によって先天的にT細胞を持てないようにしたネズミの二種類。正常なネズミの体内にあるT細胞の集団から、制御性T細胞とみられる細胞を取り除いたあと、残りのT細胞を、もう一方のT細胞を持ちあわせていないネズミに移植するのだ。

こうすることで、移植されたネズミの体では、制御性T細胞以外のT細胞たちが活動を開始する。それらのT細胞の大半は、正常なネズミの胸腺でしっかりと訓練を受けて「自己」と「非自己」を見分けられるようになったT細胞だ。

しかし、なかには自分の臓器や組織を攻撃しかねない自己反応性のT細胞も混じっている。また、そうした恐ろしい細胞の動きを抑制してくれる制御性T細胞は取り除かれている。だから移植されたネズミの体内では、自己免疫性のさまざまな症状が起きる、と坂口は予測した。

この状態は、生後三日頃に胸腺を切除され、制御性T細胞を持てなくなったネズミと同じだ。坂口はこの状態を、胸腺を介さずにつくり出したのだ。

T細胞を移植したネズミを、坂口は解剖し、丹念に観察した。結果は予想どおりだった。ネズミの体からは胃や甲状腺、卵巣や睾丸《こうがん》など、さまざまな臓器・組織で炎症が見つかった。それは愛知県がんセンター時代にネズミを解剖した際に見た炎症とそっくりの症状だった。

坂口はさらに、ダメ押しの実験も試みた。正常なネズミの体内にあるT細胞の集団を、今度は制御性T細胞も含めてまるごと、T細胞を持たないネズミに移植する実験だ。読みが正しいならば、炎症は起きないはずだ。はたして読みどおり、ネズミは自己免疫疾患を起こさなかった。制御性T細胞の群れが、自己免疫疾患の発症を阻止したのだった。

この実験の意義は、世界に先駆け、正常な生き物の体には自己反応性のT細胞の乱暴なふるまいを防ぐブレーキ役の細胞が存在することを、明確に直接的に証明したことにある。このあと、坂口がどんな苦境にあっても「これだけは譲れない」と、研究生活の支えとした成果だった。

この研究について坂口が論文を発表したのは、ジョンズ・ホプキンス大学の博士研究員となって三年目の一九八五年のことだった。彼は「誰かと競争しているわけじゃない」と我が道を歩みながら、悠然と論文を執筆していた。だがこのとき、世界では免疫研究者を驚かせる大事件が起きていた——。

学界から急に消えた抑制性T細胞

多田が国際免疫学会で発表してから十年余り、抑制性T細胞は世界の免疫研究者を巻き込み、隆盛の極みに達していた。

その流行ぶりを物語る端的な例は、一九八〇年にノーベル生理学・医学賞を受賞した米国のバルフ・ベナセラフだった。彼はノーベル賞を受けたあとの講演で、自分の研究テーマはそっちのけで抑制性T細胞を論じていたのだという。

ところが、それからほどなくして、抑制性T細胞には暗雲が漂いはじめた。

まず、ウイルスに感染した細胞やがん細胞を攻撃するキラーT細胞の表面に、抑制性T細胞のマーカーであるはずのCD8があることが決定的となった。多田たちの従来の主張をグラつかせる結果だ。

それだけではない。多田たちはその頃、抑制性T細胞のもう一つのマーカーとして「I-J分子」という分子の存在を予想し、研究室をあげてこの分子の遺伝子を突きとめようとしていた。

ところがどうしたことか、その遺伝子は多田たちが予想した染色体の場所には見つからなかった。抑制性T細胞が存在する決定的な証拠となるはずの遺伝子が発見されないのは、とてもつらいことだった。

こうして生じた抑制性Ｔ細胞への疑問は、一気に世界に拡散した。やがて人々は、抑制性Ｔ細胞の研究から離れていった。一九八〇年代半ばに起きた痛々しいできごとである。

いまでは生命科学の研究者なら誰でも、細胞表面にあるさまざまな分子の正体をモノクローナル抗体の技術を使って正しく見極めることができる。しかし当時はまだ、この技術は広く普及しているとは言いがたかった。多田たちは不運だった。

当時の坂口には、この事態はどのように映っていたのだろう。彼はとても面白い表現をした。

「米国の研究者はそんな細胞はなかったことにして、さっさと次に進んでいった」。

だが、坂口自身はそんな目先の利益を追いかけるような、底の浅い振る舞いはできなかった。何しろ彼は、制御性Ｔ細胞という免疫細胞が存在することを実験で確信し、深みにはまり始めたばかりだったからだ。

学界のコンセンサスは「免疫の働きを抑制するような奇抜な細胞は存在しない」。だが坂口はこうした流れに逆らうように、「制御性Ｔ細胞を信じて研究を続けていく」と決意した。「これだけは譲れない」一線があったからだ。ほとんどの研究者から無視されながらも我が道を歩み続けた「厳しい冬の時代」の始まりである。

運に恵まれ奨学金を手に

坂口は現実的な課題も抱えていた。奨学金とポスト探しである。京大から海外にただの博士研究員として飛び出した彼は、研究資金や安定したポストをなんとしても確保しなければならなかった。

事情はかなり切迫していた。やみくもに、五件ほどの奨学金に応募してもみた。そんな彼の姿を見て心配してくれたのが、当時、ジョンズ・ホプキンス大学で免疫学部の学部長を務めていた石坂公成だった。

石坂の目には、坂口のやり方は稚拙に映った。

「行くところも決めずに『おカネだけちょうだい』というのは子供のやり方だ。米国ではそんな流儀は通用しない。まず行きたいところのボスと予備交渉をしろ」

坂口は石坂からこう〝説教〟されたのを覚えている。

ところが、坂口は〝宝くじ〟を引き当てた。資産家の未亡人が運営していた奨学財団が、彼の研究計画に興味を示し、かなり潤沢な奨学金を与えてくれたのだ。提供期間は八年に及んだ。この奨学金があれば、望む大学や研究機関で一定水準のポストを確保することもできた。

運に恵まれた坂口は、研究環境がよい大学や研究機関を見つけては、居場所を転々と変えていった。ジョンズ・ホプキンス大学の次はスタンフォード大学で客員研究員となり、その次はスクリプス研究所で助教授を務め、さらにカリフォルニア大学サンディエゴ校に移るといった具合だった。

米国でマーカーにメド

坂口が制御性Ｔ細胞の決定的なマーカーは「ＣＤ25」である、とする研究論文を発表するのは米国から帰国してからのことだ。だが、研究そのものは米国にいる頃から始まっていた。

米西海岸の最南端にあるスクリプス研究所は、ノーベル賞受賞者も輩出する研究機関の雄だ。坂口が在籍した一九八〇年代末期にも、一流の研究者たちが最新のモノクローナル抗体技術を使い、細胞表面の分子を探索していた。

この頃、坂口の事情はまた切迫しはじめていた。世界に名をとどろかせた抑制性Ｔ細胞が〝消失〟したことで「免疫の過度の営みにブレーキをかける細胞」という基本的な概念そのものまで否定する空気が、米国に漂っていたからだ。

坂口もまた米国で「まだ、そんな研究をしているの」と冷笑されたり、無視されたりする時間を過ごさなくてはならなかった。だから、生き残るためには何としても、制御性Ｔ細胞の決定的なマーカーを発見する必要があったのだ。

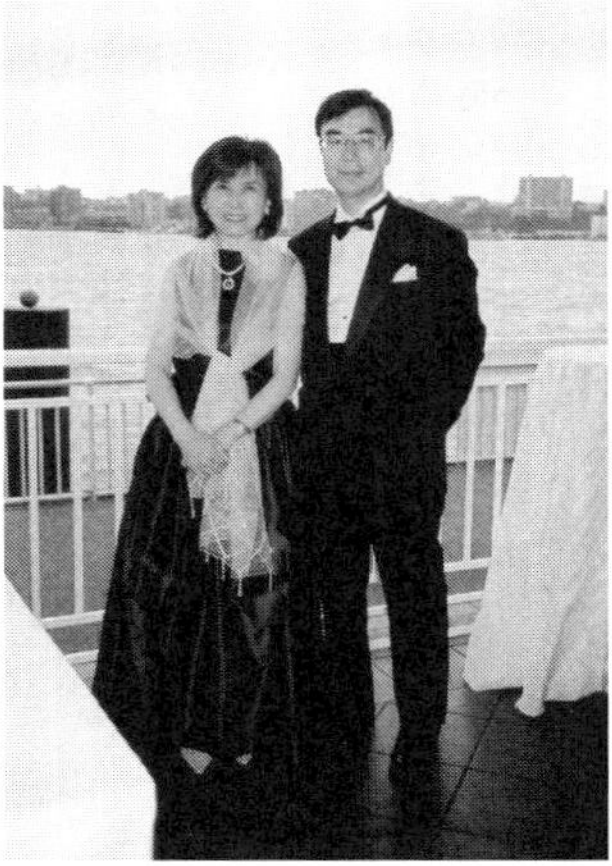

坂口夫妻
米ニューヨークで催された2004年コーリー賞受賞式で。

努力が報われたのは、スクリプス研究所からカリフォルニア大学サンディエゴ校へ移った頃だった。彼はここで取り組んだ実験で「標的のマーカーはCD25とみてほぼ間違いない」という感触をようやくつかんだのだ、という。

坂口は喜怒哀楽をなかなか表に出さない研究者だ。しかしこのときは少し違った。目標としたマーカーの発見にほぼメドをつけた喜びと安堵《あんど》のため、表情が自然にほころんだという。

日本に国際電話をかけて、研究者として彼を助け続けてくれた妻の教子《のりこ》に朗報を伝えた。教子はそのとき、たまたま日本に戻っていた。

制御性T細胞が国際的に認められていった歴史には多くのヤマ場があるが、最もうれしかったのはこのときだった、という。

免疫抑制剤で自己免疫疾患が起きる？

坂口がジョンズ・ホプキンス大学で耳にした奇妙な話を紹介しよう。骨髄移植を受けた患者には、拒絶反応を抑えるためにサイクロスポリンという免疫抑制剤を投与する。ところが、この薬の投与を途中でやめると、自己免疫疾患のような炎症が起きる、というのである。

サイクロスポリンは臓器移植を受けた患者の生存率を飛躍的に向上させた医薬だ。これが登場したときには、医師たちは画期的な成果に大いに驚いたものだった。

血液のがんである白血病などの治療のため骨髄移植を実施したときも、サイクロスポリンは使われた。骨髄移植では、移植された骨髄から生まれた免疫細胞が、患者の体を異物とみなして攻撃する移植片対宿主病がしばしば起きるが、サイクロスポリンはこれを抑え込んでくれるのだ。

そのサイクロスポリンの投与によって、自己免疫疾患が起きるとは合点がいかない。そもそも免疫抑制剤とは、免疫の営みを抑制する医薬であって、免疫の働きを過度に高めて炎症を起こすはずがないものだ。坂口が聞いた話は、常識から逸脱していた。

このとき彼はふと、愛知県がんセンターで見た光景を思い出した。生まれてまもなく胸腺を摘出したネズミの卵巣や甲状腺では、炎症が起きていた。

「ひょっとしたらあの細胞がかかわっているのではないか」。坂口の目が輝いた。

ＩＬ２抑制で制御性Ｔ細胞が減少

のちに坂口によって明らかにされた、謎解きはこうだった。

彼はサイクロスポリンのメカニズムに注目した。この医薬はある種の酵素を抑制することで、免疫の司令塔であるヘルパーＴ細胞が放出する情報伝達分子のインターロイキン２（ＩＬ２）を減らす作用を持っていた。

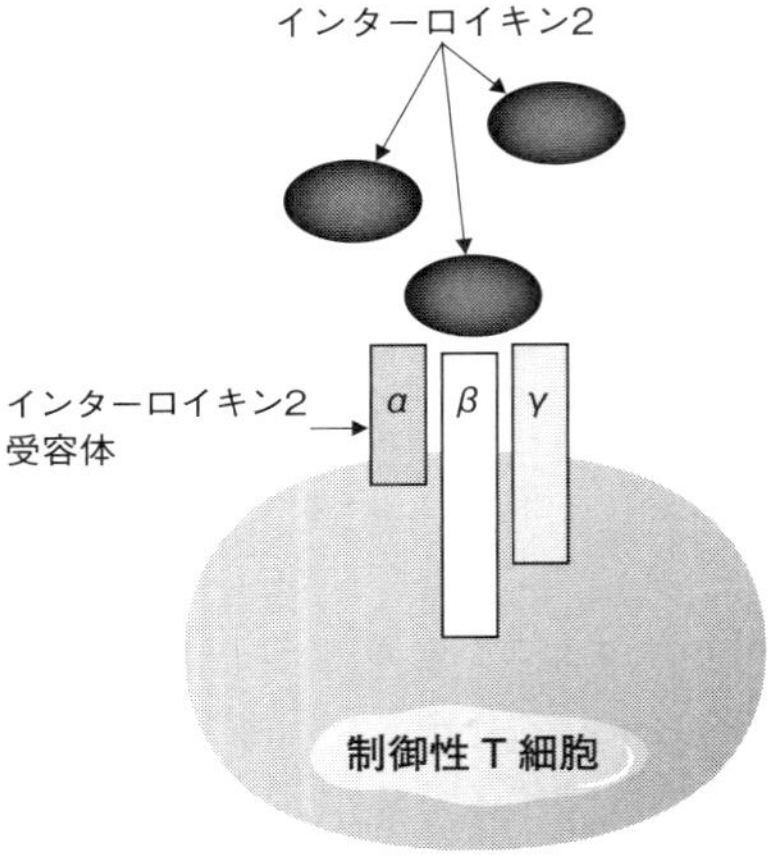

CD25はIL2受容体のα鎖だった

ＩＬ２の働きは、Ｔ細胞やＢ細胞などの免疫細胞の増殖と活性化だ。だからサイクロスポリンによってＩＬ２の放出量が抑制されると、免疫の営みが低下して、免疫細胞は移植された臓器を攻撃しなくなる。

しかし、Ｔ細胞には制御性Ｔ細胞がいることも忘れてはいけない。しかも坂口によると、制御性Ｔ細胞は他のＴ細胞よりＩＬ２の増減に影響を受けやすい細胞だった。つまり、ＩＬ２の放出が抑制されると、制御性Ｔ細胞の働きも低下してしまうのだ。

イラストをご覧いただきたい。制御性Ｔ細胞の表面には、ＩＬ２と「カギとカギ穴」の関係にあるＩＬ２受容体がある。免疫システムは情報の〝運び屋〟である情報伝達分子が細胞表面の受容体と結合することで、シグナルを伝達している。

そして驚くべきは、この受容体の一部が、のちに坂口が制御性Ｔ細胞のマーカーであると断じることとなる、ＣＤ25分子だったことだ。

情報伝達分子の受容体は、α鎖、β鎖、γ鎖といった複数の〝部品〟でできている。ＩＬ２受容体もそうした複雑な構造の受容体で、ＩＬ２受容体のα鎖こそが、ＣＤ25分子の正体だったのだ。

サイクロスポリンを投与した患者が、自己免疫疾患を起こした話に戻ろう。

まず、ＩＬ２の放出量が減った影響を受けたのは、ＩＬ２に敏感な制御性Ｔ細胞だった。免疫にブレーキをかける制御性Ｔ細胞の勢力が衰えると、次には、わが身を敵とみなす恐ろしい自己反応性のＴ細胞の群れの動きが活発になる。

その結果、体のあちらこちらの臓器で自己免疫性の炎症が起きる。こうしたわけで、骨髄移植を実施したジョンズ・ホプキンス大学では、胃炎や卵巣炎などさまざまな自己免疫疾患が起きていたのだった。

ただし、これらの症状はサイクロスポリンを投与し続けることで、改善へと向かう。というのは制御性T細胞に続いて、ほどなく自己反応性の細胞を含む通常のT細胞の群れもIL2の減少によって次第に小さくなっていくからだ。

もっとも、サイクロスポリンの投与を「途中」でやめた場合は、そのタイミングによっては投与の影響は制御性T細胞だけにしか及ばず、自己免疫疾患が起きることになる。坂口が耳にした奇妙な症状は、サイクロスポリンの投与をやめる微妙なタイミングによってもたらされたものといえるだろう。

このようにして坂口は、制御性T細胞と自己免疫性の炎症の関係を正確に見極めていった。彼が一連の研究結果を論文にとりまとめ発表したのは、一九八〇年代末期のことだったろうか。

シェバックの宗旨替えで追い風

サイクロスポリンがもたらす自己免疫現象についての坂口の論文は、意外な展開を呼んだ。その頃、米国立衛生研究所（NIH）でサイクロスポリンと自己免疫疾患の研究をしていたイーサン・シェバックが、この論文に強い関心を示したのだ。

ただし、シェバックは坂口にとって容易ならざる相手だった。彼は権威ある『米国免疫学会誌』の編集長を務めるほどの大物研究者であるうえに、筋金入りの抑制性T細胞嫌いとして知られる人物だった。抑制性T細胞に関連した論文が学会誌に投稿されると必ず落とす、といった噂もまことしやかに語られていた。

一九八〇年代、坂口の見解を認めてくれる研究者は欧州には少しいた。だが、シェバックには「抑制性T細胞と制御性T細胞は違う」という理屈は通用しない。彼の目には、坂口の制御性T細胞は、一時は名を馳せた抑制性T細胞の〝子分〟のように見えていたからだ。坂口は自分の論文がシェバックに酷評されるものと覚悟した。

ところが、なぜか坂口に〝神風〟が吹いた。シェバックが部下に坂口論文の追試をさせたところ、坂口が指摘した通りの炎症が実験動物に起きたからだ。「坂口は信用できる男かもしれない」とシェバックに思わせるできごとだった。

これを契機に、シェバックは次第に坂口を擁護しはじめ、坂口の成果を評価してくれるようになった。抑制性T細胞をあれほど嫌っていたシェバックが〝宗旨替え〟をして、似たような存在の制御性T細胞の存在を認めるようになったのだ。

晴れて制御性T細胞がメジャーな存在となったのは、二〇〇〇年代初期のことだ。だがそれに先立つ十年ほど前から、海外では有力な研究者が坂口説を信じるようになり、学界の雰囲気は徐々に変わりはじめていた。

坂口とシェバックは二〇〇四年、がん免疫療法のパイオニアとして知られるウィリアム・コーリーを記念して設けられたコーリー賞を共同で受賞した。自然免疫の研究でノーベル賞の有力候補に擬せられた大阪大学の審良静雄ものちに受賞した、著名な賞である。

筑波で医薬品企業に売り込み

一九九二年春、坂口は日本に戻ってきた。米国で運よく獲得した奨学金の八年という提供期間も、長いようで短かった。期限が到来するしばらく前から坂口は、次のポストと居場所を探し求め、日本で期限つきの研究職に採用され、体をいったん筑波の研究施設に落ちつけたのだった。

彼が手にした肩書は、科学技術振興機構によって制度化されたばかりの「さきがけ研究21」の研究員だった。一九八七年にノーベル生理学・医学賞を受賞した利根川進（現・理化学研究所脳科学総合研究センター長）の提言を受けて誕生した新制度の第一期生に、坂口は採用されたのだ。

この時期、坂口は妻の教子とともに、独自のペースで制御性T細胞の研究をコツコツと進めていた。制御性T細胞の分子マーカーがCD25であることは、確信に近づいていた。制御性T細胞をネズミの体から取り除いたり移植したりすることで、自己免疫疾患の発症をほぼ自在に操作できるようにもなっていた。

ただし彼らの研究資金は乏しかった。おカネがあれば人手を増やし、新しい装置も導入して研究を充実させることができる。そう思った坂口は、意外な行動に出た。「研究成果を買ってもらえないか」と製薬企業を訪ねたというのだ。

もう四半世紀ほど昔のことなので坂口の記憶も少々、揺らいではいるが、彼がアピールしたのは「制御性T細胞による免疫反応のコントロール」だったらしい。制御性T細胞の量が多ければ免疫反応は抑制されるし、少なければ高まる。この原理は「がんの治療や臓器移植に使える」と坂口は力説したという。

こんな台詞を口にした記憶もある。

「私の研究論文を見て、あなたがたは特許を書いたらいい。その見返りに、私に研究資金を提供してほしい」

米国で知り合った研究者のつてを頼って研究所を訪ねたり、医薬品企業に招かれた講演で成果を売り込んだり。ともあれ、坂口は一生懸命だった。

医療応用の青写真

制御性T細胞はどのような医療応用ができるのだろうか。当時、坂口の脳裡に浮かんだいくつかのアイデアを語ってみよう。

まず、制御性T細胞による過剰な免疫反応の抑制。私たちの体は免疫細胞が病原体を攻撃してくれるおかげで感染症から守られている。しかし免疫の営みが強いせいで起きる病気もある。花粉症などのアレルギーや関節リウマチのような自己免疫疾患だ。

だが制御性T細胞を活用して免疫の攻撃を抑制すれば、アレルギーも自己免疫疾患も治療できる可能性がある。体内の制御性T細胞を取り出して、体外で増やしてから体に戻すといった方法が確立すれば、治療は現実のものとなるだろう。

臓器移植への応用も視野に入る。臓器提供者（ドナー）の臓器を患者に移植すると、多かれ少なかれ拒絶反応が起こる。患者の体の免疫細胞が、移植された臓器を異物とみなして攻撃を始めるせいだ。

しかしこの反応も、制御性T細胞によって抑制することができるかもしれない。うまくいけば、近未来には免疫抑制剤を使わずに臓器移植ができるようになる可能性がある。

また骨髄移植では、通常の拒絶反応とは異なり、移植された骨髄から生まれた免疫細胞が患者の体を異物とみなして攻撃する移植片対宿主病が起きる。だが、これも制御性T細胞によって抑制できるはずだ。

制御性T細胞の働きを弱めることでも、さまざまな応用が見えてくる。たとえば感染力や攻撃力がとても強い病原体がもたらす感染症の治療では、一時的に制御性T細胞の働きを弱めて、病原体と戦う免疫細胞の攻撃力を強めれば効果的かもしれない。

敵は体の外からやってくる病原体だけではない。体の内にはがん細胞という凶悪な敵がいる。しかも狡猾ながん細胞は、制御性T細胞をうまく手なずけて自分の味方にしてしまい、免疫細胞の攻撃から免れる術も体得している。

ならば、がんとの戦いで有効な方策は、がん細胞の味方に回った制御性T細胞の動きを阻害することだ。こうした働きを備えた新薬が、スタインマンが使ったヤーボイだった。

自分が存在を突きとめた制御性T細胞を、どう使いこなすか。この思いは年を追うごとに坂口の中で強まり、ほどなくして彼を、成人T細胞白血病という難治性のがんの治療へと駆り立てていくこととなる。

「CD25」論文執筆を決意

坂口がようやく雇用期限のない安定した地位を手に入れたのは、一九九五年のことだった。彼は東京都老人総合研究所で免疫病理部門長というポストを獲得した。彼が生まれて初めてボーナスをもらったのもこの研究所だった。坂口はここで、いよいよ長年の研究の集大成ともいうべき研究論文を書くことを決意する。

論文を発表してから十六年後の二〇一一年四月号で『米国免疫学会誌』が「免疫学で一時代を画した論文（Pillars Articles in Immunology）」と最大級の評価をした論文である。

その頃までに坂口が突きとめていた事実をひとまず、まとめておこう。

まず、制御性T細胞はCD4とCD25という二つの細胞表面分子を備えた免疫細胞だった。免疫の司令塔とされるヘルパーT細胞も、CD4を持っているし、刺激を受ければCD25が発現することもある。しかし、制御性T細胞は生まれつきCD25を備えている。これが二つの細胞の決定的な違いだ。

また、しばらく前に語ったようにCD25分子の正体は、IL2受容体のα鎖であることも判明していた。制御性T細胞が胸腺で常に生まれつづけていることもわかった。

CD25のマーカーとしての能力は卓越していた。坂口はこれまでの研究で制御性T細胞の選別に役立ちそうな分子をいくつか見つけていたが、CD25はそれらの候補を凌駕していた。

英『ネイチャー』から門前払い

研究者なら誰でも、できるだけ著名な科学誌に論文を掲載したいと望む。このときの坂口も例外ではなく、論文を完成させると、英国発行の一流誌『ネイチャー』に投稿した。

しかし、敷居と気位の高いことで知られるこの科学誌は、たった一週間ほどで「掲載不可」の返事を坂口に伝えてきた。もう四、五年もすればビッグネームとなる坂口という研究者を、『ネイチャー』はこのとき、相手にせず門前払いしたのだった。

ならば、と次に掲載を打診したのは、米国の医学誌『ジャーナル・オブ・エクスペリメンタル・メディシン』。これまで成果がまとまるたびに坂口が論文を投稿していた、なじみの論文誌だ。

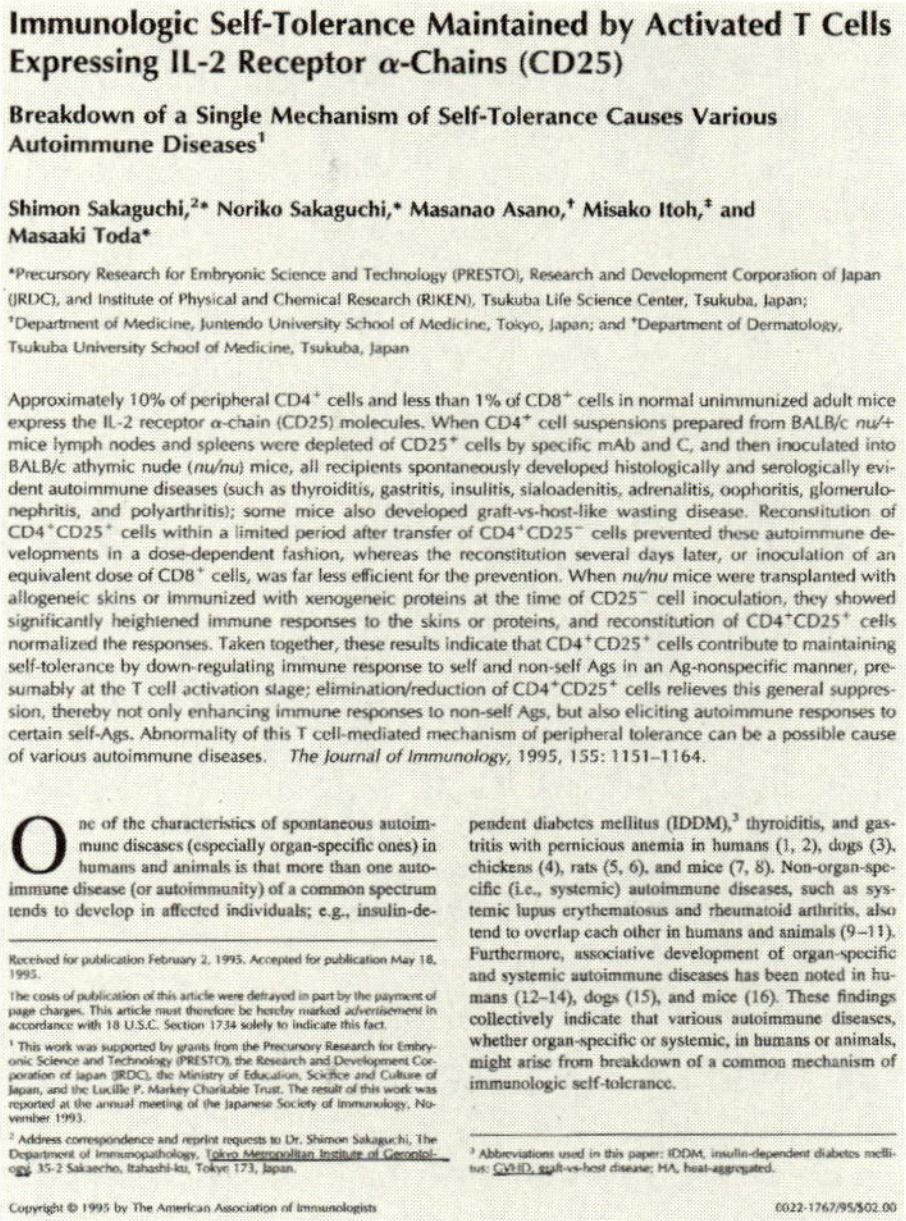

Immunologic Self-Tolerance Maintained by Activated T Cells Expressing IL-2 Receptor α-Chains (CD25)

Breakdown of a Single Mechanism of Self-Tolerance Causes Various Autoimmune Diseases[1]

Shimon Sakaguchi,[2*] Noriko Sakaguchi,[*] Masanao Asano,[†] Misako Itoh,[‡] and Masaaki Toda[*]

[*]Precursory Research for Embryonic Science and Technology (PRESTO), Research and Development Corporation of Japan (JRDC), and Institute of Physical and Chemical Research (RIKEN), Tsukuba Life Science Center, Tsukuba, Japan; [†]Department of Medicine, Juntendo University School of Medicine, Tokyo, Japan; and [‡]Department of Dermatology, Tsukuba University School of Medicine, Tsukuba, Japan

Approximately 10% of peripheral $CD4^+$ cells and less than 1% of $CD8^+$ cells in normal unimmunized adult mice express the IL-2 receptor α-chain (CD25) molecules. When $CD4^+$ cell suspensions prepared from BALB/c *nu*/+ mice lymph nodes and spleens were depleted of $CD25^+$ cells by specific mAb and C, and then inoculated into BALB/c athymic nude (*nu/nu*) mice, all recipients spontaneously developed histologically and serologically evident autoimmune diseases (such as thyroiditis, gastritis, insulitis, sialoadenitis, adrenalitis, oophoritis, glomerulonephritis, and polyarthritis); some mice also developed graft-vs-host-like wasting disease. Reconstitution of $CD4^+CD25^+$ cells within a limited period after transfer of $CD4^+CD25^-$ cells prevented these autoimmune developments in a dose-dependent fashion, whereas the reconstitution several days later, or inoculation of an equivalent dose of $CD8^+$ cells, was far less efficient for the prevention. When *nu/nu* mice were transplanted with allogeneic skins or immunized with xenogeneic proteins at the time of $CD25^-$ cell inoculation, they showed significantly heightened immune responses to the skins or proteins, and reconstitution of $CD4^+CD25^+$ cells normalized the responses. Taken together, these results indicate that $CD4^+CD25^+$ cells contribute to maintaining self-tolerance by down-regulating immune response to self and non-self Ags in an Ag-nonspecific manner, presumably at the T cell activation stage; elimination/reduction of $CD4^+CD25^+$ cells relieves this general suppression, thereby not only enhancing immune responses to non-self Ags, but also eliciting autoimmune responses to certain self-Ags. Abnormality of this T cell-mediated mechanism of peripheral tolerance can be a possible cause of various autoimmune diseases. *The Journal of Immunology*, 1995, 155: 1151–1164.

One of the characteristics of spontaneous autoimmune diseases (especially organ-specific ones) in humans and animals is that more than one autoimmune disease (or autoimmunity) of a common spectrum tends to develop in affected individuals; e.g., insulin-dependent diabetes mellitus (IDDM),[3] thyroiditis, and gastritis with pernicious anemia in humans (1, 2), dogs (3), chickens (4), rats (5, 6), and mice (7, 8). Non-organ-specific (i.e., systemic) autoimmune diseases, such as systemic lupus erythematosus and rheumatoid arthritis, also tend to overlap each other in humans and animals (9–11). Furthermore, associative development of organ-specific and systemic autoimmune diseases has been noted in humans (12–14), dogs (15), and mice (16). These findings collectively indicate that various autoimmune diseases, whether organ-specific or systemic, in humans or animals, might arise from breakdown of a common mechanism of immunologic self-tolerance.

Received for publication February 2, 1995. Accepted for publication May 18, 1995.

The costs of publication of this article were defrayed in part by the payment of page charges. This article must therefore be hereby marked *advertisement* in accordance with 18 U.S.C. Section 1734 solely to indicate this fact.

[1] This work was supported by grants from the Precursory Research for Embryonic Science and Technology (PRESTO), the Research and Development Corporation of Japan (JRDC), the Ministry of Education, Science and Culture of Japan, and the Lucille P. Markey Charitable Trust. The result of this work was reported at the annual meeting of the Japanese Society of Immunology, November 1993.

[2] Address correspondence and reprint requests to Dr. Shimon Sakaguchi, The Department of Immunopathology, Tokyo Metropolitan Institute of Gerontology, 35-2 Sakaecho, Itabashi-ku, Tokyo 173, Japan.

[3] Abbreviations used in this paper: IDDM, insulin-dependent diabetes mellitus; GVHD, graft-vs-host disease; HA, heat-aggregated.

Copyright © 1995 by The American Association of Immunologists

0022-1767/95/$02.00

『米国免疫学会誌』に掲載された坂口の論文
のちに「一時代を画した論文」と評価された。

気心は互いに知れている。

予想どおり相手は「面白い」といってくれた。ところが、あまりにつきあいが深かったせいか、編集者は「でも前の論文に似ているね」との感想も伝えてきた。

「前の論文」とは、約十年前の一九八五年に坂口がこの医学誌に掲載した論文を指す。そこでも彼は、T細胞の群れから制御性T細胞とみられる集団を除去、あるいは補うことによって、ネズミに自己免疫疾患を起こしたり防いだりした成果を発表していた。

このため編集部は「コンセプトは同じ」とみなして結局、掲載を見送った。のちに「一時代を画した論文」と絶賛される論文が、当初は二つの科学誌から相次ぎ掲載を断られていたとはとても意外だ。

紆余曲折《うよきょくせつ》の末に坂口が最終的に選んだのは、『米国免疫学会誌』だった。『ネイチャー』や『サイエンス』ほどの派手さはないが、免疫の分野では高ランクに位置づけられる論文誌である。掲載が決まって坂口はホッとしたに違いない。共著者には妻の教子も名を連ねた。

シェバックが直ちに追認

一九九五年の坂口の論文をざっと眺めてみよう。タイトルは直訳すると「免疫学的自己寛容はIL2受容体α鎖（CD25）を備え活性化したT細胞によって維持される」となるだろうか。坂口にとって大切な論文であるわりには、タイトルは散文的だ。論文本体からも気負いは感じられず、淡々と実験で得られた事実をつづっているという感もある。

そうした印象を抱かせるのは、タイトルにも論文本体にも、まだ「制御性T細胞」という言葉が現れていないせいだろう。派手な表現を好む海外の研究者なら「ここが勝負時」とばかり、細胞に新しい名前をつけてアピールするところだ。

しかし坂口はそうした派手な行為が嫌いだったのか、本文中に「免疫反応を抑制する機能を持つ細胞」と実直に記しただけだった。学界の大勢とは距離を置き、冷や飯を食いながら我が道を歩み続けた彼らしいやり方だった。

だが、見るべき人は見てくれていた。以前に坂口の論文の価値を認めてくれた、あの大物研究者シェバックだった。彼の率いる研究グループは坂口の新しい論文が発表されるとただちに追試を行い、T細胞の集団の中にCD25分子を持つ細胞が存在することを確認してくれた。

シェバックの影響力は非常に大きい。シェバックがそういうならと、少なからぬ研究者が坂口論文の追試を行った。そして彼らはその目で、免疫にブレーキをかける制御性T細胞を〝見る〟こととなったのだ。

これを機に、海外では「日本の坂口の主張は正しい」との見方が広まりはじめた。CD25分子という誰にでもわかるマーカーを探し出した坂口の勝利といえるだろう。

『セル』に制御性T細胞登場

制御性T細胞という名がようやく科学の世界にデビューしたのは、二〇〇〇年五月、米国の科学誌『セル』の誌上でのことだった。

当時、教授として京大に戻っていた坂口に、『セル』の編集部から「あなたが発見した細胞を

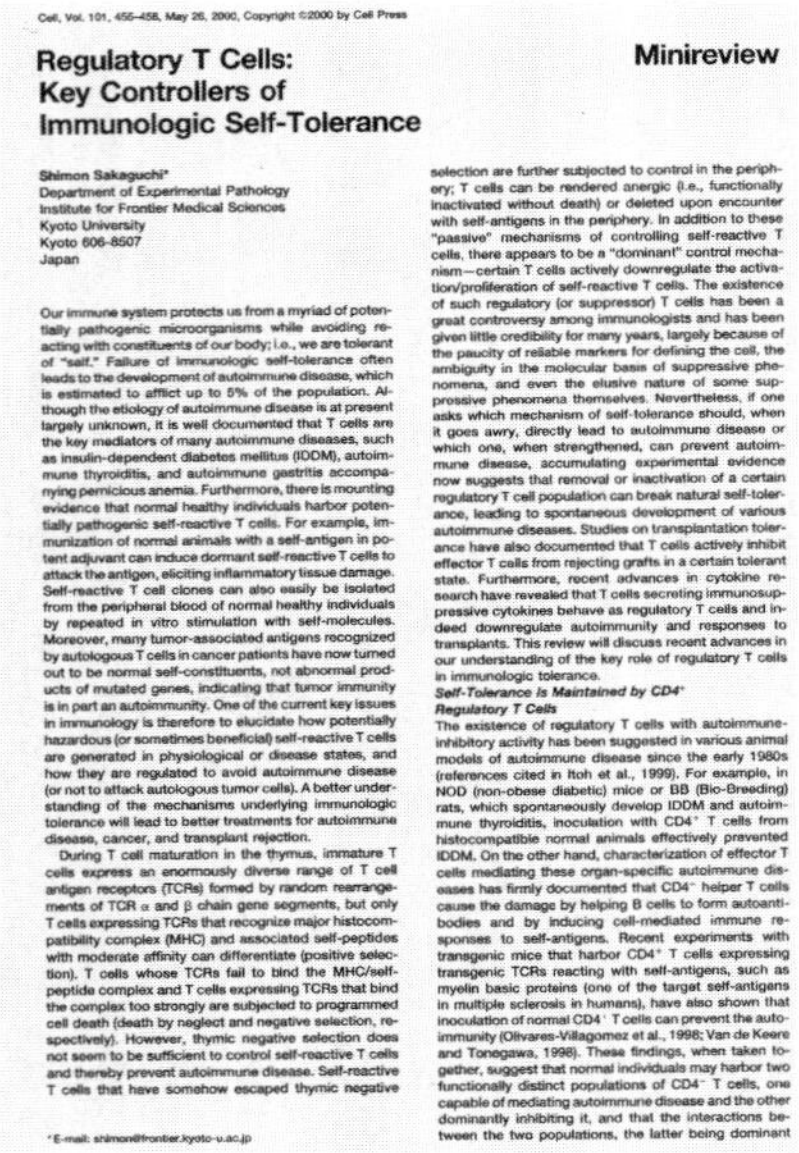

Cell, Vol. 101, 455–458, May 26, 2000, Copyright ©2000 by Cell Press

Minireview

Regulatory T Cells: Key Controllers of Immunologic Self-Tolerance

Shimon Sakaguchi*
Department of Experimental Pathology
Institute for Frontier Medical Sciences
Kyoto University
Kyoto 606-8507
Japan

Our immune system protects us from a myriad of potentially pathogenic microorganisms while avoiding reacting with constituents of our body; i.e., we are tolerant of "self." Failure of immunologic self-tolerance often leads to the development of autoimmune disease, which is estimated to afflict up to 5% of the population. Although the etiology of autoimmune disease is at present largely unknown, it is well documented that T cells are the key mediators of many autoimmune diseases, such as insulin-dependent diabetes mellitus (IDDM), autoimmune thyroiditis, and autoimmune gastritis accompanying pernicious anemia. Furthermore, there is mounting evidence that normal healthy individuals harbor potentially pathogenic self-reactive T cells. For example, immunization of normal animals with a self-antigen in potent adjuvant can induce dormant self-reactive T cells to attack the antigen, eliciting inflammatory tissue damage. Self-reactive T cell clones can also easily be isolated from the peripheral blood of normal healthy individuals by repeated in vitro stimulation with self-molecules. Moreover, many tumor-associated antigens recognized by autologous T cells in cancer patients have now turned out to be normal self-constituents, not abnormal products of mutated genes, indicating that tumor immunity is in part an autoimmunity. One of the current key issues in immunology is therefore to elucidate how potentially hazardous (or sometimes beneficial) self-reactive T cells are generated in physiological or disease states, and how they are regulated to avoid autoimmune disease (or not to attack autologous tumor cells). A better understanding of the mechanisms underlying immunologic tolerance will lead to better treatments for autoimmune disease, cancer, and transplant rejection.

During T cell maturation in the thymus, immature T cells express an enormously diverse range of T cell antigen receptors (TCRs) formed by random rearrangements of TCR α and β chain gene segments, but only T cells expressing TCRs that recognize major histocompatibility complex (MHC) and associated self-peptides with moderate affinity can differentiate (positive selection). T cells whose TCRs fail to bind the MHC/self-peptide complex and T cells expressing TCRs that bind the complex too strongly are subjected to programmed cell death (death by neglect and negative selection, respectively). However, thymic negative selection does not seem to be sufficient to control self-reactive T cells and thereby prevent autoimmune disease. Self-reactive T cells that have somehow escaped thymic negative selection are further subjected to control in the periphery; T cells can be rendered anergic (i.e., functionally inactivated without death) or deleted upon encounter with self-antigens in the periphery. In addition to these "passive" mechanisms of controlling self-reactive T cells, there appears to be a "dominant" control mechanism—certain T cells actively downregulate the activation/proliferation of self-reactive T cells. The existence of such regulatory (or suppressor) T cells has been a great controversy among immunologists and has been given little credibility for many years, largely because of the paucity of reliable markers for defining the cell, the ambiguity in the molecular basis of suppressive phenomena, and even the elusive nature of some suppressive phenomena themselves. Nevertheless, if one asks which mechanism of self-tolerance should, when it goes awry, directly lead to autoimmune disease or which one, when strengthened, can prevent autoimmune disease, accumulating experimental evidence now suggests that removal or inactivation of a certain regulatory T cell population can break natural self-tolerance, leading to spontaneous development of various autoimmune diseases. Studies on transplantation tolerance have also documented that T cells actively inhibit effector T cells from rejecting grafts in a certain tolerant state. Furthermore, recent advances in cytokine research have revealed that T cells secreting immunosuppressive cytokines behave as regulatory T cells and indeed downregulate autoimmunity and responses to transplants. This review will discuss recent advances in our understanding of the key role of regulatory T cells in immunologic tolerance.

Self-Tolerance Is Maintained by CD4⁺ Regulatory T Cells

The existence of regulatory T cells with autoimmune-inhibitory activity has been suggested in various animal models of autoimmune disease since the early 1980s (references cited in Itoh et al., 1999). For example, in NOD (non-obese diabetic) mice or BB (Bio-Breeding) rats, which spontaneously develop IDDM and autoimmune thyroiditis, inoculation with $CD4^+$ T cells from histocompatible normal animals effectively prevented IDDM. On the other hand, characterization of effector T cells mediating these organ-specific autoimmune diseases has firmly documented that $CD4^+$ helper T cells cause the damage by helping B cells to form autoantibodies and by inducing cell-mediated immune responses to self-antigens. Recent experiments with transgenic mice that harbor $CD4^+$ T cells expressing transgenic TCRs reacting with self-antigens, such as myelin basic proteins (one of the target self-antigens in multiple sclerosis in humans), have also shown that inoculation of normal $CD4^+$ T cells can prevent the autoimmunity (Olivares-Villagomez et al., 1998; Van de Keere and Tonegawa, 1998). These findings, when taken together, suggest that normal individuals may harbor two functionally distinct populations of $CD4^+$ T cells, one capable of mediating autoimmune disease and the other dominantly inhibiting it, and that the interactions between the two populations, the latter being dominant

* E-mail: shimon@frontier.kyoto-u.ac.jp

『セル』に掲載された坂口のレビュー論文

レビュー欄で解説してほしい」との依頼があった。これに応じて書いた論文の中で、坂口は初めてそう命名したのだ。掲載された論文の表紙には「Regulatory T Cells」という言葉がはっきりと見える。これが制御性T細胞の英語名だ。

米『セル』は「細胞」(Cell)という意味の誌名が示すように、細胞生物学の学術誌。科学の世界では『ネイチャー』『サイエンス』とともに、世界三大科学誌に数えられる。ノーベル賞を受賞した山中伸弥が二〇〇六年にiPS細胞（人工多能性幹細胞）を作成した成果を発表したのも『セル』だった。

『セル』がこのように制御性T細胞を表舞台に登場させたのは、研究の盛り上がりを無視できなくなったからだった。当時、免疫の分野では、阪大の審良がリードした自然免疫と、坂口の制御性T細胞が流行の二大研究テーマとなっていた。

CD25分子というマーカーが確立されたことで、研究者は誰でも、制御性T細胞を簡単にT細胞の集団から分離し、さまざまに実験できるようになった。そして彼らが論文を発表する際は、必ず坂口の論文を引用するようにもなっていた。

『セル』に掲載されたレビュー論文はたった四ページの短いものだったが、世界にその名を知られた科学誌が制御性T細胞を登場させたインパクトは大きい。二〇〇一年にスウェーデンで開催された国際免疫学会では、制御性T細胞に焦点を当てたセッションが催されるにいたった。

この際、制御性T細胞は「ティー・レグ」とも呼ばれていることもお知らせしておこう。「Regulatory T cell」という長い言葉をその都度、口にするのは面倒と思った専門家たちは、三つの単語の頭文字をつないで「Treg《ティー・レグ》」と呼ぶようになったというわけだ。

抗原提示の分子メカニズム

これから語るのは「制御性T細胞の上にはもう一つ、大切な分子がある」という話だ。その分子の名前は「CTLA-4《シーティーエルエーフォー》」。免疫にブレーキをかけるという制御性T細胞の営みを決定づける最重要分子で、「免疫チェックポイント分子」と呼ばれている。

CTLA-4分子は他の免疫細胞の表面にも、一時的には現れる。しかし制御性T細胞の場合は、細胞表面に常駐しているのが特徴だ。

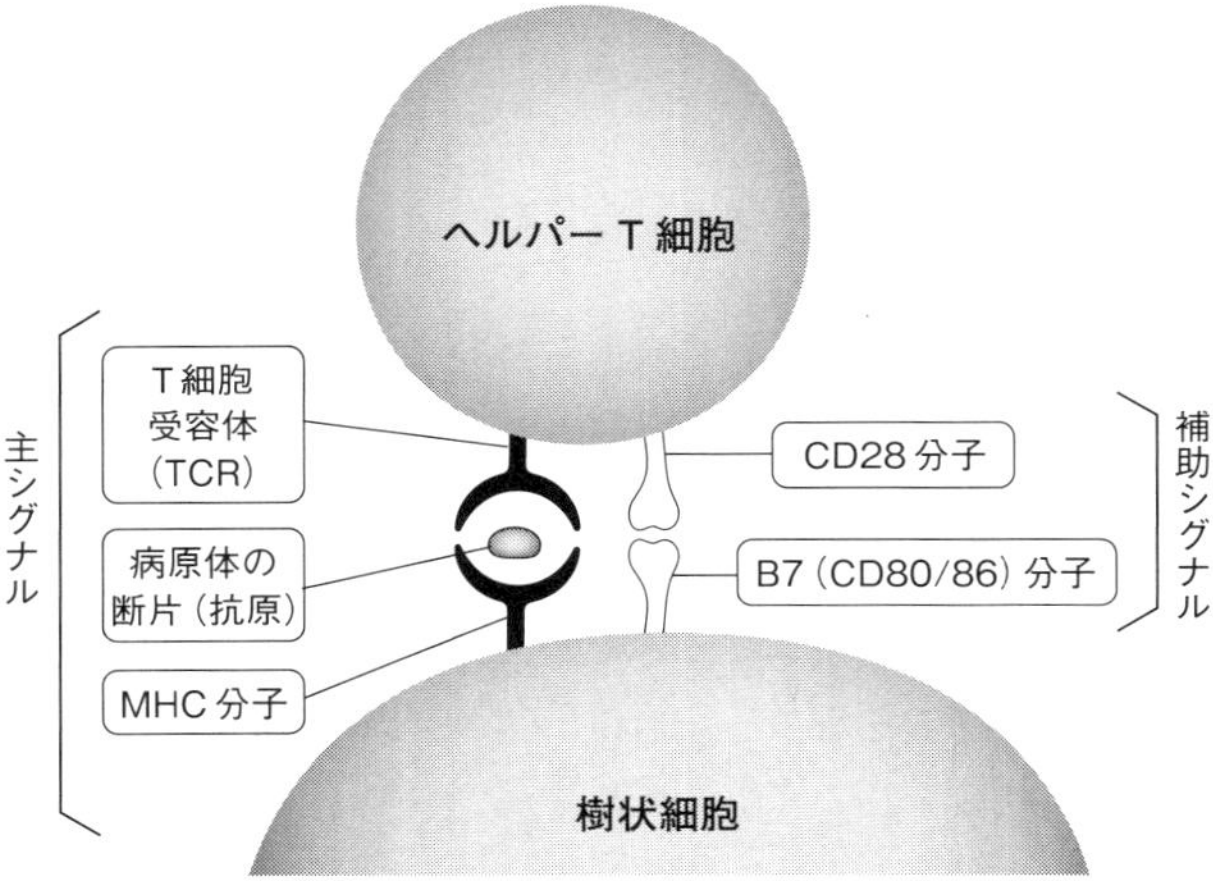

抗原提示の分子メカニズム

ただし、この分子を詳しく語る前に、ちょっと寄り道をしておきたい。第一章で説明した抗原提示のメカニズムを、分子レベルまで掘り下げておく必要があるからだ。

イラストをご覧いただきたい。これは樹状細胞が、病原体を捕まえてバラバラにした断片（抗原）を、免疫の司令塔、ヘルパーT細胞に見せにきたときの光景だ。

樹状細胞は長い触手でからめとった病原体を細胞の中でバラバラにしたあと、その断片の一部を、細胞の外に突き出ている主要組織適合抗原（MHC）と呼ばれる分子（イラストではお皿のように描かれている）の上にのせてヘルパーT細胞のもとへ運んでいく。

一方、MHC分子と向き合うようにヘルパーT細胞から出ているのは、T細胞受容体（TC

R）というセンサー分子。ヘルパーT細胞はこのセンサーを使って、MHC分子とその上の断片とをあわせ見る。研究者の中にはTCRを、T細胞抗原認識受容体あるいはT細胞抗原受容体、T細胞レセプターと呼ぶ人もいる。

MHC分子とは、すなわち「自分」だ。ではそこにのっている断片は「自分」なのか「外敵」なのか。TCRはそれを探査し、その結果、断片が外敵であると認識されれば、ヘルパーT細胞は仲間のキラーT細胞に攻撃開始を命令することとなる。

ただし厳密にいうと、免疫はMHC分子とTCRを経由する主シグナルだけでは臨戦態勢に入らないことがわかっている。戦闘開始にはもう一つ、補助シグナルという信号が必要なのだ。

もう一度、イラストをご覧いただきたい。ヘルパーT細胞から下のほうに、CD28という分子が伸びている。これは副刺激分子だ。また、樹状細胞の表面からは上に向かってB7という分子（CD80分子やCD86分子）が伸びている。これは補助刺激分子だ。

そしてCD28とB7が結びつくと、補助シグナルが発生する。ヘルパーT細胞は主シグナルと補助シグナルという二つの信号を受けて、戦闘モードへと入っていくのだ。

なお、免疫の専門家たちは樹状細胞から抗原提示を受ける以前のT細胞を、〝子供〟扱いして「ナイーブT細胞」と呼んでいることもお伝えしておこう。

免疫学ことはじめ

主要組織適合抗原（ＭＨＣ）

主要組織適合抗原（ＭＨＣ）という分子は「自分が何者であるか」を周囲に知らせる標識だ。戦国時代の合戦では、敵味方を識別する目印として旗指物が使われた。ＭＨＣはこれにそっくりだ。

人という生き物は、ＭＨＣを免疫細胞だけでなく、体細胞《たいさいぼう》の上にも持っている。ＭＨＣはきわめて多様性に富んでいて、形状や性質に微妙な個人差があることが知られている。

こうしたＭＨＣの違いは、病原体が体に侵入したときの免疫の反応にも影響を及ぼす。病原体を樹状細胞が捕食して抗原提示をしても、個人によって免疫の営みは敏感であったり鈍感であったりする。

ＭＨＣは人だけに限定すると、ヒト白血球抗原（ＨＬＡ）とも呼ばれる。ＨＬＡという名称が存在感を増すのは、血液のがんである白血病の治療のために骨髄移植をするときだ。治療を成功させるには、骨髄の提供者と移植を受ける患者のＨＬＡの型を、かなりの精度で適合させることが必要だ。

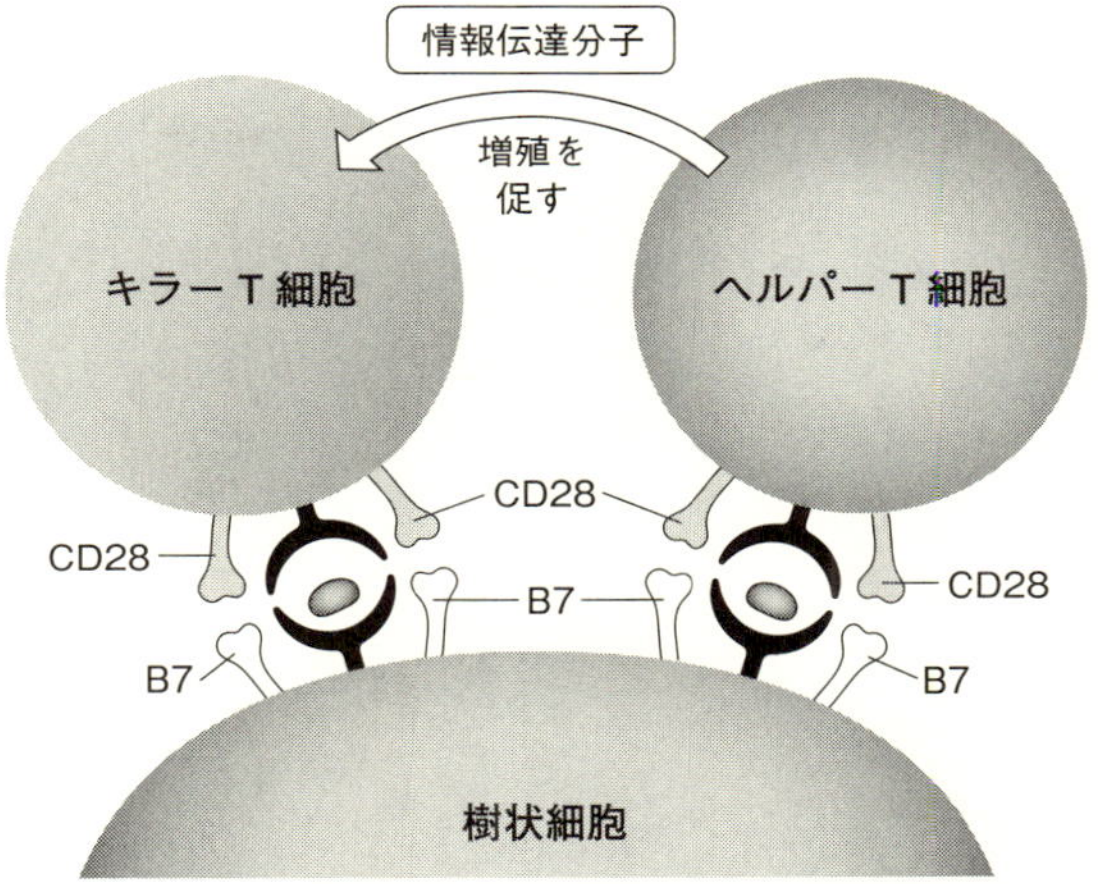

樹状細胞がヘルパーT細胞とキラーT細胞に抗原提示する様子

イス取りゲームで免疫を抑制

さて、そこで制御性T細胞と免疫チェックポイント分子のCTLA－4だ。この分子はいったいどうやって免疫の営みを抑制するというのだろうか。

イラストをご覧いただきたい。これは体内で病原体を発見した樹状細胞が、その断片を掲げて免疫の司令塔ヘルパーT細胞のもとに抗原提示をしようとやってきた場面である。

樹状細胞の右上にのっているのが、ヘルパーT細胞だ。先ほど語ったように、ヘルパーT細胞の表面からは副刺激分子のCD28が出ていて、樹状細胞の表面からは補助刺激分子B7が出ている。抗原提示のプロセスが終わり、CD28とB7が結びついて補助シグナルが流れる

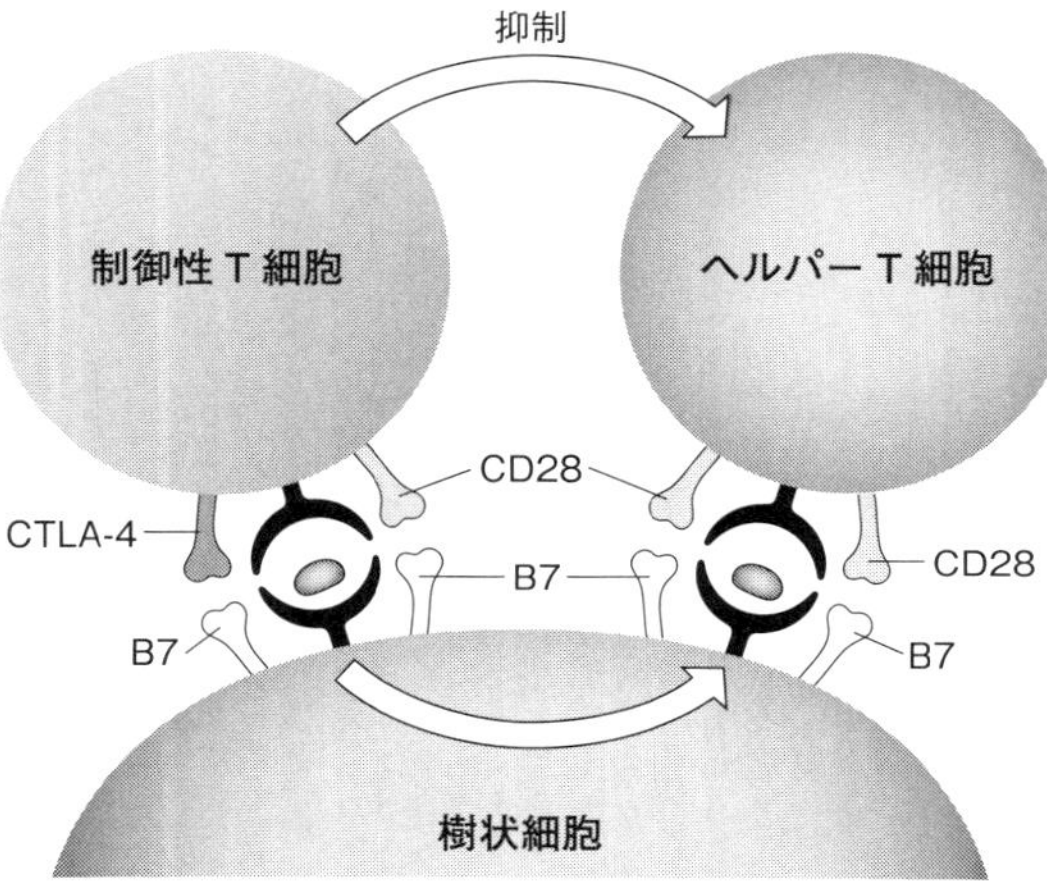

制御性T細胞が抗原提示を妨害するしくみ

と、いよいよ戦闘開始だ。

やや専門の度が強いかもしれないが、実はこのとき、キラーT細胞もヘルパーT細胞と同様に樹状細胞とつながっていて、抗原提示を受けている。すると、ヘルパーT細胞は近くにいるキラーT細胞に向かって情報伝達分子を放出して増殖を促す。こうしてキラーT細胞は大部隊に膨れあがり、がんとの戦いに出動することとなる。

ところが、ここに制御性T細胞が現れると、ヘルパーT細胞やキラーT細胞にとって面倒な事態が生じる。上のイラストのように樹状細胞の上に制御性T細胞がのしかかって〝合体〟して、抗原提示の妨害をするからだ。

このときの制御性T細胞の〝武器〟が、CTLA-4分子。制御性T細胞はこの分子を使って、樹状細胞の表面に出ているＢ７分子と結びついてしまうのだ。これは、本来であればヘルパーＴ細胞やキラーＴ細胞が落ち着くべき場所を、制御性Ｔ細胞が〝横取り〟したことにほかならない。

制御性Ｔ細胞の数が少なければ、ヘルパーＴ細胞などの受ける影響は少なくてすむ。しかし、制御性Ｔ細胞が大挙してやってきたときは具合が悪い。しかも、樹状細胞との相性は、制御性Ｔ細胞のほうがヘルパーＴ細胞よりも優っている。そもそも制御性Ｔ細胞の表面にはＣＴＬＡ－４分子が多く出ているうえに、接着分子といって、文字どおり樹状細胞と接着する分子も発現しているからだ。

こうして、制御性Ｔ細胞が樹状細胞の表面を覆い尽くしたとしよう。そうなるともはや、ヘルパーＴ細胞などには樹状細胞と物理的に接触する余地がなくなってしまう。

つまり、制御性Ｔ細胞と他のＴ細胞の関係は、限られた席を争ってイス取りゲームをしているライバルどうし。制御性Ｔ細胞の群れが大きいと、その分、ヘルパーＴ細胞などのＴ細胞は樹状細胞と合体できなくなって、抗原提示が阻害され、免疫の営みが低下してしまうのだ。

制御性Ｔ細胞はイス取りゲームのイスをただ奪うだけでなく、イスの数そのものを減らすことで抗原提示を阻害していることもわかっている。

このプロセスでも暗躍するのはＣＴＬＡ－４分子。この分子を介して制御性Ｔ細胞が樹状細胞とつながると、樹状細胞は表面に補助刺激分子のB7を発現しなくなってしまう。そうなるとヘルパーT細胞には補助シグナルが入らず、抗原提示を受けても戦闘開始の命令を出せなくなってしまうのだ。

免疫学ことはじめ

免疫チェックポイント分子

CTLA－4に代表される免疫チェックポイント分子は、研究が始まった初期には名称が定まらず、研究者は「T細胞の負の補助刺激受容体」や「T細胞抑制因子」など、さまざまな呼び方をしていた。

T細胞の負の補助刺激受容体は、樹状細胞の表面にある補助刺激分子（B7）の結合相手となる受容体という意味で、細かなメカニズムにまで踏み込んだ呼び方といっていいだろう。T細胞抑制因子は、T細胞の営みにブレーキをかける因子という意味の大づかみな呼称だ。

この例に限らず、生命科学の分野で名称が多様になるのは、研究が始まったばかりの初期に研究者が自分の成果をアピールするために、独自のネーミングをするという事情も働いている。

現在では主流となった「免疫チェックポイント分子」という呼称は、「検問所」（チェックポイント）という言葉からとったものだ。免疫細胞が、がんや外敵を攻撃しようとするときに間違って自分を攻撃しないように、いくつかの検問所で攻撃の是非を点検することから、この名称に落ち着いた。

免疫細胞に現れる免疫チェックポイント分子は、樹状細胞や時にはがん細胞の表面にある分子と結びつき、免疫細胞を抑制的に制御するシグナルの受け手となる。この点に注目して免疫チェックポイント受容体と呼ばれることもある。

制御性T細胞が存在する証拠

こと細かに制御性T細胞が免疫にブレーキをかけるメカニズムを語ってもなお、制御性T細胞の存在を信じられない読者もいらっしゃるかもしれない。そんな方々には、このような証拠はいかがだろうか。

第一章でスタインマンに投与されたヤーボイという新薬を思い出していただきたい。

がんになった人の体では、キラーT細胞ががん細胞をやっつけようとしても、制御性T細胞に邪魔されてしまう。免疫細胞の過度の攻撃を防ぐのが自分の任務と心得た制御性T細胞が、がん細胞の〝盾〟のようにキラーT細胞の営みを抑制するからだ。

ヤーボイとは、そうした制御性T細胞の悪事を封じるための抗体医薬。制御性T細胞の表面にある免疫チェックポイント分子のCTLA－4をブロックするモノクローナル抗体をつくり、これをがん治療用の医薬としたものだ。

だが、ヤーボイは強い副作用を伴う医薬でもある。ヤーボイの働きによって制御性T細胞の営みが封じられると、免疫細胞が激しく腸管組織を攻撃する結果、お腹の調子が乱れてただならぬ下痢や腹痛が起きる。

実際、スタインマンは激しい下痢に襲われ、あまりの副作用の強さに治療の継続を断念してしまったという。制御性T細胞が確かに存在することを示す生々しい証拠といえるだろう。

スタインマンがヤーボイの投与を受けたのは、闘病生活の後期の頃だったといわれる。体がもっと元気な頃であれば副作用を我慢することができ、がんとの戦いをもっと有利に展開できたかもしれない。

制御性T細胞が備えるCTLA－4分子は最近、がんの免疫療法への応用で急速に注目を集めている。免疫チェックポイント分子は他に仲間もいる。その一例はPD－1《ピーディーーワン》分子で、スタインマンは一時、この分子をブロックする抗体医薬の利用も検討した、と伝えられる。PD－1は一九九〇年代に京大の本庶佑《ほんじょたすく》らが発見した分子だ。がんの免疫療法とは切っても切れない制御性T細胞や免疫チェックポイント分子については、のちにあらためて、たっぷり語ることにしよう。

免疫学ことはじめ　CTLA-4分子

CTLA-4分子は免疫チェックポイント分子の代表的な存在。当初、キラーT細胞の表面で発見され、その後、ほかの免疫細胞にも現れることが確かめられた。CTLA-4分子は制御性T細胞の表面には常に存在し、キラーT細胞などの表面には細胞が活性化したときに一時的に出現し、免疫の過度の攻撃を抑制している。

わかりにくいのは、この分子名を強いて日本語に直すと「細胞傷害性Tリンパ球抗原4」という名称になってしまうことだ。名前に制御性T細胞が現れず、キラーT細胞（細胞傷害性Tリンパ球）のほうが出てきてしまうのだ。

一九八〇年代に見つかったものの正体が未解明だったこの分子の働きを探る動きが強まったのは一九九〇年代だった。米国のジェームズ・アリソンは、この分子がT細胞の過剰な活性化を抑えるため、細胞に抑制的な信号を送り込んでいるのだと主張して、学界の関心を引きつけた。

免疫の営みを「負」に制御するこの分子をブロックして、免疫の活動を強める抗体医薬ヤーボイの開発に貢献したのもアリソンだった。アリソンの影響が強い米国では、CTLA－4分子の働きを制御性T細胞と関連づけずに理解する傾向もみられる。

関節リウマチを発症するSKGマウス

坂口夫妻が開発した、新種のネズミの話をしよう。その名前は「SKGマウス」。人の関節リウマチに酷似した関節炎を、遺伝的に起こすようにした実験用のネズミである。マウスとはハツカネズミのような小型のネズミを指す。

坂口教子は筑波にいた頃、飼育していたネズミの中に奇妙なネズミがいることに気がついた。足の関節に炎症を起こし、患部が膨れあがって、動きが緩慢になったものが目に入ったのだ。

この時期、研究資金に乏しかった夫妻は、購入するよりも安上がりと考え、自分たちでネズミを飼育していた。その群れの中に、突然変異によって関節炎を起こしたネズミがいたのだった。

このネズミの症状は、坂口にとって本筋のテーマである制御性T細胞とは関連が薄かった。しかし、学術的にはとても面白い。免疫が自分の体に牙をむいて起きる関節リウマチの研究に役立つことは確実だったからだ。そこで、教子がこのネズミを育て、系統として確立する仕事を引き受けた。

彼女が筆頭著者となって、ＳＫＧマウスの成果をまとめた研究論文が世に出たのは二〇〇三年のこと。掲載誌はかつて夫の志文のＣＤ25についての論文をボツにした英『ネイチャー』だった。

本書の筆者である岸本もこのネズミに注目した。情報伝達分子のインターロイキン６（ＩＬ６）を発見し、さらにこの分子が関節リウマチと重大なかかわりを持っていることを突きとめていた岸本は、坂口夫妻の研究を高く評価した。

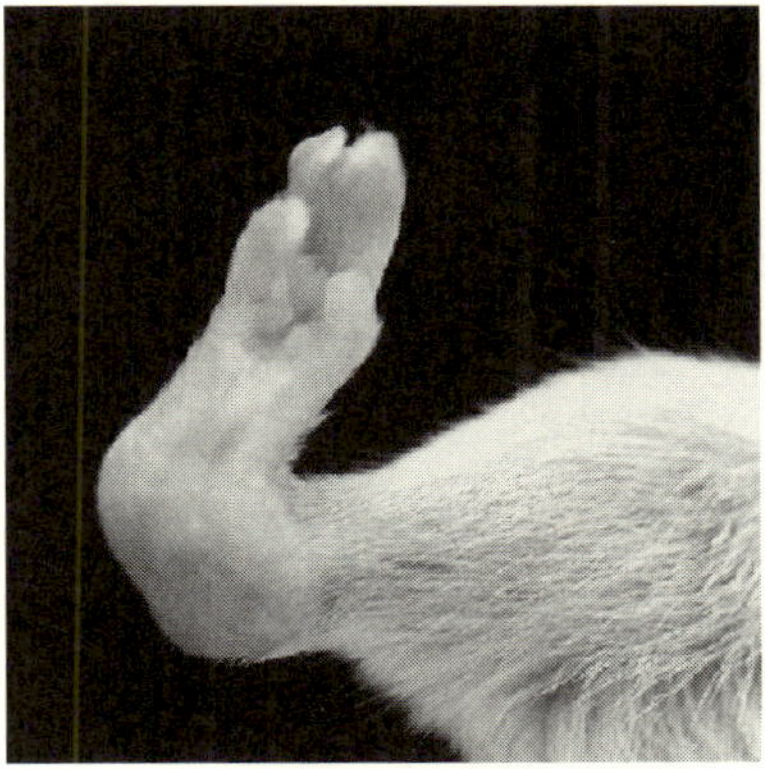

関節炎を起こしたSKGマウス
（提供：大阪大学・坂口志文教授）

夫妻にはさらなる追い風が吹いた。岸本の評価がきっかけとなって、学界から注目されるようになり、かなりの額の公的研究資金を獲得できるようになったのだ。

まだある。坂口は一九九九年に京都大学からスカウトされ、教授に就任した。若い頃に大学の外に出て〝京大籍〟をなくしたも同然だった彼を、京大は再生医科学研究所の教授として呼び戻したのだ。

制御性T細胞の成果が世界的に評価されたため、と読者は思われるだろうが、事実は少し違う。彼が京大に復帰できたのは、むしろSKGマウスについての研究成果によるものだとする見方が漏れ伝わっている。彼は妻にとても感謝している。

SKGマウスの効用

SKGマウスは、関節リウマチのメカニズム解明におおいに役立った。この病気が、IL6などの情報伝達分子が手足の関節で過剰に分泌されて起きることは、一九八〇年代後半にはわかっていた。

では、そのときSKGマウスの体内ではいったい何が起きているのだろうか。のちに判明したメカニズムはこうだった。

まず、樹状細胞から分泌されたIL6が、制御性T細胞の営みを阻害する。その結果、通常なら制御性T細胞が動きを抑えている自己反応性のヘルパーT細胞の動きが活発になる。自己反応性のヘルパーT細胞は、自分の体の組織や臓器を敵とみなすようになった恐ろしい存在だ。この細胞からの命令により、少なからぬ免疫細胞が関節で悪さを働き、炎症を起こすようになる。

それだけではない。IL6は、関節リウマチの直接的な犯人とされるヘルパー17T細胞という免疫細胞を増やしていることも突きとめられた。

ＳＫＧマウスの実験で明らかになった制御性T細胞とＩＬ６のかかわりは、とても興味深い。制御性T細胞の働きを、ＩＬ６によってコントロールできる可能性も見えてくるからだ。今後の研究の進展に期待したい。

ファントム坂口

坂口は世界の研究者から「ファントム・リサーチャー」と呼ばれていた時期がある。ファントムとは「幻」や「幽霊」の意味。研究資金に乏しい坂口は、学会にもほとんど参加しないので顔も知られていない。ところが研究論文には頻繁に「Sakaguchi」が現れる。「彼はいったいどんなやつなのだ」。こう思った研究者たちが、坂口をファントム扱いしたのだった。

坂口の幽霊ぶりが極みに達したのは、二〇〇一年に開催された国際免疫学会でのことだった。この学会では、急速に関心を集めていた制御性T細胞に敬意を表して、この細胞に関するセッションが催された。ところが、当然、シンポジストとして登場するべき坂口の姿は、壇上に見ることができなかった。

制御性T細胞の第一人者である坂口がメンバーから漏れた理由は、とてもつまらない。セッションの世話役が、個人的な理由で坂口を嫌い参加させなかったというのだ。こうして坂口は、なおしばらくファントムと呼ばれ続けることとなった。

マスター遺伝子の発見

これから語るのは、一流研究者の域に達していた坂口をもう一つ上の次元に押し上げた、決定的な成果についてである。最初に結論を書いておくとこうなる。

二〇〇三年、坂口は、制御性T細胞の営みを決定づけるマスター遺伝子を突きとめた。この遺伝子の前では、制御性T細胞の分子マーカーとされるCD25さえ〝子分〟として扱われてもやむをえないほどの大物である。

遺伝子の名前は、Foxp3《フォックスピースリー》という。何より重要なのは、この遺伝子が人を死にいたらしめる重篤な自己免疫疾患として知られるIPEX《アイペックス》症候群と密接な関連を持っていたことだった。

それだけではない。Foxp3遺伝子は、未熟なT細胞を制御性T細胞へと成長させる働きも持っていた。普通のT細胞の中にFoxp3遺伝子を入れると、T細胞は胸腺で訓練された制御性T細胞と同じ働きをするようになったのだ。

従来知られていた制御性T細胞は、免疫の営みにブレーキをかけるユニークな細胞とはいっても、実験動物のネズミとしかかかわりがなかった。しかし、IPEX症候群という人の重篤な病気とのかかわりが判明してしまっては、もはや免疫の研究者は制御性T細胞とFoxp3遺伝子を無視できない。制御性T細胞はにわかに学界の最重要テーマへと成り上がり、坂口は一躍、時の人となったのだった。

もはやファントムではすまされない。坂口は国内・海外を問わず、主要な学会から参加を頻繁に求められるようになり、顔も知れわたるようになった。

Ｆｏｘｐ３遺伝子で制御性Ｔ細胞に変身

Ｆｏｘｐ３遺伝子が制御性Ｔ細胞のマスター遺伝子であることを坂口が突きとめるまでの経緯を、順を追ってお伝えしよう。

まず「Scurfy《スカーフィー》マウス」といって、腸炎などの自己免疫疾患を起こして若いうちに死んでしまう実験用のネズミを頭に入れていただきたい。この系統のネズミがいることは、かなり以前から知られていた。

二〇〇一年、米国の研究者が、このネズミに死をもたらす原因遺伝子を突きとめた。それは、ネズミの体内で暗躍するＦｏｘｐ３遺伝子だった。遺伝子が変異したため、ネズミの体には制御性Ｔ細胞が誕生せず、そのせいで自己免疫性の免疫細胞が暴れて炎症が起きていた。Ｆｏｘｐ３遺伝子は性染色体のＸ染色体の上にあることも判明した。

一方で、人の自己免疫疾患でＦｏｘｐ３遺伝子がうごめいていることを指摘した論文も現れた。１型糖尿病や甲状腺炎、炎症性腸炎、食物アレルギーなど、さまざまな自己免疫性の症状が現れるＩＰＥＸ症候群である。この病気はネズミが起こす疾患の〝人版〟ともいえるものだったのだ。

つらいことに、この病気では複数の重篤な症状が同時に現れる。そしてネズミの場合と同様、病気の原因となったＦｏｘｐ３遺伝子はＸ染色体の上にあることも明らかになった。性染色体のＸ染色体を二つ持つ女性は、両方の遺伝子が変異しないかぎり発病しない。しかしＸ染色体を一つしか持たない男性は病気にかかりやすい。

一方、日本には立て続けに発表された論文に気づいた若手の研究者が現れた。京大・再生医科学研究所の坂口研究室で博士研究員をしていた堀昌平（現・理化学研究所）だった。彼には、制御性Ｔ細胞をなくしたScurfyマウスに起きる炎症と、二つの論文で報告された症状が酷似しているように思えた。

いったい何が起きているのか。坂口と堀は「Ｆｏｘｐ３遺伝子と制御性Ｔ細胞には深い関わりがあるのではないか」と考え、研究を開始した。

まず坂口たちは、通常のネズミの制御性Ｔ細胞の中では、Ｆｏｘｐ３遺伝子の遺伝暗号が読み解かれたたんぱく質（Ｆｏｘｐ３分子）が出現し、活発に活動していることを突きとめた。

次に彼らは、免疫を抑制する機能を持たない通常のＴ細胞に、遺伝子操作の手法でＦｏｘｐ３遺伝子を導入してみた。すると、Ｔ細胞の表面にはＣＤ25分子やＣＴＬＡ-４分子など、制御性

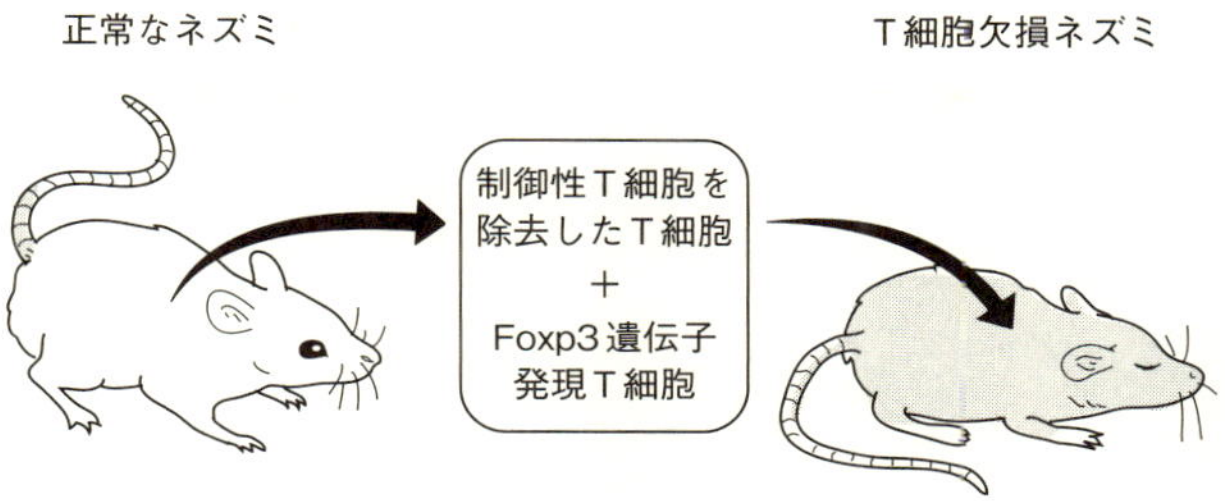

炎症を抑える実験

T細胞に特有の分子が現れた。普通のT細胞が、Ｆｏｘｐ3遺伝子によって制御性T細胞に変化したのだ。

生きた動物でも証明

さらに彼らは、こうしてつくった制御性T細胞が、生きた動物の体の中でも自己免疫性の症状を抑えることを確かめた。

実験のやり方はこうだ。用意するのは、遺伝子操作によって先天的にT細胞を持たないようにしたネズミ。T細胞欠損ネズミはあらゆるT細胞を持っておらず、制御性T細胞だけを除去したT細胞を移し入れてみると、体のあちこちで炎症が発生した。

今度は炎症を抑える番だ。坂口たちはT細胞欠損ネズミに、二種類の細胞を同時に注入した。一つは「制御性T細胞だけを除去したT細胞」、もう一つは「Ｆｏｘｐ3遺伝子を発現させたT細胞」だった。

すると予想どおり、ネズミには炎症は起こらなかった。Ｆｏｘｐ3遺伝子を発現させたT細胞が制御性T細胞に変化して、炎症を阻止したからだった。制御性T細胞のマスター遺伝子がＦｏｘｐ３遺伝子であることを、隙なく証明した成果だった。

つけ加えておくと、Ｆｏｘｐ３遺伝子の登場によって、制御性T細胞の分子マーカーとされてきたＣＤ25分子の影が薄くなったかといえばそうではない。

遺伝子が読み解かれて現れるＦｏｘｐ３分子が活動する範囲は、T細胞の核の中だけ。T細胞の表面にはこの分子は現れないからだ。制御性T細胞のマーカーとしてのＣＤ25分子の地位は、現在でも揺らいでいない。

免疫学ことはじめ　転写因子

Ｆｏｘｐ３遺伝子の正体は、生命科学の専門家にはよく知られた転写因子だ。

転写因子とは、細胞の中で遺伝子のＤＮＡ（デオキシリボ核酸）に刻まれた遺伝暗号がメッセンジャーＲＮＡ（リボ核酸）に転写されるプロセスに〝介入〟して、転写を促進したり逆に抑制したりする重要な存在である。

転写因子自体も遺伝子なので、まず、その遺伝暗号が読み解かれてたんぱく質が誕生する。

このたんぱく質はかなり特殊なもので、DNAの上にあるプロモーターなどと呼ばれる転写制御領域にくっつくと、影響を及ぼしはじめる。これは、いわば転写のスイッチ。転写因子はスイッチをオンにしたりオフにしたりして、DNAからRNAへの遺伝情報の移動を制御して、多数の遺伝子の動きを支配下においていると考えられている。

Foxp3遺伝子が支配する対象は広範に及んでいる。制御性T細胞の表面にある分子マーカーCD25や、免疫チェックポイント分子CTLA-4などの出現・消失を支配しているのはこの遺伝子だ。だからFoxp3遺伝子はマスター遺伝子と呼ばれる。Foxp3が直接、間接に支配する遺伝子は、三百近くに達するといわれる。

ちなみに山中伸弥は四つの特殊な遺伝子を導入する手法により多彩な細胞に分化できるiPS細胞を開発した。これら四つの遺伝子の正体も、転写因子とされる。

Foxp3遺伝子は構造的な特徴から、フォークヘッドファミリー転写因子と呼ばれている。このファミリーの中からは、Foxp2遺伝子のように言語能力に深くかかわる遺伝子も見つかっている。

医療応用を目指して

制御性T細胞のマスター遺伝子解明を機に、坂口を取り巻く環境は激変した。受賞ラッシュが始まったのだ。

二〇〇三年の持田記念学術賞を皮切りに、翌二〇〇四年には坂口の理解者となったE・シェバックと一緒にコーリー賞を受賞した。

二〇一一年度には利根川進、本庶佑、岸本忠三、審良静男、多田富雄らが受賞者として名前を連ねる朝日賞を獲得。米国免疫学会の論文誌が、十六年前の「CD25論文」を「免疫学で一時代を画した論文」と最大級の評価をしたうえで、論文を再掲載したのもこの年だった。

二〇一二年には、米国科学アカデミーから外国人会員に選出された。米国科学アカデミーは約二千三百人の米国人研究者と約四百人の海外研究者を会員として擁し、そのうち約二百人がノーベル賞の受賞者。二〇一五年にはノーベル賞の登竜門の一つとされるガードナー国際賞を受賞した。

この間、二〇〇七年秋には京大・再生医科学研究所の所長に就任。坂口はノーベル賞の有力候補者として注目されるようにもなっていった。

これら相次ぐ受賞の一方で、坂口の胸の内では、制御性T細胞についての研究成果を現実の医療に応用してみたい、という思いが強くなりはじめていた。

制御性T細胞は、ときにはがん細胞に対する免疫の攻撃を妨害する。完治が困難で致死性の高い成人T細胞白血病という血液のがんにも、制御性T細胞が深くかかわっていることがわかった。制御性T細胞の第一人者である坂口には看過しがたい事実の数々だった。

こうして彼は、思い切った行動に出た。十年あまり在籍した京都大学を離れ、二〇一一年に大阪大学免疫学フロンティア研究センターへと研究の場を移したのだ。京大より阪大のほうが、医療応用のための研究環境が整っている、との判断からだった。

人類の究極の敵であるがんと、坂口はどう戦おうというのか。その青写真については、次の第三章で詳しく語ろう。

第3章 成人T細胞白血病との戦いの物語

日本人を翻弄した成人T細胞白血病

この章を始めるにあたり、何はともあれ、成人T細胞白血病（ATL《エーティーエル》）がどれほど珍しい病気かということを知っていただこう。

「白血病」と呼ぶ以上、この病気は血中を流れる白血球が異常に増殖して起きるがんであることは間違いない。だが、成人T細胞白血病には他の白血病と決定的に異なる点がある。たいていの場合、白血病は免疫細胞のうち抗体をつくるB細胞ががん化して起きる。しかし成人T細胞白血病はT細胞ががん化して起きる病気なのだ。

B細胞ががん化すると、抗体はできそこないが多くなり、人はさまざまな病原体に侵されて感染症にかかりやすくなる。ダメージはもちろん大きい。

しかし、T細胞ががん化した場合の影響はもっと大きい。免疫の司令塔といわれるT細胞は樹状細胞から抗原提示を受け、Ｂ細胞のみならず免疫全体に指示・命令を与える役割を担っている。このため免疫は根っこのところから調子がおかしくなってしまう。

成人Ｔ細胞白血病を引き起こす犯人は、ヒトＴ細胞白血病ウイルス１型（ＨＴＬＶ－１《エイチティエルブイワン》）という病原体だ。このウイルスの感染者は約百十万人、日本の人口の約一％に相当するというから、決して少なくない。

いったん発病してしまったら、本人と家族には厳しい覚悟が求められる。症状は重篤だ。骨髄移植などの造血幹細胞移植ができなければ、発症してからの余命は半年から一年が、しばらく前までの通例だった。この病気は白血病の中でも難治性で、致死性が高いがんである。

救いがあるとすれば、この病原体が長期間、〝おとなしく〟していることで、キャリアと呼ばれる感染者となっても、九割以上の人は発病せずに天寿を全うできる。四十歳を超えるまではほとんど発病することはない。だから「成人」Ｔ細胞白血病と呼ばれるのだ。

不思議なのは、この病気が日本とラテンアメリカのカリブ海地域にしか見られない感染症であることだ。病気を起こすウイルスは、とても偏りのある広まり方をしたらしい。日本国内でも、発病には著しい偏りがみられる。患者の大半が九州や四国、沖縄に集中しているのだ。

このように日本人は遠い過去から、成人Ｔ細胞白血病に翻弄されつづけてきた。だが二十一世紀に入って私たちは、ようやく成人Ｔ細胞白血病に立ち向かう新しい知識や有力な医薬を手に入れた。謎だらけだったこの病気は、坂口が苦労を重ねて存在を突きとめた制御性T細胞ががん化して起きる病気であることがわかったのだ。さらに、治療と延命に少なからず役立つ新しい抗体医薬も、日本人によって開発された。

これから語るのは、成人T細胞白血病との戦いの物語。読者はこの病気と日本人との切っても切れない因縁に、きっと驚かれるに違いない。

東大・松島と協和発酵が抗体作成

成人T細胞白血病に効果をあげる抗体医薬がどのようにして誕生したのか、波乱に富んだ歩みをまず語ってみよう。この医薬の名は「ポテリジオ」(一般名モガムリズマブ)という。

ことの始まりは一九九〇年代の中ごろ、東京大学教授の松島綱治と、協和発酵工業(現・協和発酵キリン)が共同で、ケモカイン受容体に対する抗体の研究を始めたことだった。松島の狙いは、アレルギーや感染症の診断・治療に役立つ新薬の開発だったとされる。

松島は米国立衛生研究所に留学して学び、当時、ケモカイン研究の第一人者として知られていた。インターロイキン8(IL8)は、彼によって世界で初めて突きとめられたケモカインである。

免疫学ことはじめ
ケモカイン

ケモカインは情報伝達分子の中で異端児とも呼ぶべき分子だ。一例は、好中《こうちゅう》球遊走《きゅう》因子とも呼ばれるインターロイキン8（IL8）。炎症が起きると患部が膨れておできができる。これは炎症が起きた場所でIL8が多量に分泌され、白血球の一種である好中球が呼び集められるからだ。

ケモカインの最大の特徴は、受容体の構造にある。情報伝達分子の受容体は、通常は細胞表面の膜に「根」に相当する部分を突き刺して直立している。だが、ケモカインの受容体はらせん状にぐるぐると自らの体をうねらせ、細胞の膜を出たり入ったりしながら、合計七回も細胞膜を貫いている。

本文中に出てくるケモカイン受容体のCCR《シーシーアール》4《フォー》分子は、二〇一二年にノーベル化学賞の対象となったGたんぱく質共役《きょうやく》受容体の一員でもある。

また、ケモカイン受容体のCCR5分子は、エイズの病原体であるヒト免疫不全ウイルス（HIV）が免疫細胞の中に侵入する際に足場とする分子としても知られている。

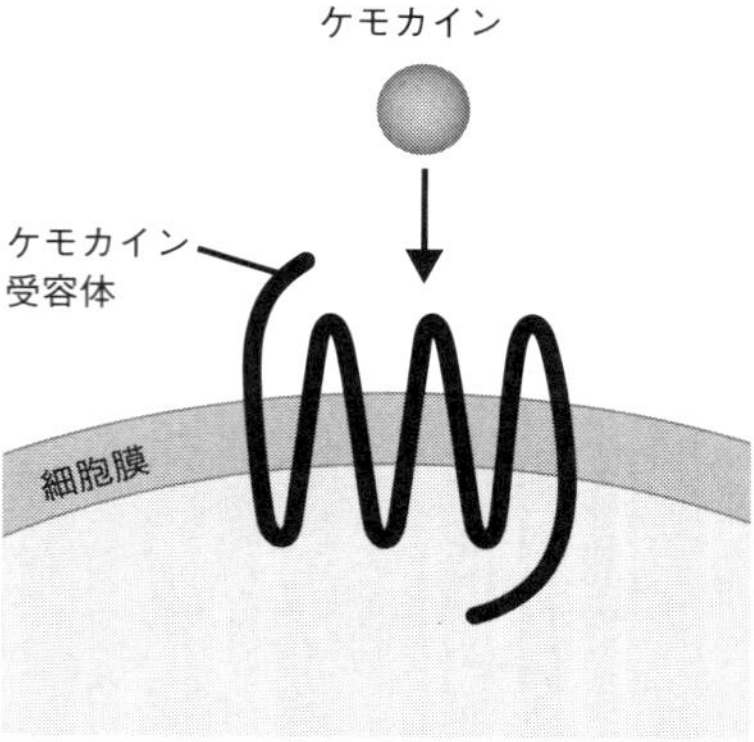

ケモカインの受容体

しかし、抗体づくりは難航した。ケモカインの受容体はらせん状にぐるぐると体をうねらせ、細胞膜を出たり入ったりしている。こんなユニークな構造の分子をがっちり捕まえるような抗体など、そう簡単にできるはずがない。

数少ない成功例は一九九九年に開発した「CCR4」と呼ぶケモカイン受容体に対する抗体だった。専門家たちによって「抗CCR4抗体」と呼ばれる抗体である。

この抗体を、どうにかして医薬として育て上げたい。そう思った協和発酵のリーダーは、米国帰りの研究者に接近する。のちに「ポテリジオの育ての親」として知られることになる上田龍三（愛知医科大学教授）である。

「一緒にやってくれませんか」

「先生、こんな抗体ができたんです。何に使えるか、一緒に研究をしてくれませんか」

二〇〇〇年の年初に花井《はない》陳雄《のぶお》（現・協和発酵キリン社長）がそういって訪ねてきたときのこと

を、上田はいまでもはっきりと覚えている。

当時、上田は名古屋市立大学医学部の教授。花井は協和発酵でもう少しすれば役員に手が届く研究畑の幹部社員だったという。

二人はともに、抗体医薬の畑で研究を重ね、刺激しあった旧知の間柄だった。米国のスローン・ケタリングがんセンターでモノクローナル抗体技術を学び、愛知県がんセンターに体を落ち着けた上田を、抗体の研究をしていた花井が訪れたのが交友のきっかけだった。モノクローナル抗体が「魔法の弾丸」と呼ばれ、日本では総合商社までもが抗体ビジネスへの参入をうかがっていた時期のことだ。

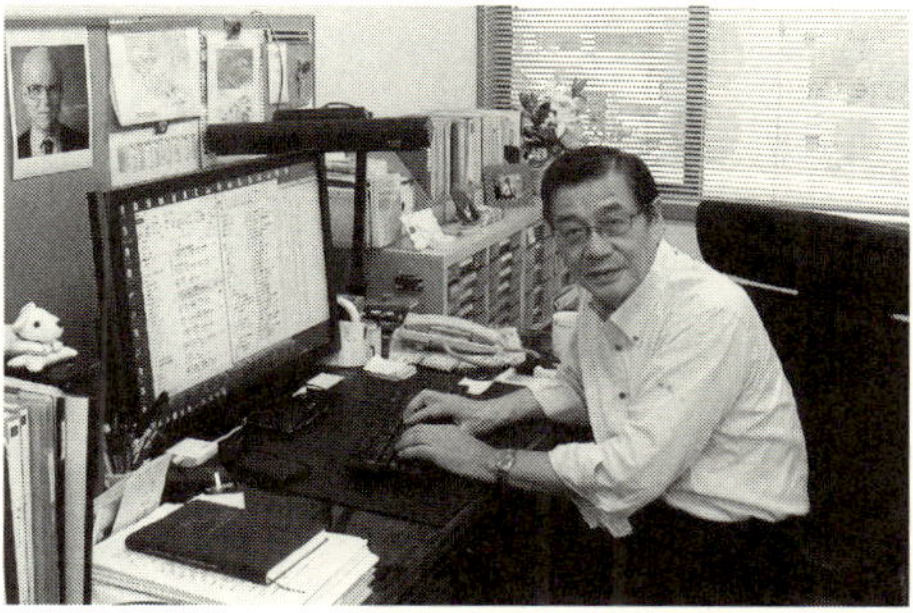

上田龍三

愛知県がんセンターといえば、京大大学院を中退した坂口が制御性T細胞の研究を始めた研究機関だ。しかも、上田が米国から帰ったばかりのこの頃、坂口も愛知県がんセンターの高橋研究室にいた。

高橋利忠は、スローン・ケタリングがんセンターでがん免疫研究の主任を務めたロイド・オールドの右腕とされた切れ者。オールドはＴＮＦ（腫瘍壊死因子）を発見したことで知られる著名な研究者だ。

また上田は米国にいる高橋から「一緒に研究をしないか」とスローンへ呼び寄せられたという経緯がある。あれもこれも研究者コミュニティに見られる交友関係の意外な広がりである。

話を戻そう。この頃、ＣＣＲ４《シーシーアールフォー》分子について好奇心を持って研究をしていたのは、上田や松島たちばかりではなかったらしい。

一九九九年には米国のＭＤアンダーソンがんセンターの研究者が、リンパ腫（リンパ節などに発生する腫瘍）にＣＣＲ４分子がみられることを突きとめて、血液分野の論文誌『ブラッド』に発表していた。二〇〇二年には近畿大学の義江修たちが、成人Ｔ細胞白血病の細胞にＣＣＲ４分子が発現している、とやはり『ブラッド』誌上で報告した。

「抗体を医薬にする研究を一緒にやってほしい」という花井の要請を上田は承諾し、さっそく調査研究にとりかかった。すると、驚くべきことがわかった。リンパ腫にかかった二百人ほどの患者の検体を調べたところ、約九〇％でがん細胞の表面にＣＣＲ４分子が多数、発現していたのだ。

上田は続いて、ＣＣＲ４分子が出ている患者と出ていない患者の病状を比べて、ＣＣＲ４分子が出ている患者のほうが病状を悪化させていることも突きとめた。「この抗体は少なくとも、病状の重さや予後の診断に使える」と自信を深めた重要な成果だった。

ADCC活性でがん細胞を攻撃

パートナーである協和発酵の研究所からも、斬新な成果がもたらされた。CCR4分子の抗体にからみついている「フコース」という糖鎖を切り離してみたところ、抗体に備わっている抗体依存性細胞傷害（ADCC）活性が、百〜千倍というケタ違いの水準に増強された、というのだ。

抗体依存性細胞傷害という専門用語に読者は近寄りがたい印象を持たれるかもしれないが、さほど難しい言葉ではない。抗体が病原体やがん細胞を捕まえて結合すると、それを目印のようにして免疫細胞のナチュラルキラー細胞やマクロファージが集まり、抗体が捕まえた相手を攻撃してくれる。

抗体依存性細胞傷害活性とは、この働きのことだ。抗体は敵を捕まえるだけ。しかし、これをきっかけに免疫細胞が、がん細胞をやっつけてくれるというわけだ。

免疫学ことはじめ

ナチュラルキラー細胞

がん細胞を殺してくれるT細胞には、キラーT細胞のほかに、自然免疫とのかかわりが深く、「生まれながらの殺し屋」と呼ばれるナチュラルキラー細胞もいる。

キラーT細胞が異物に対して攻撃行動をとるには、事前に樹状細胞による抗原提示が必要だ。しかし、ナチュラルキラー細胞には抗原提示はいらない。このためナチュラルキラー細胞は、体内でがんが発生した初期の頃から、がん細胞を攻撃しているといわれる。


協和発酵の研究陣が開発した抗体のできばえは、いかほどのものだったか。上田たちは試験管の中で、抗体と成人T細胞白血病の患者から採取したがん細胞とを反応させた。すると期待どおり、抗体はがん細胞と結びつき、抗体を目印に現れたナチュラルキラー細胞が、がん細胞を攻撃してくれた。

上田はヌードマウスを使った動物実験でも同じ効果を確認し、この抗体が実際に生き物の体でも役に立つことを証明した。ヌードマウスとは突然変異によってT細胞が著しく減少して、免疫の営みを失ったネズミだ。T細胞が減少しただけでなく、体毛がまったくなくなっていることから、ヌードマウスと呼ばれている。

ヒト化抗体づくりを協和発酵が決断

上田による実験の成果は、抗体医薬の開発を夢見る協和発酵の花井たちを喜ばせた。動物実験でこれほどの成果が出たのだから、次は人の患者に抗体を投与して安全性や効用を確かめる臨床試験に入ろう、と上田も花井も意気込んだものだった。

だが、この先に険しい難所が待っていた。彼らがこれまで研究に使っていた抗体はネズミからつくったもので、そのままでは人に使えなかったからだ。人に投与するには、人体とよくなじんで副作用を起こしにくい「ヒト化抗体」を新たに開発する必要があった。

免疫学ことはじめ

ヒト化抗体

成人T細胞白血病に特徴的なCCR4分子に対する抗体は、この分子を表面に持つ人の白血病細胞を、ネズミの体に注入すれば誕生する。人のCCR4分子はネズミにとっては異物なので、ネズミの体に備わった免疫が抗体をつくってくれるのだ。

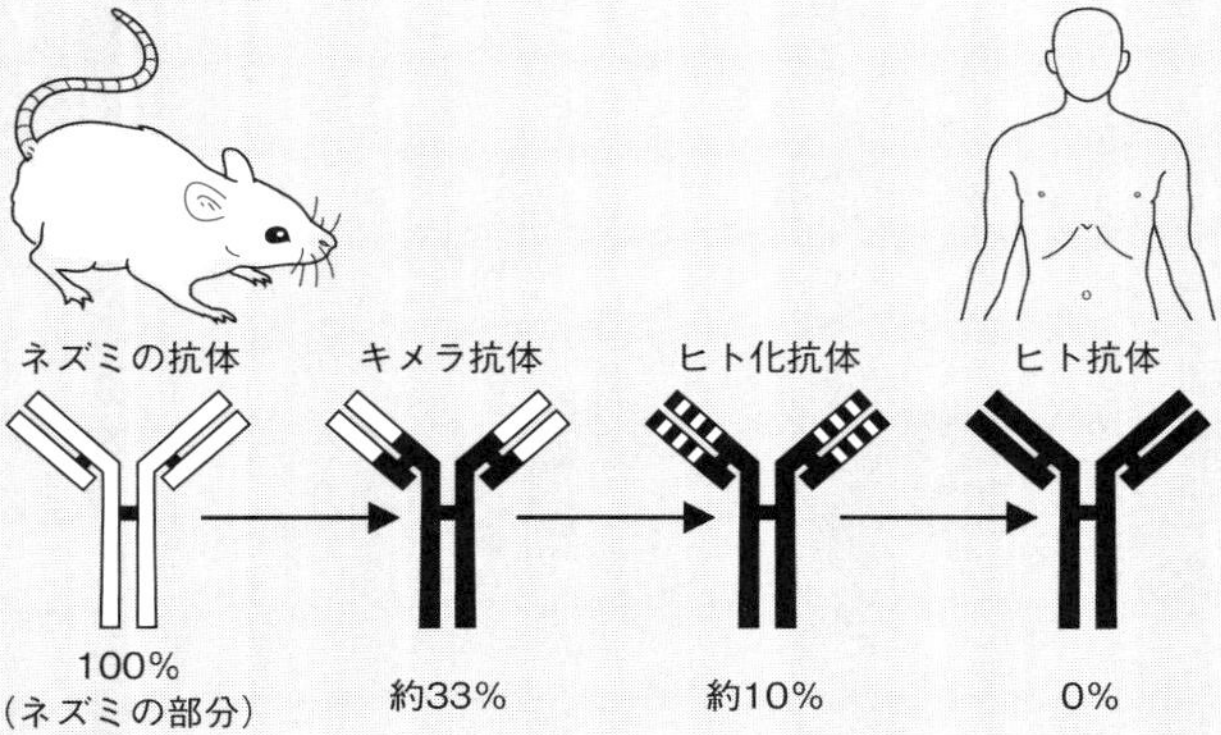

遺伝子工学を駆使した抗体の進化

しかし、ネズミの体でつくられた抗体は不用意に人には使えない。人の体の免疫がその抗体を異物と見なして、「抗・抗体」をつくり出してしまい、重篤なアレルギー反応を起こしかねないからだ。モノクローナル抗体技術が誕生したばかりの頃に、ネズミの抗体を無警戒に使って招いた手痛い失敗から、医師や研究者が学んだ教訓である。

そこで製薬企業は、抗体からネズミの成分を極力少なくするべく、遺伝子工学を駆使して抗体を〝進化〟させてきた。

抗体医薬として最初に使われたのは、ネズミの抗体と人の抗体を合体させた「キメラ抗体」。ネズミの体でつくった抗体の後方部を人のものに置き換え、ネズミの要素を約三三%に縮小した。

次に開発されたのが、ネズミの要素を約一〇%にまで圧縮した「ヒト化抗体」。成人T細胞白血病の治療のために協和発酵キリンが開発したポテリジオは、このタイプの抗体医薬だ。ただしヒト化抗体にも、わずかながら抗・抗体が現れる懸念は残る。そこで次に登場したのが抗体のすべての成分を人由来のたんぱく質に置き換えた「ヒト抗体」だ。

ヒト化抗体を生産するためには、抗体製造用の大型タンクを準備しなければならなかった。しかし、そのためには多額の資金が必要だ。抗体医薬を事業化したものの売り上げが追いつかず、設備投資費を回収できずに赤字になる、という事態は避けねばならない。

どう判断したらいいものか。当時の協和発酵の経営陣は大いに迷ったはずだ。その頃、抗体医薬の事業化では日本では唯一、中外製薬が成功していた。しかし、日本企業によるがん治療用の抗体医薬開発の例はない。もし協和発酵が成功すれば、国産初のがん治療用抗体医薬を開発したという名誉は確実に手に入る。

ただしビジネスの観点からながめると、成人T細胞白血病という病気はがんの中では患者数が限定された病気で、ビッグビジネスにはなりえない。名誉か、ビジネス重視か。最終的に協和発酵が下した決断は「ゴー」だった。「儲からなくても日本の患者を救えるなら」といった思いもあっただろう。

協和発酵の決断を知った上田は、ひとまず安堵した。しかしこのあとも、彼を驚かせるできごとが起きる。

まず、二〇〇七年の秋に協和発酵とキリンホールディングスが戦略的な統合で合意した余波で、抗体を生産する工場の建設地が、当初の予定だった宇部から、高崎へと変更された。半年ほどの時間的ロスが生じた〝事件〟だった。

研究現場でも波乱が起きた。患者に抗体を投与する臨床試験の直前に実施した実験で、重大な異変が見つかったのだ。実験動物のサルに抗体を投与したあと、副作用の有無を調べるために解剖したところ、神経細胞の軸索に変成が見つかったのだ。

「抗体が神経に悪さをしたのかもしれない。もしそうだとしたら、この抗体を医薬にすることはできない」。上田も花井も、開発断念という悲痛な覚悟を固めかけた事件だった。

だが、医学の神様は彼らに微笑んでくれた。実験用に集めていたサルの集団を調べたところ、その群れはもともとそうした病変を持っていたことがわかったのだ。「抗体のせいではない」とわかったとき、上田はようやく人心地がついた。薄氷を踏む思いで切り抜けた苦難だった。

もう一つ幸運があったとすれば、協和発酵が開発した抗体が血小板に副作用を起こさなかったことだろう。実は抗体の標的であるＣＣＲ４分子は、成人Ｔ細胞白血病の細胞だけでなく血小板の表面にも発現していた。このせいで協和発酵のライバル企業が作成した抗ＣＣＲ４抗体からは軽視できない副作用が見つかり、開発中止を余儀なくされていたという。

臨床試験で想定外の好結果

医薬開発には長い年月がかかるといわれるが、ポテリジオもその例に漏れなかった。さまざまな苦難を乗り越えて上田が臨床試験を開始したのは二〇〇六年のこと。試験は成人Ｔ細胞白血病を再発するなどの重篤な患者を対象に実施された。

だが、苦労は報われた。「第一相」の臨床試験でちょっとした奇跡を見ることができたからだ。臨床試験には全体で三つのステージがあり、最初に実施する第一相の試験は、ひとまず安全性を調べるのが主な目的だ。医薬としての効用そのものを調べる意図は希薄で、投与する医薬は治療に使うときとはほど遠い少量に抑制するのが通例だ。

上田たちも従来と同じやり方で、第一相の試験へと入っていった。投与する抗体の濃度は患者の体重一キログラム当たり〇・〇一ミリグラムの水準にとどめた。これは実際の治療で使われる際の濃度の千分の一以下で「水同然の薄さ」だった。

ところが、これほどまでに薄めた抗体が、著しい効果を発揮した。夕方に点滴で抗体を患者に投与したところ、翌朝の血液検査では、がん細胞がまったくといっていいほど姿を消していたのだ。三人目の患者に現れた、劇的な効果だった。

上田は長年にわたり白血病と戦ってきた医師だ。そんなベテランの彼であっても、このような回復は見たことがなかった。「こんなに希薄でも効果が出るのか。白血病の細胞がこんな短時間で消えるものなのか」と驚き、目をみはったという。

名古屋大学を卒業して研修医として病院に勤務した頃に上田は、多くの白血病患者を診察した。だが、当時は有効な治療手段が乏しく、白血病は「不治の病」とも呼ばれた。そんな無力感と挫折を味わった彼に、抗体の効果は神がかりに見えたかもしれない。

上田が見るかぎり、患者の容態は健康な人と同じといっていいほどの完全寛解《かんかい》状態にまで回復していた。寛解とは見かけ上、病状がなくなったり軽減したりした状況を指す医学用語だ。

当初は効果がないように見えた二例目の患者にも、のちに効果がしっかりと現れた。患者は皮膚に発疹があり、骨にまでがん細胞が浸潤していた。抗体を一週間ごとに合計四回投与し、その三週間後に診察したときには、効果は見られなかった。判定は「不変、変わりなし」だった。

ただし、病状はそこから悪化しそうにもなかった。そこで、上田は治療を行わずに経過観察をすることとした。そして一年後。上田を驚かせるできごとが起きた。患者をあらためて診察したところ、皮膚の発疹はまったくなくなり、骨の病変も消えていた。抗体の効果がゆっくりと長い時間をかけて現れたケースだった。

二〇一二年春に厚労省が承認

臨床試験は第二相に移ると、医薬の有効性を確認する段階へと入る。抗体の投与量は、体重一キログラム当たり一ミリグラムと、第一相の百倍に増量された。二〇〇九年のことだ。

臨床試験を行う医師や医薬品企業がいつも苦労するのは、いかに患者を集めるかだ。しかし、上田らの臨床試験については心配無用だった。第一相の好成績が評判となって〝くちこみ〟で伝わり、発病者が多い九州を中心に、多くの患者が〝志願〟してくれたからだ。

試験の結果は、申し分のないものだった。抗体を投与した患者は全部で二十六人。上田の分類によると、このうち八人が健康な人と見かけ上は変わらない完全寛解、五人がほぼ良く効いたといえる部分寛解にまで回復した。奏効率は五〇％という高いレベルだった。

「これはモノになる」とみた協和発酵キリンは、ただちに行動をとった。厚生労働省に、希少疾病用医薬品（オーファンドラッグ）として指定するよう申請をしたのだ。

この制度は、患者の数が少ないため市場が小さく、なかなか開発に乗り出せない製薬企業に医薬開発を促すためのしくみだ。医薬を開発する企業を税制面で優遇したり、申請した医薬を優先的に審査したりすることで、難病患者を救うことを狙いとしている。

二〇一〇年には上田たちは、治療成績を研究論文にまとめ、米国の論文誌に投稿した。がんの臨床研究では最も権威があるとされる米国臨床腫瘍学会の論文誌『ジャーナル・オブ・クリニカル・オンコロジー』だ。

抗体がもたらした結果には自信があった。ただし、上田たちはまだ第三相の試験にはいたっていない。こんな〝早撃ち〟の論文を掲載してくれるのか、不安も少なからずあった。

しかし、編集部からはよい知らせが届いた。臨床試験が終了していなくても、科学的・社会的にインパクトのある研究論文は注目に値するとして、米国臨床腫瘍学会は掲載に踏み切ったのだ。

そして二〇一二年春、二人三脚で歩んできた上田と協和発酵キリンに、最大の朗報が届く。厚生労働省は、ポテリジオを成人T細胞白血病の治療薬として、製造・販売を承認したのだ。

協和発酵が松島と抗体開発を始めた頃から数えると、長い年月がかかったのは確かだ。しかし臨床試験のスタートからは六年。成人T細胞白血病の治療薬ポテリジオの出現は、少なからぬ人々に驚きをもって迎えられた。

皮膚炎が語る病気の真相

ポテリジオの臨床試験が成功裏に終わったところで、思い出していただきたいことがある。この章の冒頭で語った「成人T細胞白血病は、制御性T細胞ががん化して起きる病気である」というくだりだ。実はその証拠といえそうな現象が、臨床試験の最中に副作用として見つかった。それはポテリジオによる治療を受けた患者に起きた、多形滲出性紅斑《たけいしんしゅつせいこうはん》などの深刻な皮膚炎だった。皮膚が炎症を起こして円形の紅い紅斑ができ、重くなると全身の広い範囲に紅斑が広がってしまうというやっかいな病気である。

CCR4分子と結合する抗体であるポテリジオを投与すると、どうしてこのような現象が生じるのだろう。説明が少しぎくしゃくするかもしれないが、おつきあいいただこう。

制御性T細胞とは、免疫の行きすぎた攻撃を抑制する細胞だ。この細胞ががん化するということは、異常に増殖するということだ。こうして多数現れた制御性T細胞は、がんになったできそこないの細胞だから、免疫の営みにブレーキをかける働きは失っている、と読者は思われるかもしれない。

だが、実際はそうではない。制御性T細胞は確かに正常な細胞ではなくなっているが、かといって免疫の攻撃を抑制する働きがすべて失われるわけではない。むしろ、がん化して増殖したせいで、群れとしてのブレーキ能力は増強されてしまうのだ。

この結果、起きるのが成人T細胞白血病だ。患者の体内ではがん化して一大勢力となった制御性T細胞が、病原菌やウイルスと戦うはずの免疫細胞の営みの邪魔をする。こうして患者は肺炎などさまざまな感染症にかかりやすくなり、悪くすると生命を失ってしまうのだ。

しかし、抗体医薬ポテリジオを投与すると、事態は劇的に変化する。制御性T細胞ががん化した白血病細胞の表面や、少数ながら残った正常な制御性T細胞の表面には、CCR4分子が発現している。これらの分子に抗体が結合すると、白血病細胞は抗体依存性細胞傷害活性によって殺され、さらに正常な制御性T細胞も同様に除去されるからだ。

ところが、こうして制御性T細胞が取り除かれると、免疫には再び攻撃能力が復活する。いや復活するどころか、以前よりも強くなる。その結果、免疫細胞は患者の皮膚に過剰な攻撃をしかけ、多形滲出性紅斑などの皮膚炎を起こす、というわけだ。

日沼が発見した原因ウイルス

視点を少し変えて、成人T細胞白血病という病気がどのようにして起きるのかを考えてみよう。

病気を引き起こす病原体は、一九八一年に京大ウイルス研究所教授の日沼頼夫が発見した。成人T細胞白血病（ATL）の原因となるウイルスであることから、「成人T細胞白血病ウイルス（ATLV）」と命名したウイルスだ。

従来の白血病と比べて特異さが際立つ成人T細胞白血病に興味を抱いた日沼は、この病気の犯人がRNA（リボ核酸）を遺伝子として持つRNAウイルスの中でも珍しいレトロ・ウイルスであることを突きとめた。

このウイルスは、母乳を介して母親の体から乳幼児の体内へ侵入し、T細胞に感染すると、姿をDNA（デオキシリボ核酸）に変えてT細胞の核の中に潜り込む。そして数十年がたつと、悪さをしはじめ、成人T細胞白血病を発病する。

いささかやっかいなことに、この病原体は現在では「ATLV」とは呼ばれていない。日沼とほぼ同じ時期にこのウイルスを発見した米国のロバート・ギャロが別の名前を主張し、ひと悶着の末、国際会議で正式名称を「ヒトT細胞白血病ウイルス1型（HTLV-1）」とする、と決まったからだ。病気の名前はATL。しかし病気の原因ウイルスはHTLV-1だといわれると、読者は戸惑われるだろう。しかし、こんな名称の混乱もまた、生命科学の世界では時折みられる現象である。

エイズの病原体、ヒト免疫不全ウイルスもまたレトロ・ウイルスだ。二十世紀の研究者が意外なほど早く、このウイルスの解析を進め正体を突きとめることができたのは、それに先駆けて成人T細胞白血病と遭遇していたからだといわれている。

免疫学ことはじめ

レトロ・ウイルス

ウイルスには大別すると、天然痘ウイルスのように遺伝子にDNAを使うDNAウイルスと、インフルエンザ・ウイルスのように遺伝子にRNAを使うRNAウイルスがある。レトロ・ウイルスは大別するとRNAウイルスの範疇《はんちゅう》に入るが、その営みはとてもユニークだ。

DNAウイルスは人の細胞に感染すると、DNAに書き込まれた遺伝暗号をRNAに転写して、細胞のたんぱく質合成機構を借用して自分の体を再生産して増殖していく。一方、RNAウイルスの場合はこんな遺伝暗号の写し換えは不要で、細胞に感染したら、自分のRNAを使って増殖していく。

ところがレトロ・ウイルスは、通常のRNAウイルスと違うふるまいをする。このタイプのウイルスは、細胞に感染すると、RNAの遺伝暗号を逆転写酵素という特殊な酵素でいったんDNAに写し換えて、DNAの姿で細胞の核の中にある宿主の遺伝子に潜り込んでしまうのだ。レトロ・ウイルスの「レトロ」とは「逆向き」という意味を持つ言葉である。

ATLは制御性T細胞のがん

当時の研究者は、成人T細胞白血病が起きるメカニズムをどのように考えていたのだろうか。彼らは「成人T細胞白血病は、免疫の司令塔であるヘルパーT細胞ががん化して起きた」と推測した。こう解釈すれば、この病気が引き起こすもろもろの免疫不全をうまく説明できたからだ。

少し復習してみよう。病原菌やウイルスが人の体に侵入したとしよう。すると樹状細胞は病原体の断片をヘルパーT細胞の元へと運び、抗原を提示する。こうして敵の正体を知ったヘルパーT細胞はにわかに活気づき、B細胞に病原体を攻撃する抗体をつくらせる。

しかし、ヘルパーT細胞ががん化してできそこないの細胞になってしまったら、こうした免疫の営みの多くは滞る。樹状細胞が抗原を提示してもヘルパーT細胞はうまく反応できないから、B細胞は抗体をつくれない。その結果、体の中では病原体が好き勝手に悪さをするようになる、というわけだ。

実際、成人T細胞白血病の患者は免疫の働きが衰えるため、肺炎をはじめさまざまな感染症が起きる。推論に欠点はないように見える。こうして「ヘルパーT細胞がん化説」は成人T細胞白血病の発見から長きにわたって、医師や研究者に影響を及ぼしてきた。

だが、「ヘルパーT細胞がん化説」は徐々に覆されていった。まず、成人T細胞白血病のがん細胞の表面に、CD4分子とCD25分子が現れていることが判明。さらに、坂口によって、制御性T細胞がこれら二つの細胞表面分子を備えていることが突きとめられるに及ぶと、成人T細胞白血病は制御性T細胞のがん化によって起きるとする説が本命視されるようになった。

ただし、制御性T細胞はメジャーな存在として認められるには長い時間を要した細胞だ。そのため、「制御性T細胞がん化説」は短時間には学界に浸透しなかった。

新説が支持を集めることになる決定的な転回点は、重篤な病気と深いかかわりを持つFoxp3遺伝子が制御性T細胞のマスター遺伝子であることが明らかになり、制御性T細胞の存在が固まったときかもしれない。二〇〇三年のことだ。

こうなると、臨床の医師や研究者はもはや静観してはいられない。たとえば九州地区の大学は、患者から採取した検体の白血病細胞を調べ、細胞にFoxp3遺伝子が発現していることを確かめた。

当時、京大に在籍していた坂口も動いた。京大医学部の血液内科やウイルス研究所が保有していた成人T細胞白血病の細胞株をもらい受け、調べ直したのだ。結果は「Foxp3陽性」。白血病細胞の正体は、制御性T細胞ががん化したものであることを高い確度で指し示していた。

HTLV-1の裏遺伝子が犯人?

成人T細胞白血病と制御性T細胞のかかわりを示す、もう一つの研究結果をお知らせしよう。それは坂口が京都大学ウイルス研究所教授の松岡雅雄とともに唱えた有力な新説。成人T細胞白血病の犯人は、従来注目されてきたHTLV－1ウイルスの「裏遺伝子」ではないか、とするものだ。

裏遺伝子というと難しそうに聞こえるが、さほどのものではない。

遺伝子のDNAは二重らせんの姿をしている。らせんの片方は、遺伝暗号を刻んだ〝記録テープ〟の役割をしていて、他方は遺伝暗号を持たない無意味なテープだ。

一方、成人T細胞白血病の原因ウイルスであるHTLV－1はレトロ・ウイルスで、人体に侵入するとRNAの遺伝暗号をいったんDNAに写し換え、DNAの姿で細胞の核の中にある宿主の遺伝子に潜り込んでしまう。

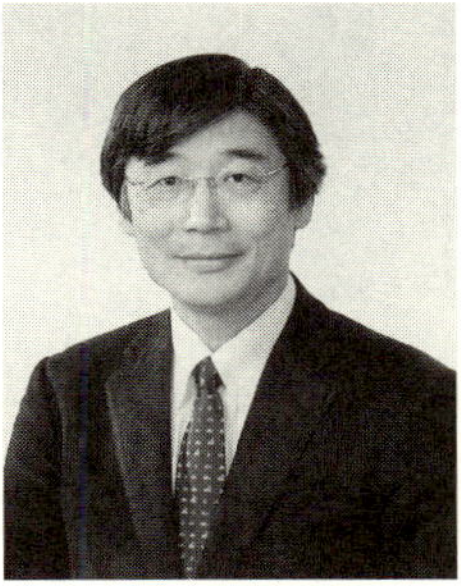

松岡雅雄

次ページのイラストはこのウイルスが持つ主な遺伝子を描いている。これらの遺伝子はウイルスがDNAの姿になると、二つのテープのうちのどちらかに写される。そしてもう片方は、ただの無意味なテープだ――と思われていた。

だが、すべてがそうであるとは限らない。以前からごく少数のウイルスでは、意味がないはずのテープの一部が遺伝子

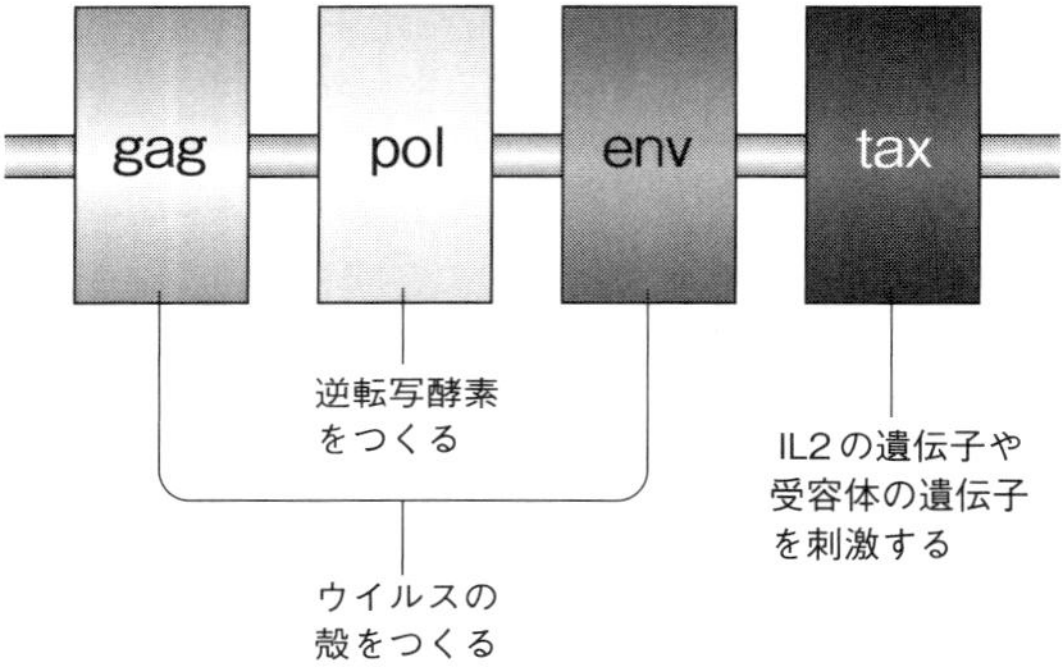

成人Ｔ細胞白血病ウイルス（HTLV-1）の主な遺伝子

として働き、たんぱく質をつくり出すことが知られていた。これが裏遺伝子だ。

　とはいえ、裏遺伝子を持つウイルスはそう多くはいない。しかも、これまでＨＴＬＶ－１ウイルスはさまざまな角度から研究を重ねられ、成人Ｔ細胞白血病を起こす犯人として「ｔａｘ《タックス》」遺伝子という容疑者も見つかっていた。ｔａｘはＴ細胞を増殖させる情報伝達分子のインターロイキン２（ＩＬ２）やその受容体の遺伝子を活性化させる働きがある、とされる。

　坂口と松岡の二人が提唱したのは、こうした従来説に対立する新しい病気の発生メカニズムだった。彼らが新たな重要容疑者とにらんだ裏遺伝子の名前は「ＨＢＺ遺伝子」という。この遺伝子は二重らせんの無意味な側と思われたテープの上に存在し、病気の原因になった疑いが濃厚である、と彼らは指摘したのだ。

HBZ遺伝子がFoxp3遺伝子を刺激する

坂口と新説を唱えた松岡は、熊本大学で臨床医として成人T細胞白血病患者の治療にあたったのち、ウイルスの研究を深めた研究者だ。成人T細胞白血病を発見した高月清が一九八一年、熊本大学の第二内科（血液内科）教授に就くと、松岡はその直後に高月の門下に入った。

成人T細胞白血病の犯人として松岡が当初、注目したのは、誰もが嫌疑をかけていたtax遺伝子だった。ところが、患者から採取した検体を調べると、多くのtax遺伝子はつぶれたり壊れたりしていた。

「こんな状態の遺伝子が深刻な病気を起こせるはずがない」

そう思った松岡は、別の犯人を捜しはじめ次第にHBZ遺伝子を疑いはじめた。

松岡があらためて検体を調べ直すと、すべての症例でHBZ遺伝子が発現していた。この遺伝子が、白血病細胞の増殖を促していることも判明した。

さらに、HBZ遺伝子が発現するように遺伝子操作したネズミをつくってみると、T細胞はがん化して数が増大し、人の成人T細胞白血病とよく似た症状が現れた。しかも、制御性T細胞のマスター遺伝子であるFoxp3遺伝子さえ顕著に発現していた。そこで松岡は迷わず、当時は京大にいた坂口に共同研究を申し入れたという。

二人の主張を要約するとこうなる。ＨＢＺ遺伝子は、Ｔ細胞の核内にいるＦｏｘｐ３遺伝子を強く刺激する。これにより活動を開始したＦｏｘｐ３遺伝子は、配下の遺伝子群を操り、体内のＴ細胞を制御性Ｔ細胞に変身させるのだろう——と。

まだ最終的な決着はついていない。ＨＢＺ遺伝子犯人説は今後も従来説と競いあいながら、成人Ｔ細胞白血病の謎と真相に迫っていくだろう。

樹状細胞を覆う制御性Ｔ細胞

ここで、がん化した制御性Ｔ細胞が分子レベルでどのような悪さをしているかを、想像していただこう。イラストは私たちの体で日常的に起きている抗原提示の光景だ。

抗原提示の役割を担う樹状細胞は、病原体やがん細胞の断片を持ってヘルパーＴ細胞に見せにくる。ところが、そこでは制御性Ｔ細胞がヘルパーＴ細胞の邪魔をして、免疫の攻撃活動にブレーキをかけようと試みる。こうして免疫の営みは過度に攻撃的にならないようコントロールされている。

しかし、成人Ｔ細胞白血病をわずらう患者の体内では、がん化した制御性Ｔ細胞が、樹状細胞の表面を覆っているような光景が見えるはずだ。

Ｆｏｘｐ３遺伝子の働きで、大半のヘルパーＴ細胞は制御性Ｔ細胞へと姿を変えている。わず

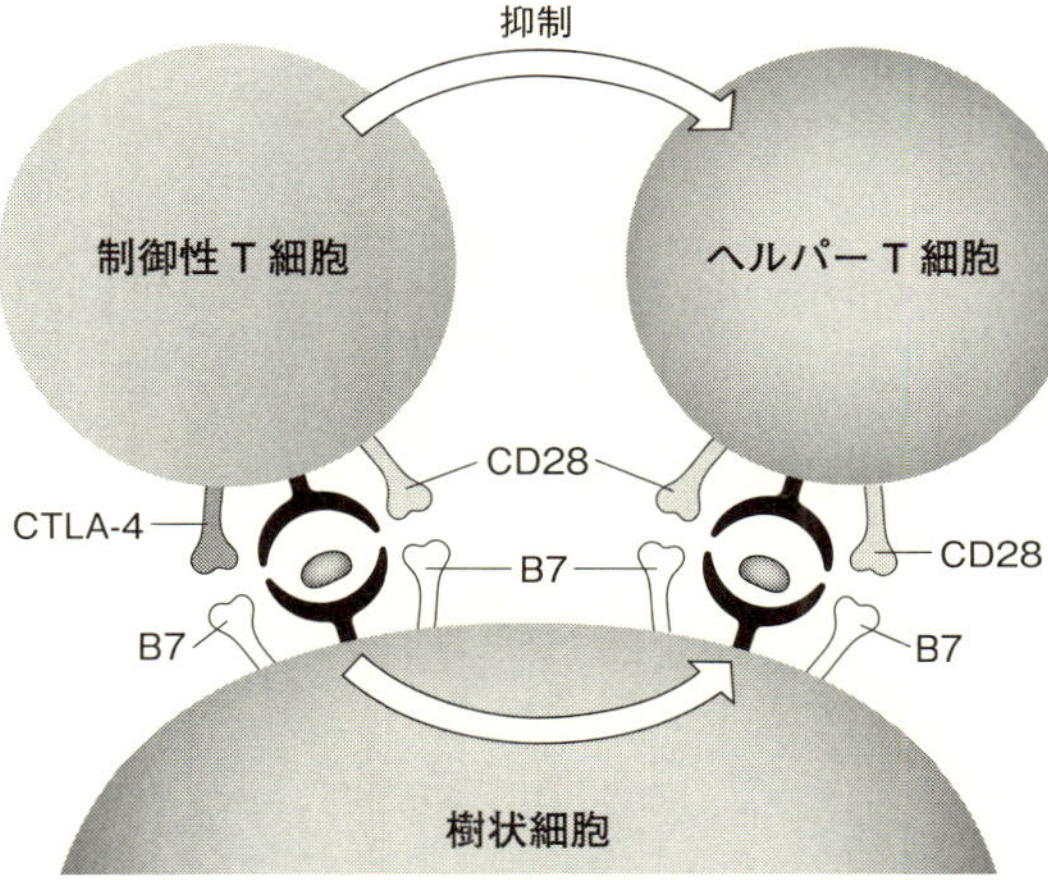

制御性T細胞が抗原提示を妨害するしくみ

かな数のヘルパーT細胞が残存している可能性はあるが、そうであっても制御性T細胞に占拠された樹状細胞には近づけそうにない。

この状況で現れる制御性T細胞はがん化して正常ではなくなった細胞だ。だが、樹状細胞表面の〝イス〟に座りこむぐらいのことは十分にできる。こうして樹状細胞による抗原提示の道が絶たれてしまって免疫の攻撃力はそがれ、体の中ではさまざまな病原体が跋扈《ばっこ》しはじめるというわけだ。

しかし、ウイルスに感染はしたものの、発病にはいたらないキャリアと呼ばれる人の体内では何が起きているのだろう。推定ではこの場合、ウイルスに感染したT細胞はわずかで、残りの細胞は無傷とされる。このため、病原体を攻撃する免疫本来の働きはほとんど変わらない。

万能ではないポテリジオ

研究成果を医療現場に応用したいと思いはじめた坂口に話を戻そう。彼がまずターゲットに選んだのは、制御性T細胞ががん化して起きる成人T細胞白血病だった。制御性T細胞を突きとめた坂口にとって、この病気の前を素通りすることはできない相談だった。

白血病には骨髄移植などの造血幹細胞移植という有力な対処法があるではないか、と思われるかもしれない。確かにその通りで、成人T細胞白血病の患者も、条件が整えば移植を実施して容態を改善することも可能だ。たとえば宮城県知事を務めた浅野史郎さんは、成人T細胞白血病を発病したが、骨髄移植によって体調を回復した。

だが、骨髄移植には骨髄提供者の確保という課題が常につきまとう。しかも成人T細胞白血病の場合、発病者のほとんどは体力が弱った高齢者で、移植の適応外とされがちだ。骨髄移植を実施しても思うように症状が回復しないケースが少なからず生じる。

それでも、抗体医薬のポテリジオがあるではないか、と指摘される方もおられるだろう。しかし、この医薬も特効薬ではない。ポテリジオを投与するとしばらくの間、白血病細胞は顕著に減少するので患者は生きながらえる。

だが一定期間、使いつづけると、白血病細胞が抗体への耐性を獲得して効果が薄れ、病気が再発する傾向があるというのだ。ＣＣＲ４分子の姿が消えてしまったり、当初は抗体が捕まえていた結合部の構造が変質したりするせいだ。

総じていえば、ポテリジオの効用は必ずしも十分ではない。だからこそ、新しい治療法を開発したい。これが、坂口が新たな挑戦へと歩みはじめた理由だった。

坂口の描いた治療プラン

ひとまず、坂口が練り上げた成人Ｔ細胞白血病の治療プランを紹介しよう。まず、抗ＣＣＲ４抗体のポテリジオを、患者に投与する。次に、「ＮＹ－ＥＳＯ－１」というがん抗原（１８６ページの「免疫学ことはじめ」参照）を成分とするがんワクチンを、患者の体内に注入する、という段取りだ。

ポテリジオの投与は白血病細胞を短期間で消し去るだけでなく、がん化していない正常な制御性Ｔ細胞も同時に減衰させて、ワクチンの効果を最大限に引き出すという狙いもある。こうすればポテリジオの効用にワクチンの効果が加わり、これまでより治療成績を向上できる、というのが坂口の読みだ。

坂口が選んだＮＹ－ＥＳＯ－１はがん抗原としては著名な抗原で、さまざまながん細胞の表面に現れることが知られている。成人T細胞白血病も例外ではなく、がん細胞の表面に小さからぬ確率で現れる。彼はこの抗原の特許を保有する海外の製薬企業を訪ねて、抗原の使用許諾も取りつけた。

患者にワクチンを注射すると、体内をパトロールする樹状細胞がワクチンの成分（抗原）を捕まえて、免疫の司令塔であるヘルパーT細胞や、殺し屋のキラーT細胞の元へと運び、抗原を提示する。次にヘルパーT細胞は情報伝達分子を放出してキラーT細胞を増やし、がん組織への攻撃を促すことになる。

しかし、ここで邪魔になるのが制御性T細胞だ。抗原提示のためにやってきた樹状細胞と結びついて、免疫の営みにブレーキをかけるのだ。

この状況は、自動車を運転しているときにアクセルとブレーキの両方を踏んでいる状態に酷似している。せっかくがんワクチンを投与したのに、それによって増大するはずの攻撃能力は制御性T細胞によって削り取られてしまいかねない。

免疫細胞にがん細胞を攻撃させるには、この際、ブレーキは必要ない。だから坂口は抗CCR4分子によって、制御性T細胞を消し去るシナリオを描いたのだ。

坂口のプランには深慮

坂口が描いたプランには、さらなる深慮がこめられていた。それは、この手法を成人T細胞白血病だけでなく、さまざまな臓器のがんの治療に役立てることだ。

坂口の成人T細胞白血病の治療プランを表にまとめたのでご覧いただきたい。このうち❶は白血病細胞の退治に直結するものだ。しかし、続く❷と❸はさまざまな種類のがんにも適用できる汎用的なプランなのである。

❶ 抗CCR4抗体（ポテリジオ）により白血病細胞を殺す
↓
❷ 抗CCR4抗体により制御性T細胞の勢力を減衰させる
↓
❸ ワクチン投与で免疫の攻撃力を増大させがん細胞を攻撃する

坂口の成人T細胞白血病治療プラン

なぜか。制御性T細胞はがん細胞を攻撃する免疫細胞の邪魔をするという点では〝普遍的〟な存在だ。食道がんの場合でも膵臓がんの場合でも、制御性T細胞はあたかもがん細胞の〝盾〟となるかのように、キラーT細胞の邪魔をする。

逆もまた正しい。ポテリジオを使って制御性T細胞を患部から取り除くことができれば、がんに対するキラーT細胞の攻撃能力を復活させることができる。

その点で重宝な武器となるのはポテリジオだけではない。制御性T細胞の表面にあるCTLA-4分子をブロックする抗体医薬ヤーボイも選択肢の一つだ。ポテリジオ（制御性T細胞を除去する）とヤーボイ（制御性T細胞が免疫にブレーキをかけるのを抑制する）は、作用メカニズムは異なるが、キラーT細胞の戦闘能力を増強させるという点では、働きは同種だ。

ただし日本国内ではポテリジオの使用が先行している。ならばここは安心感のあるポテリジオを使う、というのが坂口の考えだ。

そしてNY－ESO－1というがん抗原もまた、〝汎用的〟ながん抗原だ。たいていのがんなら、このがん抗原をワクチンとして投与すれば、キラーT細胞はそれを目印に患部に集まり、がん細胞を攻撃してくれるだろう。

坂口は金倉譲（血液・腫瘍内科、大阪大学副学長）らとともに臨床研究プランを作成、その計画は阪大病院の倫理委員会に二〇一四年末に承認された。

計画によると研究に参加するのは成人T細胞白血病の難治性患者や再発患者約三十人。全員にポテリジオを投与し、さらに半数にはがんワクチンのNY－ESO－1も注射して、ポテリジオだけの場合と比べてどれほど治療効果が高まるかを検証する。

坂口の目論みは成功するか。臨床研究はどのような成果をもたらすのだろうか。

スタインマンの治療再考

坂口のがんとの戦い方が明らかになったところで、第一章で紹介したスタインマンのがん治療について、あらためて考えてみよう。実は彼の闘病について、坂口は「改善の余地があった」と考えている。

スタインマンは膵臓がんを退治するために、彼自身が考案した樹状細胞ワクチンを活用しながら、闘病生活の半ば以降には、制御性T細胞の活動を抑える抗体であるヤーボイの投与も受けた。しかし坂口は「ヤーボイを使うのなら、樹状細胞ワクチンより早い段階で使うべきだった」というのだ。

その理由は、坂口のがん治療プランを説明したばかりのいまなら、明確におわかりいただけよう。制御性T細胞のパワーを事前に減退させておかないと、樹状細胞ワクチンを投与して免疫を刺激しても、制御性T細胞に邪魔をされて免疫の攻撃力が一向に高まらないのだ。

スタインマンが頼った樹状細胞ワクチンはがんワクチンと比べ、準備に手間と時間がかかる治療手段だ。樹状細胞を体の外に取り出して培養し、手術で取り出したがん組織と〝お見合い〟させるプロセスを踏んでいるからだ。ところが、ようやくできあがった樹状細胞ワクチンを体内に投与しても、制御性T細胞によって邪魔をされた可能性がある。いまから見ればスタインマンの治療は順番が違っていたのではないか、というのが坂口の見解だ。

そのうえ、抗体によって制御性T細胞を封じる手法は、患者にただならぬ下痢をもたらす。副作用の強さに治療の継続を断念してしまう患者は少なくないし、スタインマンもそうだった。この点からも、抗体医薬の投与はできるだけ早いほうが望ましいといえるのだ。

とはいえ、これはスタインマンの死後、時が経過したいまだからこそ語れる後づけの理屈だ。この種の教訓を残したという点でも、スタインマンの闘病は意義があったといえるだろう。

がん抗原の発見競争

これまで断片的に語るだけだったがんワクチンについて、少し詳しく語ってみよう。

上田龍三が海外に出かけた一九七〇年代、世界ではがん抗原の発見競争が始まっていた。先頭を走っていたのは「がん細胞の表面には、そのがんに特異的ながん抗原がある」と提唱したスローン・ケタリングがんセンターのL・オールド。上田は図らずも彼の研究室に入局したことで、競争の渦の中に身を置いてしまったのだ。

がん抗原の探索を精力的に進めていたオールドの研究室では毎夕、ある〝行事〟が開催された。オールドが室員を集めて「What's new today?」（きょうは何かいい知らせはあるかい？）と研究成果の報告を求めていたのだ。

実は筆者の岸本も、一九七〇年代に米国に留学したとき、同じ台詞を聞いたことがある。そこは世界で初めて骨髄移植に成功し、「研究の鬼」とも呼ばれたロバート・グッドの研究室。毎日、成果報告を厳しく求めるボスに叱咤激励されて研究に励んだことで、偶然、IL6発見につながるＢ細胞株を発見することができたのだった。

そのＢ細胞株は「ＣＥＳＳ」といい、成果は一九七八年に英『ネイチャー』に掲載された。若い頃の思い出として記憶に残るできごとである。

グッドと違って、オールドは温厚な人柄で知られる研究者だ。しかしそれでも、彼の投げかける言葉に上田は小さからぬプレッシャーを感じたことだろう。上田をオールド研究室に呼び寄せた高橋もきっと以前に同じ体験をしたはずだ。

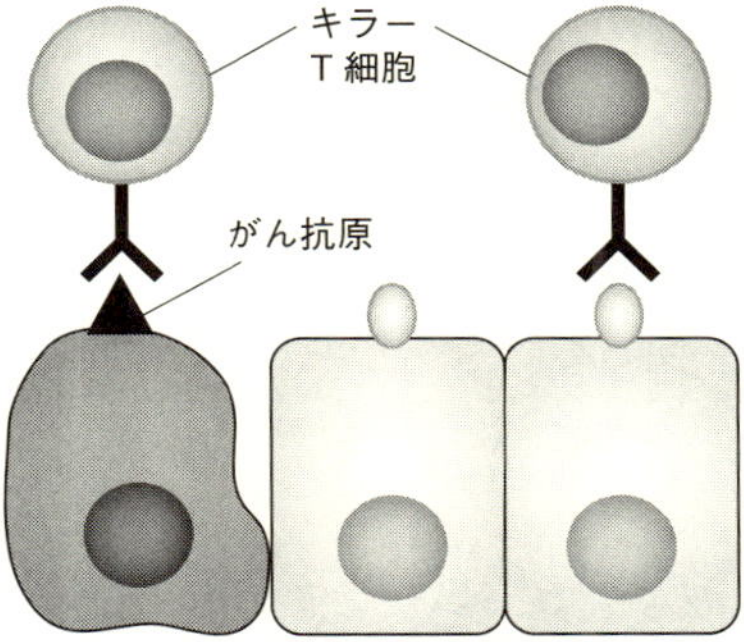

がん抗原のイメージ

免疫学の新しい研究テーマとして台頭したこの分野は当時、群雄割拠の様相を呈していた。米国立がん研究所のスティーブン・ローゼンバーグら大御所たちも、がん抗原の探索を始めていた。

彼らのおおよその考え方はこうだった。免疫は外部から侵入した病原菌やウイルスを異物とみなして、抗体や免疫細胞を動員して攻撃をかける。それと同様に、免疫はがんに対しても、がん細胞の表面に顔を出すがん抗原を目印にして、攻撃しているのだろう。ならば、がん抗原を見つければ、がん治療に応用することができるはずだ、と。成功すれば、世界から賞賛を受けるだろうし、ノーベル賞の獲得も視野に入る。彼らは大いなる野心を抱いていた。

モノクローナル抗体が出現

「努力する者は報われる」ということなのか、スローン・ケタリングでがんと対峙していた研究者たちには、とびきりの追い風が吹いた。一九七五年に、モノクローナル（単一）抗体を作成する新技術が英国のセーサル・ミルシュタインらによって開発されたのだ。

これは、抗体をつくるリンパ球のB細胞と、がん細胞であるミエローマ（骨髄腫）細胞を融合させて、寿命に際限のない融合細胞を作成し、抗体を大量生産させるというテクニックだ。B細胞が持つ抗体の生産能力と、がん細胞が持つ正常細胞にはない不老不死の能力を融合させることで起きる驚異の現象である。

がん細胞の表面には「がんが、がんである」ことの目印となるがん抗原から、がんとは無関係なものまで、多種多彩な分子が顔を出している。ミルシュタインらの手法は①これらの分子のそれぞれに対応した抗体を産生する融合細胞の群れをつくり出す②さらにその中から、目的のがん抗原と結びつく能力が際だって高い抗体を生み出す融合細胞を選び出す——というものだった。

こうやって選抜した融合細胞がつくる抗体こそが文字通りモノクローナル抗体と呼ばれるも

の。これに対し選抜前の融合細胞の群れが生み出す、抗体の混ざりものの集団をポリクローナル抗体という。

想定を超えて時間はかなりかかったが、研究者たちの努力は一九九〇年代に、ついに実を結んだ。まず、ベルギーのテリー・ブーンの研究グループが一九九一年に、「MAGE」というがん抗原をメラノーマから発見。次いで米国のスローン・ケタリングがんセンターで「NY-ESO-1」が見つかったのだ。

NY-ESO-1の「NY」は、スローン・ケタリングがんセンターがあるニューヨークを表し、「ESO」は食道を指す略語だ。

がん抗原の発見は研究者たちに、がんワクチンによる免疫療法の幕開けを告げていた。米国でも欧州でも日本でも、がんワクチンでがんを治療したいと願う空気は次第に、医学界で高まっていった。

もう一つの抗原提示

では、がん抗原とは、煎じつめれば何なのか。それはどのようにして、がん細胞の表面に現れるのだろうか。

実はがんに侵された細胞は、細胞内部に発生したがん組織のたんぱく質を小さな断片（ペプチ

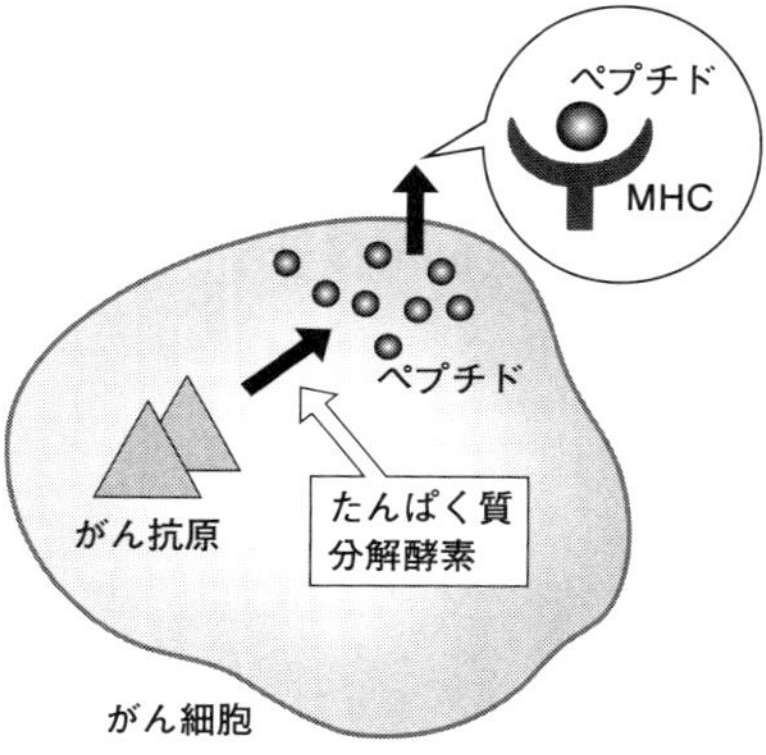

体細胞が抗原提示をする様子

ド）にして、細胞表面に掲げる能力を持っている。この断片ががん抗原だ。

イラストは、がん抗原が細胞の内部から表面へと運ばれる様子を描いたものだ。がん組織のたんぱく質は、たんぱく質分解酵素によって小さな断片に分解され、最終的に、細胞表面に顔を出している主要組織適合抗原（ＭＨＣ）分子の中央部へと運ばれる。

こう書くと読者は、この営みは樹状細胞の抗原提示とそっくりだと思われるかもしれない。確かにその通り。私たちの体を構成する体細胞は、危険になったときに備えてこんなしくみを身につけた。これはいわば「もう一つの抗原提示」なのである。

つい先ほど語ったＭＡＧＥやＮＹ－ＥＳＯ－１などのがん抗原は、このようにしてがんに侵された細胞が細胞表面に掲げた断片を、研究者がモノクローナル抗体によって捕まえたものだったのだ。

こうして手に入れたがん抗原を、がんワクチンとしてがん患者に注射したとしよう。すると、運がよければ血液中を漂っているがん抗原を樹状細胞が発見し、免疫の司令塔であるヘルパーT細胞の元へと運んでいってくれる。

実はこのとき、キラーT細胞も、ヘルパーT細胞と同様に樹状細胞とつながって抗原提示を受けて、敵の顔を知らされている。そしてヘルパーT細胞が放出した情報伝達分子の刺激で仲間を増やしたキラーT細胞は、がん組織に向かって出動する。

キラーT細胞もヘルパーT細胞と同様に、センサー分子のT細胞受容体（TCR）を備えている。そしてがん細胞を見つけるとTCRを使ってがん細胞のMHC分子の中をのぞき込む。樹状細胞から知らされた敵と同じ姿のがん抗原を見つけたら、やることはただ一つ。ただちにがん細胞を殺しにかかるのだ。

免疫学ことはじめ

体細胞の抗原提示

体細胞に備わった抗原提示のしくみは、本来、体の外から侵入してきた病原体を撃退するためのメカニズムだ。

生体の中では、ウイルスや病原菌が、抗体などでは手が出せない体細胞の中に入り込んでしまうことがしばしば起こる。こうなると、病原体の侵入を許した細胞は、自力での対処を迫られる。そこで細胞は、樹状細胞そっくりの技を身につけた。病原体をたんぱく質分解酵素でバラバラにして、細胞表面に掲げるという方法だ。

病原体やがんに侵され、細胞としての機能を失った細胞は、もはや回復が望めない。すると細胞は〝自決〟の覚悟を固め、キラーT細胞に「私を殺して」というサインを示す。これが「もう一つの抗原提示」の実態だ。

MHC分子には「クラス1」と「クラス2」という二種類の分子があることもわかっている。クラス1は体細胞（生殖細胞など一部は除く）と免疫細胞のどちらにもあるMHC分子。クラス2は樹状細胞のような抗原提示細胞だけが備えるMHC分子だ。

トップクラスのがん抗原WT1

米国で始まったがん抗原発見競争の熱気は、やがて日本にも及んだ。大阪大学教授の杉山治夫もまた、がん抗原の魅力にとりつかれ、従来の研究テーマだった免疫遺伝子の再編成から離れ、がんワクチンの研究を開始した一人だった。

杉山の研究成果を最初に語っておこう。それは「WT1」というたんぱく質が、世界でトップクラスのがん抗原であることを突きとめ、白血病の検査薬として確立したことだ。日本の医療現場でがんワクチンの効用が希薄なものにとどまっている中では、屈指の成果である。

白血病の患者から採取した検体に、ウィルムス腫瘍遺伝子が異様に多く現れていることを杉山がわが目で見たのは、一九九〇年代初期のことだったろうか。ウィルムス腫瘍とは小児がかかる腎臓がんの一つで、WT1と名づけられた遺伝子が変異して起きる。杉山はこの遺伝子が発現してできるWT1たんぱく質を、白血病細胞の表面で大量に発見したのだ。

このとき、杉山は直感的に「これほど多くあるのなら白血病の腫瘍マーカー（目印）に使える」と思ったのだという。

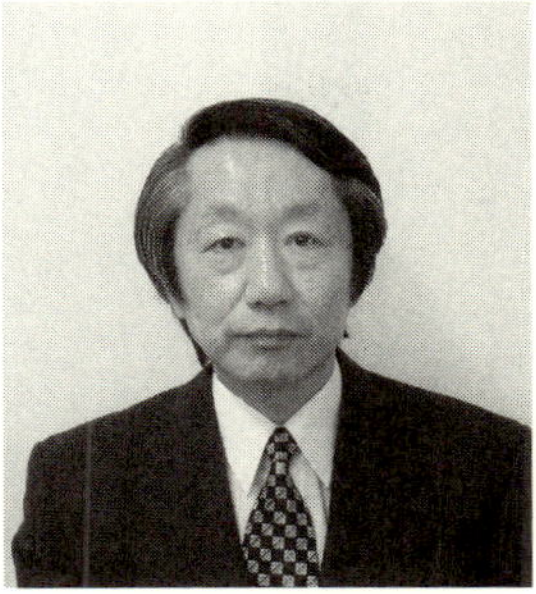

杉山治夫

研究を重ねた杉山は、急性骨髄性白血病、急性リンパ性白血病、慢性骨髄性白血病など、ほとんどすべての白血病細胞にWT1が高頻度で現れていることを突きとめ、一九九四年、血液分野の論文誌『ブラッド』に論文を発表した。タイトルは「急性白血病の検出のための新しいマーカーWT1」である。

ところが、この論文には欧米の研究者からさまざまなクレームがついた。当時、WT1遺伝子は、がんの発生を抑制する働きを持つがん抑制遺伝子と考えられていた。そんな遺伝子ががん細胞の表面に現れるはずがない、というのである。海外の研究者は相次いで杉山論文を否定する研究論文を発表した。杉山にはつらく苦しい年月が、しばらく続くこととなった。

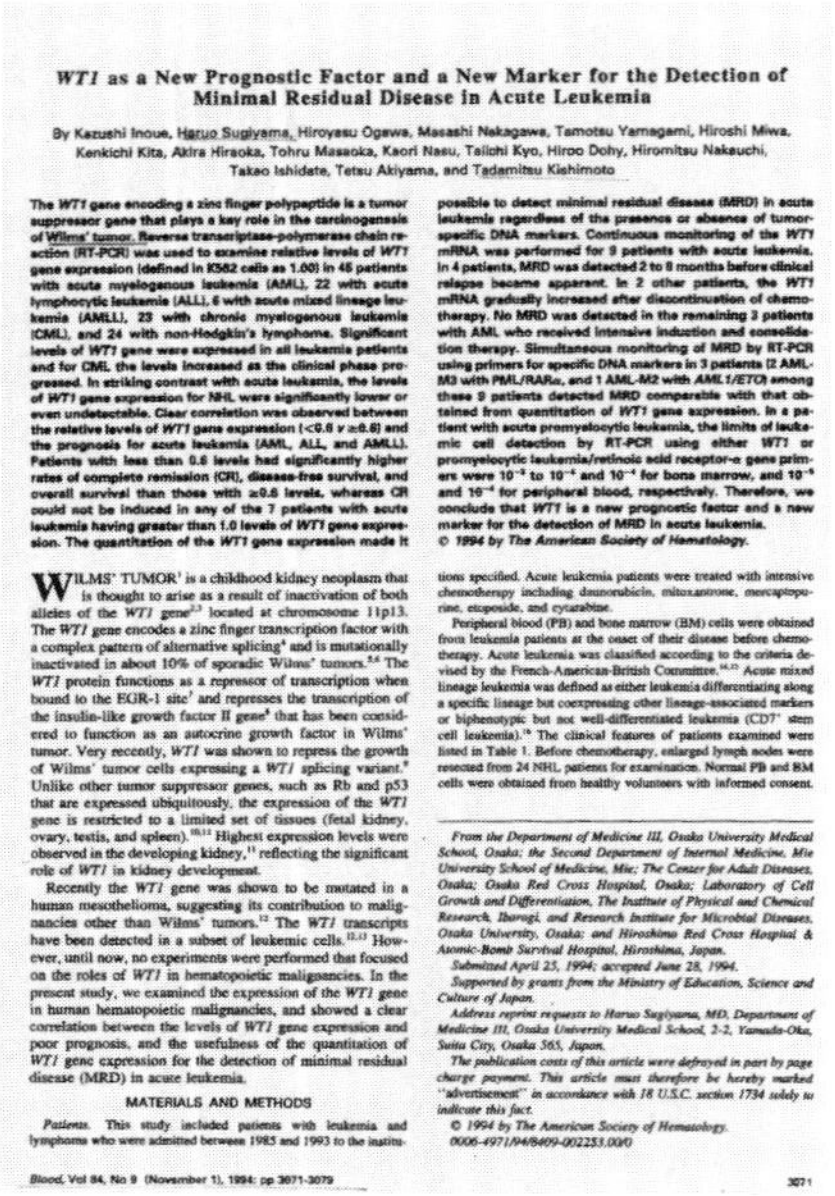

WT1 as a New Prognostic Factor and a New Marker for the Detection of Minimal Residual Disease in Acute Leukemia

By Kazushi Inoue, Haruo Sugiyama, Hiroyasu Ogawa, Masashi Nakagawa, Tamotsu Yamagami, Hiroshi Miwa, Kenkichi Kita, Akira Hiraoka, Tohru Masaoka, Kaori Nasu, Taiichi Kyo, Hiroo Dohy, Hiromitsu Nakauchi, Takao Ishidate, Tetsu Akiyama, and Tadamitsu Kishimoto

The *WT1* gene encoding a zinc finger polypeptide is a tumor suppressor gene that plays a key role in the carcinogenesis of Wilms' tumor. Reverse transcriptase-polymerase chain reaction (RT-PCR) was used to examine relative levels of *WT1* gene expression (defined in K562 cells as 1.00) in 45 patients with acute myelogenous leukemia (AML), 22 with acute lymphocytic leukemia (ALL), 6 with acute mixed lineage leukemia (AMLL), 23 with chronic myelogenous leukemia (CML), and 24 with non-Hodgkin's lymphoma. Significant levels of *WT1* gene were expressed in all leukemia patients and for CML the levels increased as the clinical phase progressed. In striking contrast with acute leukemia, the levels of *WT1* gene expression for NHL were significantly lower or even undetectable. Clear correlation was observed between the relative levels of *WT1* gene expression (<0.6 *v* ≥0.6) and the prognosis for acute leukemia (AML, ALL, and AMLL). Patients with less than 0.6 levels had significantly higher rates of complete remission (CR), disease-free survival, and overall survival than those with ≥0.6 levels, whereas CR could not be induced in any of the 7 patients with acute leukemia having greater than 1.0 levels of *WT1* gene expression. The quantitation of the *WT1* gene expression made it possible to detect minimal residual disease (MRD) in acute leukemia regardless of the presence or absence of tumor-specific DNA markers. Continuous monitoring of the *WT1* mRNA was performed for 9 patients with acute leukemia. In 4 patients, MRD was detected 2 to 8 months before clinical relapse became apparent. In 2 other patients, the *WT1* mRNA gradually increased after discontinuation of chemotherapy. No MRD was detected in the remaining 3 patients with AML who received intensive induction and consolidation therapy. Simultaneous monitoring of MRD by RT-PCR using primers for specific DNA markers in 3 patients (2 AML-M3 with PML/RARα, and 1 AML-M2 with *AML1/ETO*) among these 9 patients detected MRD comparable with that obtained from quantitation of *WT1* gene expression. In a patient with acute promyelocytic leukemia, the limits of leukemic cell detection by RT-PCR using either *WT1* or promyelocytic leukemia/retinoic acid receptor-α gene primers were 10^{-3} to 10^{-4} and 10^{-4} for bone marrow, and 10^{-3} and 10^{-4} for peripheral blood, respectively. Therefore, we conclude that *WT1* is a new prognostic factor and a new marker for the detection of MRD in acute leukemia.
© 1994 by The American Society of Hematology.

WILMS' TUMOR[1] is a childhood kidney neoplasm that is thought to arise as a result of inactivation of both alleles of the *WT1* gene[2,3] located at chromosome 11p13. The *WT1* gene encodes a zinc finger transcription factor with a complex pattern of alternative splicing[4] and is mutationally inactivated in about 10% of sporadic Wilms' tumors.[5,6] The *WT1* protein functions as a repressor of transcription when bound to the EGR-1 site[7] and represses the transcription of the insulin-like growth factor II gene[8] that has been considered to function as an autocrine growth factor in Wilms' tumor. Very recently, *WT1* was shown to repress the growth of Wilms' tumor cells expressing a *WT1* splicing variant.[9] Unlike other tumor suppressor genes, such as Rb and p53 that are expressed ubiquitously, the expression of the *WT1* gene is restricted to a limited set of tissues (fetal kidney, ovary, testis, and spleen).[10,11] Highest expression levels were observed in the developing kidney,[11] reflecting the significant role of *WT1* in kidney development.

Recently the *WT1* gene was shown to be mutated in a human mesothelioma, suggesting its contribution to malignancies other than Wilms' tumors.[12] The *WT1* transcripts have been detected in a subset of leukemic cells.[12,13] However, until now, no experiments were performed that focused on the roles of *WT1* in hematopoietic malignancies. In the present study, we examined the expression of the *WT1* gene in human hematopoietic malignancies, and showed a clear correlation between the levels of *WT1* gene expression and poor prognosis, and the usefulness of the quantitation of *WT1* gene expression for the detection of minimal residual disease (MRD) in acute leukemia.

MATERIALS AND METHODS

Patients. This study included patients with leukemia and lymphoma who were admitted between 1985 and 1993 to the institutions specified. Acute leukemia patients were treated with intensive chemotherapy including daunorubicin, mitoxantrone, mercaptopurine, etoposide, and cytarabine.

Peripheral blood (PB) and bone marrow (BM) cells were obtained from leukemia patients at the onset of their disease before chemotherapy. Acute leukemia was classified according to the criteria devised by the French-American-British Committee.[14,15] Acute mixed lineage leukemia was defined as either leukemia differentiating along a specific lineage but coexpressing other lineage-associated markers or biphenotypic but not well-differentiated leukemia ($CD7^+$ stem cell leukemia).[16] The clinical features of patients examined were listed in Table 1. Before chemotherapy, enlarged lymph nodes were resected from 24 NHL patients for examination. Normal PB and BM cells were obtained from healthy volunteers with informed consent.

From the Department of Medicine III, Osaka University Medical School, Osaka; the Second Department of Internal Medicine, Mie University School of Medicine, Mie; The Center for Adult Diseases, Osaka; Osaka Red Cross Hospital, Osaka; Laboratory of Cell Growth and Differentiation, The Institute of Physical and Chemical Research, Ibaragi, and Research Institute for Microbial Diseases, Osaka University, Osaka; and Hiroshima Red Cross Hospital & Atomic-Bomb Survival Hospital, Hiroshima, Japan.

Submitted April 25, 1994; accepted June 28, 1994.
Supported by grants from the Ministry of Education, Science and Culture of Japan.

Address reprint requests to Haruo Sugiyama, MD, Department of Medicine III, Osaka University Medical School, 2-2, Yamada-Oka, Suita City, Osaka 565, Japan.

The publication costs of this article were defrayed in part by page charge payment. This article must therefore be hereby marked "advertisement" in accordance with 18 U.S.C. section 1734 solely to indicate this fact.

0006-4971/94/8409-0022$3.00/0

Blood, Vol 84, No 9 (November 1), 1994: pp 3071-3079

3071

杉山が1994年に『ブラッド』に発表した論文

白血病の検査薬として確立

論敵を黙らせる方法は、自らの説が正しいことを事実で証明することだ。杉山の場合、それはＷＴ１を利用した白血病の検査法を開発することだった。

アイデアはこうだった。白血病細胞の中にはＷＴ１遺伝子が存在し、遺伝暗号が読み解かれると、その情報はメッセンジャーＲＮＡへと写し換えられる。ならば、血中の白血病細胞から抽出したメッセンジャーＲＮＡを測定すれば、白血病細胞の数を推定することができるだろう――。

この新しい検査法は、とても精度が高かった。白血病はリンパ球などの白血球ががん化して起きる病気だ。杉山の手法を使えば十万個の白血球にたった一つしかない白血病細胞も、検出することができた。

白血病患者の治療で、杉山の検査法は大きな効果を発揮した。ここに白血病にかかった人がいて、抗がん剤による治療を受けたとしよう。治療が効果を発揮し症状が好転したら、やがて医師はこう告げるだろう。「よかったですね。寛解状態になりましたよ」と。

だが、楽観は禁物だ。抗がん剤の投与によって、当初、患者の体内にあった膨大な数の白血病細胞は急速に減っていく。しかし杉山によると、たとえ寛解にいたったとしても、体内にはなお少なからぬ白血病細胞が残っている、という。

従来は容態が好転したように見えたとき、医師はカンと経験を動員して「もう少しこれまでの治療を継続したほうがいい」だとか「もう治療をやめてもいい」などと判断していた。しかし、そうしたやり方は、実は裏づけに乏しいものだったのだ。

それに比べて、杉山の開発した方法は科学的で実践的だった。患者の体内に残っている白血病細胞がどれほどあるのかを定量的に把握し、治療の継続・中止を判断できる的確なデータを現場の医師に提供できたからだ。

杉山の研究成果には製薬会社大手の大塚製薬が注目した。急性骨髄性白血病の検査薬として厚生労働省に製造承認を申請し、二〇〇六年に異例の速さで認められた。翌年には医療保険も適用された。現在では「白血病を治療するために不可欠で、特に病気の再発を早期に診断するのに最適」との評価が固まり、海外にも利用が広がりつつある。

米国立がん研究所がトップの評価

このあと杉山は、検査薬だけでは満足できず、WT1を駆使したがん治療へと歩み出すことになるのだが、その前に、WT1がその後、がん抗原として世界的にどれほどの評価を得たのかを語っておこう。

次ページの図をご覧いただきたい。これは米国立がん研究所が二〇〇九年に公表した「がん抗原の有用性ランキング」だ。調査の対象は七十五の代表的ながん抗原。これらを「臨床効果」「免疫原性」「発現レベル・陽性率」など九項目で評価したところ、WT1は最高の評価点を獲得してトップにランクされた。

当初、白血病のがん抗原として発見されたWT1は、この頃には肺がん、乳がんなどほぼすべてのがん細胞から検出されていた。

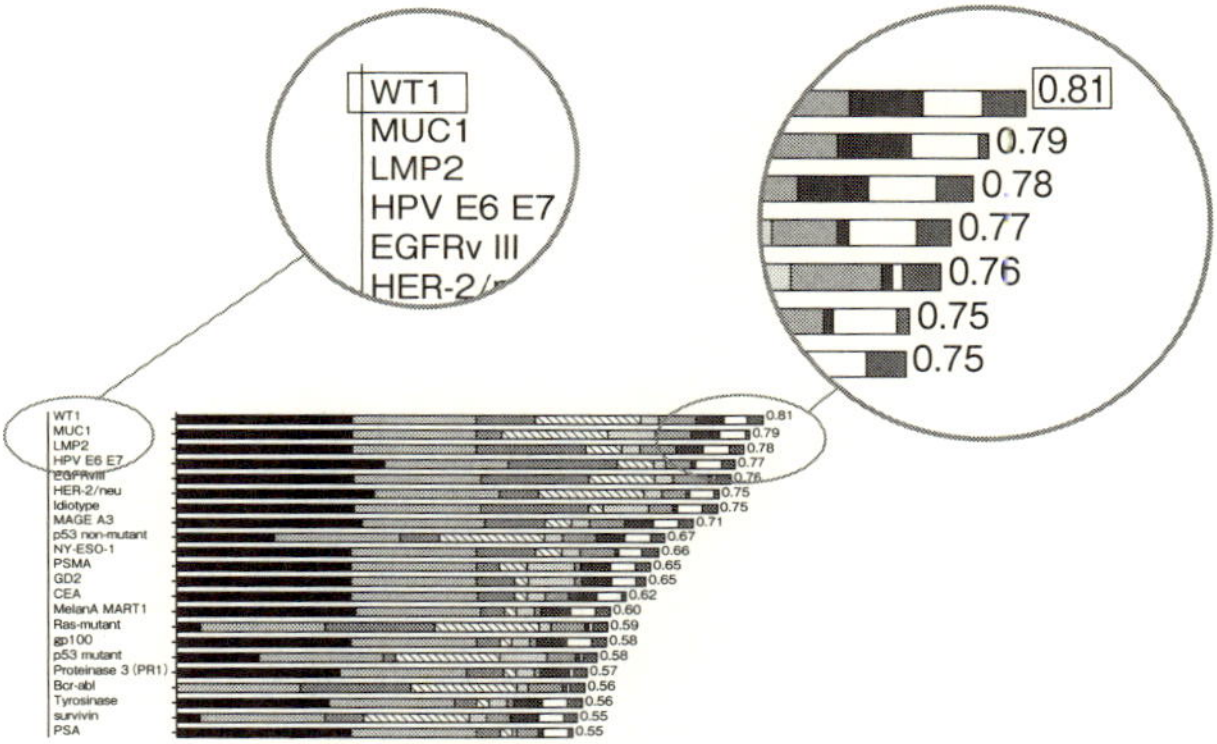

米国立がん研究所が2009年に公表した「がん抗原の有用性ランキング」
（Clinical Cancer Researchより）

杉山の分析によると、がん細胞の表面にあるＷＴ１たんぱく質は、約四百五十個のアミノ酸でできている。ただし、このうちがん抗原として強力に働くのは、九個ほどのアミノ酸からなるペプチドだ。

彼がこのあと、がんペプチドワクチンとして利用するのは、このペプチド部分に改良を加えた「ＷＴ１ペプチド」と呼ばれるものだ。

米国立がん研究所によってトップの評価を与えられたがん抗原を、民間の医薬品企業は放っておかなかった。バイオベンチャーのテラは、樹状細胞ワクチンにＷＴ１ペプチドを使用するための独占実施権を獲得。大日本住友製薬は二〇一〇年に、ＷＴ１を元に作った新しいペプチドによるがんワクチンを使い、骨髄異形成症候群（前白血病状態）の患者を治療する臨床試験を開始した。

スタインマンのがん治療では、彼の体内から摘出したがん組織を使って樹状細胞ワクチンをつくった。だが、そんな手間ひまをかけるより、小さなペプチドを使えるようになれば現場の医師も歓迎するし、製造コストも小さくなる。これらの特徴は製薬企業には魅力的に映ったはずだ。

免疫学ことはじめ

がん抗原のタイプ

がん抗原はいくつかのタイプに分類できる。たとえば、がん精巣抗原とも呼ばれるNY-ESO-1は、正常細胞（精巣を除く）では発現せず、がん細胞だけに現れる。また、HE《ハー》R2《ツー》（ヒト上皮増殖因子受容体2型）は正常細胞にも少数ながら発現するが、がん細胞には異常に多く現れる。これら以外に、腫瘍胎児抗原といって胎生期の組織とがん細胞に現れるがん抗原もある。

WT1をがん治療に

杉山がWT1を検査薬としてだけでなく、ワクチンとしてがんの治療にも使えるのではないかと考えはじめたのは一九九〇年代後半のことだったろうか。白血病細胞で見つかったWT1は、その後、他のがんでも続々と発見されていた。

その頃、海外ではMAGEやNY-ESO-1などのがん抗原を利用したがんワクチン療法が始まっていた。杉山の耳にも海の向こうから伝わってくるニュースが届いていたことだろう。

この時期、日本の医学界ではまだ、がんの免疫療法に市民権は与えられていなかった。「効果がある」と認められていたのは、外科手術、放射線治療、抗がん剤投与（化学治療）の三つだけ。いわば免疫療法は日陰者だった。そうした〝常識〟を覆して周囲をびっくりさせたいという功名心も、杉山にはあったのだろう。

幸い、彼が育った大阪大学は、がんの免疫療法に寛大な大学だった。学長を務めた山村雄一がかつてCWS（BCGの細胞壁の骨格成分）によるがん治療を試みたことがあったからだ。

CWSは患者の体内に病原菌成分を送り込んで自然免疫系の免疫細胞を刺激し、がん細胞を退治させるタイプのがんワクチンだった。

杉山が学内の倫理委員会の承認を得て、阪大病院でがんワクチンの臨床試験を開始したのは二〇〇〇年の年末のこと。彼はWT1ペプチドを、白血病や乳がん、肺がんの末期患者に注射した。この治療によって、患者の一部には少なからぬ回復を見せる人も現れた。

阪大以外でも久留米大学などが臨床試験や先進医療制度を活用する形でがんワクチンによる治療を試みるなど、がんワクチンは次第に日本でもその名を知られる免疫療法の一つとなり、期待も高まっていった。

免疫学ことはじめ

がんのBCG療法

歴史をたどると、がんの免疫療法のさきがけとなったのは、一九七〇年代から八〇年代にかけて世界の医師や研究者に流行した、がんのBCG療法だった。

結核の予防ワクチンとして知られるBCGの成分は、ウシ型結核菌。がんとは直接の関連はないが、病原菌を患者の体内に注射して、ナチュラルキラー細胞などの自然免疫系の細胞を活性化し、がん細胞を攻撃させるのがBCG療法のしくみだった。

現在ではBCG療法はほとんど消え去ったが、膀胱がんに対しては有効な治療法として認められ、医療現場でBCGが使われている。大阪大学の山村が利用したCWSの正体は、ウシ型結核菌の細胞壁の骨格成分。その点でCWS療法はBCG療法の仲間といえる。

がん免疫治療のパイオニアとして知られるのが、いまから百年以上前に米国のニューヨークがん病院（スローン・ケタリングがんセンターの前身）に勤務していた外科医のW・コーリーだった。

コーリーはがんの手術後に感染症にかかった患者の、がんが縮小している現象に注目。がん患者に対して弱毒化した病原菌を意図的に投与し、がん治療を試みた。「コーリーの毒」療法として現代に語り継がれる治療法である。

越えられない「統計の壁」

だが、がんワクチンにはいささかつらい現実が待ち受けていた。海外を含めてがんワクチンの有効性を証明できない事例が相次いだからだ。一部の患者に顕著な効果が出ることはあった。しかし患者全体を見ると効果は希薄で、科学的・統計的に「効果あり」との領域にいまだ到達できていない。

説明しよう。がんワクチンの効果を調べる臨床試験が始まったとする。試験ではたとえば、あるグループの患者は抗がん剤とがんワクチンで治療し、もう一方のグループには抗がん剤と、がんワクチンを装った偽薬を投与して両者を比較することになる。

がんワクチンに効果があるのなら、データを統計的に解析すれば、本物のワクチンを投与したグループからは他方と比べてがん組織がより小さくなったり、より延命期間が延びたりといった結果が現れるはずだ。

ところが現実は厳しかった。数十人規模の臨床試験を実施すれば、何人かの容態は回復した。しかし患者全体のデータを統計的に分析してみると、がんワクチンの有効性を確認できなかったのだ。

杉山のWT1とて例外ではない。既存の抗がん剤との併用療法を試みるなど努力を重ねたが、「統計の壁」はいまのところ越えられてはいない。がんワクチンは期待ほどには成長せず、日本では厚生労働省に承認されて公的医療保険の対象となったがんワクチンは存在していない。がんワクチンはいまだ研究段階にとどまっているのだ。

このように効用が未確認のがんペプチドワクチンや樹状細胞ワクチンによる治療を、自由診療の形でがん患者に施す民間のクリニックも少なからず現れた。公的な医療保険が適用されない治療なので患者の金銭的な負担は非常に重い。未成熟な技術が社会にもたらした影の部分である。

話を戻そう。なぜ、これほどまでがんワクチンは苦戦しているのか、その理由は、ここまで本書を読み進められた読者なら見当がつくかもしれない。がんワクチンは確かに一時的には免疫細胞の攻撃力を高められる。しかしその傍らで、さまざまな悪役が免疫細胞にブレーキをかけ、せっかくの効果を帳消しにしてしまっているのだ。

だが現代の免疫学は窮状を打開するヒントを見いだしたかに見える。それは何か。謎解きは第四章にゆだねることにしよう。

免疫学ことはじめ
子宮頸がんワクチン

医療現場では、樹状細胞ワクチンやがんワクチンのような治療用のワクチンとは違って、予防を目的としたがんワクチンが使われている。子宮頸《けい》がんの予防ワクチンだ。

女性の子宮の入り口部分（子宮頸部）にできる子宮頸がんは、ヒトパピローマウイルス（ＨＰＶ）の感染で引き起こされることがわかっている。

そこで開発されたのが、ウイルスの感染を防ぐ子宮頸がんワクチン。遺伝子組み換え技術によってウイルスによく似てはいるが遺伝子を持たない偽物ウイルスを作成し、これを抗原、つまりワクチンとして利用するのだ。接種を受けておけば、体内の免疫細胞がウイルスの特徴を覚えて、ＨＰＶの感染を防いでくれる。

海外では百ヵ国以上で使用実績があり、少なからぬ予防効果が確認されている。HPVの発見者はドイツのハラルド・ツア・ハウゼン。二〇〇八年にノーベル生理学・医学賞を受賞した。

ただし日本では、「ワクチンの副反応によって健康が損なわれた」という患者や保護者からの懸念の声を受け、厚生労働省が積極的な勧奨を控える事態が続いている。副反応の有無や原因についてはさまざまな説が語られているが、はっきりとはわかっていない。

第4章　免疫チェックポイント分子の物語

標的は免疫の内にあり

体を傷つける外科手術にも、強烈な副作用を伴う抗がん剤にも頼らず、免疫の力でがんを治療できれば、どれほど素晴らしいことだろう。こう願った医師や研究者たちは、百年以上も前からさまざまな免疫療法を考案しては、がんという病気と戦ってきた。

しかしがんは、彼らの挑戦を一世紀以上にわたって、はね返し続けてきた。なぜ免疫療法はがんに及ばなかったのか、そのわけは最近になってようやく判明した。

私たちは「免疫チェックポイント分子」という重大な存在に気づいていなかったのだ。たとえば、がんペプチドワクチンや樹状細胞ワクチンは、体内に注入したがん組織の断片によって免疫を刺激し、免疫細胞の攻撃力を強めようとしたものだった。医学の歴史を振り返ってもインフルエンザなど多くの感染症に対して、ワクチン療法は多大な効用を発揮してきた。だからこの理屈は一見、正しいように思える。

しかし、がんと戦う免疫というシステムの内側には、間違って自分を攻撃したり、相手を退治したあとも無意味に攻撃を続けたりするなどの「やりすぎ」が起こらないように、頃合いをみて「撃ち方やめ」のシグナルを出すチェックポイント分子がいた。

チェックポイント分子とは、いわば自動車のブレーキペダルにあたる免疫のブレーキボタン。そしてがんは、このブレーキボタンを押す特殊な分子を細胞表面に出して、免疫細胞の攻撃をストップさせるという悪知恵を持ちあわせていたのだ。

だから、がんワクチンによってがんに対する攻撃力は高まっても、それは一時的で、長続きしない。がんと戦う免疫細胞の勢いは、次第に弱まっていく。煎じつめれば、免疫療法の邪魔をする「敵」は、免疫自身が内包していた攻撃抑制のからくりだったのだ。

だが、私たち人類は二十一世紀に入って、免疫のがんへの攻撃をノンストップに続けさせるための新しい医薬を手に入れた。それが、撃ち方やめのシグナルを出すチェックポイント分子をがん細胞に操作されないようにブロックする抗体医薬だ。

新薬の最終的な目標はがん退治ではあっても、抗体は直接がんを襲わない。標的として狙うのは、免疫の一員であるチェックポイント分子。かつてない顕著な効果を目の当たりにした研究者からは「がんの免疫治療にパラダイムシフトが起きた」という感激の言葉が漏れた。

特筆すべきは、悪性の皮膚がんであるメラノーマ（悪性黒色腫）患者を対象に北米や欧州で行われた臨床試験で、従来、治療の主役とされてきた抗がん剤を凌駕する顕著な成果を新薬があげたことだった。「副作用は少ないが効果も微少」と揶揄《やゆ》されてきた免疫療法が、ライバルの抗がん剤に一矢を報いてみせたのだ。

メラノーマだけではない。肺がんの治験でも新薬は無視できぬ成果をあげ、適用範囲を足早に拡大しつつある。

こうした成果に時代の変化を感じとったのだろう。米科学誌の『サイエンス』は二〇一三年に起きた科学の十大ブレークスルー（飛躍的進歩）のトップに「がんの免疫療法」を選出した。前年の第一位はノーベル物理学賞のテーマとなった「ヒッグス粒子の存在確認」。新しいがん治療法への科学ジャーナリズムの期待がいかに大きいかがわかる。

本章の狙いは、これまで断片的に語ってきたCTLA-4やPD-1といった免疫チェックポイント分子について、発見からがん治療薬として開花するまでのストーリーを、研究者が流した汗とともに読者に伝えることだ。

特にPD-1分子は日本の本庶佑（現・静岡県公立大学法人理事長、京大客員教授）らによって発見された分子。働きや効用のほぼすべてが日本の研究者によって解明されたことは、日本人として誇らしく思える成果だ。

それでは免疫チェックポイント分子の物語を始めよう。話はいまから三十年ほど時計の針が逆戻りした、一九八〇年代からスタートする——。

仏チームがCTLA-4分子を発見

免疫チェックポイント分子として最初に注目されたCTLA-4分子の営みに、研究者はどのようにして気づいたのだろうか。きっかけは一九八七年に、フランスの研究チームがキラーT細胞の表面から新しい分子を発見したことだった。

ただし、彼らはキラーT細胞の表面に出現していた分子の遺伝子をひとまず捕捉しただけ。その分子がどんな働きをしているのかについては、ほとんどわかっていなかった。

そこで研究者たちはひとまずこの分子に「cytotoxic T-lymphocyte-associated antigen 4（細胞傷害性Tリンパ球抗原4）」という名前を与えた。「細胞傷害性Tリンパ球」とはキラーT細胞のこと。「CTLA-4」とは、この学術名の頭文字を並べた略称だ。要はキラーT細胞の表面から見つかった分子に、機械的に文字を割り当てたにすぎない。

二十一世紀を生きる私たちは、CTLA-4分子が世界で初めて見つかった免疫チェックポイント分子だということを知っている。当時の研究者も、この分子と免疫やがんとのかかわりが少しでもわかっていたら、もっとしゃれた名前を与えたかもしれない。しかし、当時はモノクローナル抗体技術を使って、とにもかくにも新しい分子を捕まえることが優先された時代だった。

それでもしばらくの時間がたつと、この新分子の働きを探ろうとする研究グループがいくつか現れた。北米の研究者たちが遺伝子操作でＣＴＬＡ－４分子ができないようにしたネズミをつくり、観察したのだ。

彼らは意外な実験結果に驚いた。遺伝子操作を受けた実験動物のネズミは、生まれて四週間ほどでバタバタと死んでしまったのだ。解剖すると、ネズミの体内ではあちらこちらの組織が免疫細胞に攻撃されて、大きなダメージを受けていた。一九九五年頃のことだった。

米国のアリソンががん治療に応用

同じ時期、米国の西海岸にもまた、ＣＴＬＡ－４分子の魅力にとりつかれた男がいた。当時、米カリフォルニア大バークレー校の教授で、免疫の研究をしていたジェームズ・アリソン。やがて専門をＣＴＬＡ－４分子の臨床応用へと大胆に変更することとなる研究者だ。

なぜＣＴＬＡ－４分子を消し去るとネズミは死んでしまうのか。彼は、ＣＴＬＡ－４は免疫細胞の営みにブレーキをかける分子だ、とする仮説をたてた。だから、この分子を生まれつき持たないネズミでは、キラーＴ細胞が正常な臓器や組織をも延々と攻撃し、命を奪ったのだろう、と推理を働かせた。

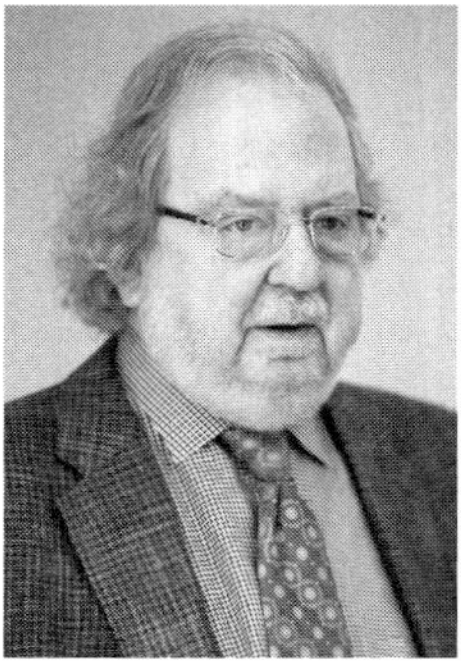

ジェームズ・アリソン
(picture alliance/アフロ)

日本の坂口によって、CTLA-4分子を常に細胞表面に保有する制御性T細胞が世界に知れわたったのは二〇〇〇年代の初期だった。アリソンはそれよりはるか以前に、制御性T細胞とはまったく別のルートで、CTLA-4分子に近づいていた。

アリソンの想像力は、がん治療にも及んだ。

キラーT細胞の表面にあるCTLA-4分子は、しかるべき相手と結合すると、T細胞の攻撃活動を抑制するようだ。ならばCTLA-4分子と結合する抗体をつくり、本来の分子との合体を邪魔してやれば、キラーT細胞の攻撃力は弱まらず、がん細胞の退治に役立ってくれるかもしれない——。

幸い、一九九〇年代には、この程度の抗体は難なくつくれるほどに抗体作成技術は進歩していた。アリソンは早速、CTLA-4分子をブロックする抗CTLA-4抗体を作成し、実験を開始した。大腸がんなどのがん細胞を移植しておいたネズミに抗体を投与して、効果のほどを確かめるのだ。

アリソンの読みは当たった。一定の時間が経過したあと解剖すると、ネズミの体内のがん組織は期待通り、消失したり劇的に縮小したりしていた。彼がこの成果を米『サイエンス』に発表したのは一九九六年のことだった。

メダレックスと二人三脚

アリソンの成果に対し、製薬企業はどんな反応を見せたのだろうか。CTLA－4分子を阻害する抗体とは、いま世界で注目を集めるがん治療用の抗体医薬ヤーボイのことだ。ならば大手企業はわれ先にと、共同研究を申し入れたに違いないと読者は思われたかもしれない。アリソンもそう期待した。

だがどうしたことか、多くの医薬品企業は静観したままだった。一九九〇年代の日本の医学界が免疫療法を日陰者扱いしたほどではないにせよ、当時の米国もがんの免疫療法には懐疑的だった。坂口の制御性T細胞がなかなか市民権を得られなかったのと同様に、アリソンの成果に飛びつく企業は少なかった。

結局、アリソンが手を組んだ相手は、著名とは言い難いバイオベンチャーのメダレックスだった。成果を発表してから三年の歳月が流れた一九九九年のことだ。

アリソンは予想外に多くの時間を費やしてしまった。しかし見返りはあった。メダレックスは、抗体のすべての成分を人由来のたんぱく質に置き換えたヒト抗体をつくり上げたのだ。がんに苦しむ患者に抗体を投与して臨床試験を始めるには不可欠なステップだ。その抗体は「ＭＤＸ

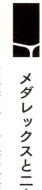

－010」と呼ばれた。

臨床試験では短期間に目立った成績はあがらなかった。当時は現在と違って、チェックポイント分子の働きのすべてが解明されていなかったためで、そうそう簡単に顕著な成果を示せるはずもなかった。それでも、ゆっくりとではあるが注目すべき成果も着実に出はじめ、アリソンの知名度は次第に高まっていった。

転機は二〇〇〇年代半ばに訪れた。アリソンは、がんの研究で世界最高水準のスローン・ケタリングがんセンターに招かれ、がん免疫を研究するために発足した新しい組織の主任となった。ひとかどの研究リーダーとして認められた証しである。彼は二〇一五年には、米ラスカー財団からラスカー・ドゥベーキー臨床医学研究賞を受賞した。

ブリストルの先見の明

こうしたアリソンの試みを、虎視《こし》眈々《たんたん》と見つめている医薬品の大手企業もあった。バイオ医薬品のラインアップを充実させようと、将来性のあるバイオベンチャーを物色していた米ブリストル・マイヤーズスクイブだった。

ブリストルが動いたのは、二〇〇九年。約二十四億ドル（当時の為替相場で約二千二百五十億円）という巨費を投じて、メダレックスの買収に打って出たのだ。

ブリストルに先見の明があったというべきなのか、同社はメダレックスの先進的な研究に注目していた。そして臨床試験で良好な成績が出はじめたタイミングを見はからい、メダレックスをそっくり飲み込んだのだ。

それからたった一年ほどで、ブリストルは「メラノーマ患者の生存期間を有意に改善した」と同業他社を驚かせる成果の発表にこぎつけた。

同社が二〇一〇年に開催された米国臨床腫瘍学会の年次総会で明らかにした成果の詳細は、こうだった。臨床試験に参加したのは、進行性で切除不能なメラノーマ患者六百七十六人。新薬の抗ＣＴＬＡ－４抗体を投与したところ、患者の一年生存率は約四六％で、在来のがんワクチンだけを与えられた対照群の約二五％と比べ、生存率は顕著に増えた。

二年生存率は二四％と減りはするが、それでも対照群の一四％を大きく上回った。生存期間の中央値は抗体投与を受けた患者の場合は約十ヵ月、ワクチンだけの患者は六・四ヵ月。新薬は生存期間を四ヵ月ほど延ばすという、目に見える成果をあげたのだった。

メラノーマをただの皮膚がんと軽視してはいけない。悪性黒色腫とおぞましく形容されるように、このがんはとても悪質で、末期にいたると余命は数ヵ月とされる厳しい病気だ。だが、人類はこの病気の進行を抑え、家族とともに過ごす貴重な期間を少なからず延ばしてくれる新薬を開発したのだ。

米食品医薬品局は駆け足で審査を進め、二〇一一年三月に抗CTLA－4抗体を切除不能なメラノーマに対する治療薬として承認した。免疫チェックポイント分子を阻害してがんを治療する世界初の抗体医薬「ヤーボイ」の誕生である。

本書の第一章で、膵臓がんにかかったスタインマンが樹状細胞ワクチンの他に、ヤーボイによる治療を受けたことは読者にお知らせした。その時期は、ヤーボイが承認される一年ほど前のこと。スタインマン本人や周囲の友人たちの耳にも、この医薬の評判は届いていたのだ。

ブリストルは米国に続いて、欧州やカナダなどの医薬品審査当局からもヤーボイの承認を獲得。日本でも二〇一五年七月に厚生労働省から製造販売の承認を取得し、八月末から小野薬品と共同で国内販売を開始した。ヤーボイはメラノーマのみならず、腎臓がんや肺がんなどさまざまながんにも効果があるとみて、ブリストルは臨床試験を進めている。

一連の成果によって、抗CTLA－4抗体の効用にいち早く注目し、臨床応用に取り組んできたアリソンの名声がさらに高まったのはいうまでもない。彼は二〇一二年に、テキサス州立大MDアンダーソンがんセンターにスカウトされ、免疫研究の主任教授の席に就いた。MDアンダーソンがんセンターは、ニューヨークのスローン・ケタリングがんセンターといちにを争う世界トップレベルの総合がんセンターである。

制御性T細胞が登場しないアリソンモデル

ＣＴＬＡ－４分子とかかわりの深い坂口の制御性Ｔ細胞を、アリソンはどうみているのだろうか。実は研究を始めてから十数年ほどの間、彼の視野に制御性Ｔ細胞は入っていなかった。制御性Ｔ細胞という新しい免疫細胞の存在が世界に知れわたるのは、二〇〇〇年代の初期。このため好むと好まざるとにかかわらず、アリソンは制御性Ｔ細胞という〝大物役者〟が入らないモデルを描いていたのだ。

彼の考え方を説明しよう。

抗原提示の様子を示した次ページのイラストを見ていただきたい。まず樹状細胞が体内のがん組織から断片を奪い、それをヘルパーＴ細胞に提示する。このとき、キラーＴ細胞も樹状細胞とつながっていて、ヘルパーＴ細胞と同時に抗原提示を受けている。

こうして敵の顔を知ったキラーＴ細胞は、ヘルパーＴ細胞が放出する情報伝達分子の刺激を受けると、がん細胞への攻撃を開始するわけだ。ただし、キラーＴ細胞には攻撃が過度にならないようにするボタンが組み込まれている。それがＣＴＬＡ－４分子だ。

制御性Ｔ細胞がＣＴＬＡ－４分子を細胞表面に常に持っているのと違って、キラーＴ細胞には抗原提示を受ける前は、この分子は現れていない。しかし敵の顔を知ってがん細胞を攻撃しはじ

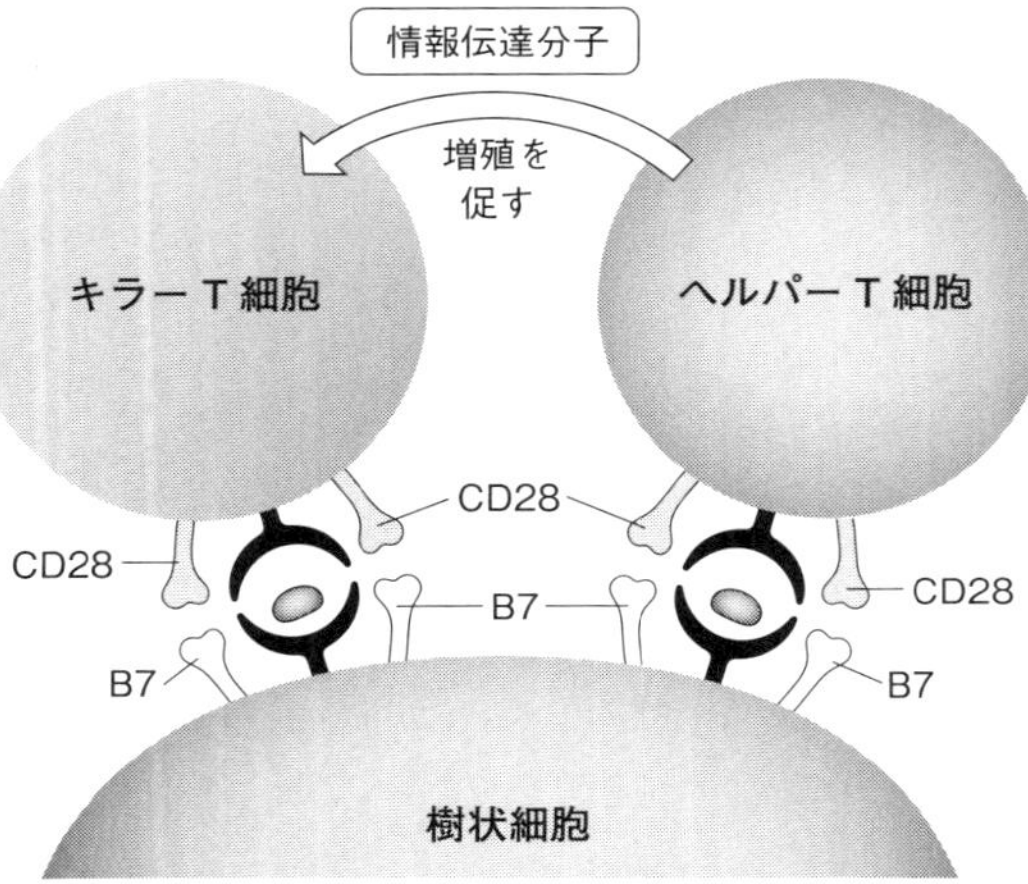

樹状細胞がヘルパーT細胞とキラーT細胞に抗原提示する様子

めると、ほどなくブレーキボタンが現れ、キラーT細胞のやりすぎを防止するわけだ。

T細胞の表面には通常、CD28という副刺激分子が出ていて、樹状細胞から抗原提示を受けるときに樹状細胞表面のB7分子（CD80分子やCD86分子）と結びつく。こうやってキラーT細胞は攻撃モードへ入っていく。

ところが、T細胞の表面にCTLA－4分子が現れると、キラーT細胞は攻撃態勢に入れなくなってしまう。

アリソンモデルを説明した次ページのイラストをご覧いただきたい。実はCTLA－4という分子は物理的に見るかぎり、副刺激分子CD28の〝そっくりさん〟。T細胞の表面に現れたCTLA－4は、CD28分子が結びつくはずのB7分子と結合して、「撃ち方やめ」の信号を

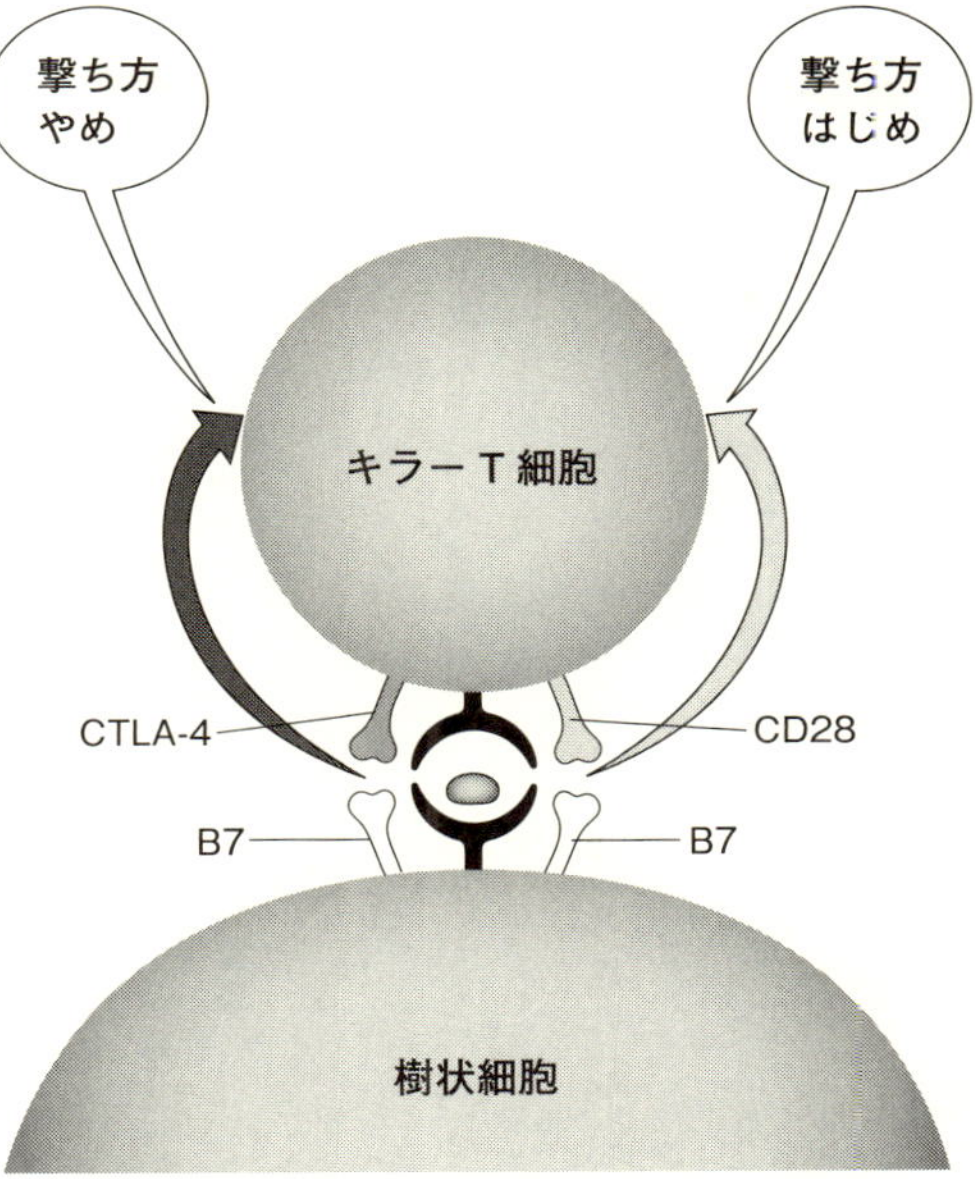

制御性T細胞が登場しないアリソンモデル

キラーT細胞に送り込む。

CD28分子はCTLA‐4分子とは逆に、いわば「撃ち方はじめ」の信号を発信する分子だ。ところが活性化したT細胞には、この分子と酷似しているがまったく逆のシグナルを送り出すCTLA‐4分子が現れるのだ。

通説では、CTLA‐4分子がB7分子と結合する力はCD28分子よりかなり大きい。その結果、CD28分子は結びつく相手を奪われて撃ち方はじめの信号を出せなくなり、キラーT細胞はがん細胞への攻撃ができなくなってしまう、というわけだ。

並び立つ坂口モデルとアリソンモデル

アリソンモデルと比較対照するために、坂口モデルをおさらいしておこう。次ページのイラストをご覧いただきたい。こちらのモデルでは樹状細胞の上で、ヘルパーT細胞などのT細胞と制御性T細胞が席を奪い合っている。

制御性T細胞の〝武器〟は、この細胞が常に〝装備〟しているCTLA−4分子。制御性T細胞がこの分子を使って樹状細胞と結びついてしまう、というのが坂口説によって描かれるモデルだ。

それでは坂口モデルとアリソンモデルのどちらが優位なのか。

制御性T細胞の存在は、がんとのかかわり以外でも、Foxp3遺伝子が暗躍するIPEX《アイペックス》症候群などによっても確かめられている。その点で私たち日本人は、坂口モデルの優位を信じたい。しかし、北米の少なからぬ研究者は、いまだ坂口モデルを受け入れていない。彼らには制御性T細胞が登場する以前からチェックポイント分子を研究してきたという自負と誇りがあるからだ。

交通整理をしてみよう。坂口サイドから眺めた場合、制御性T細胞を重視すべき材料は多くある。まず制御性T細胞には恒常的にチェックポイント分子が現れている。これに対し、アリソン

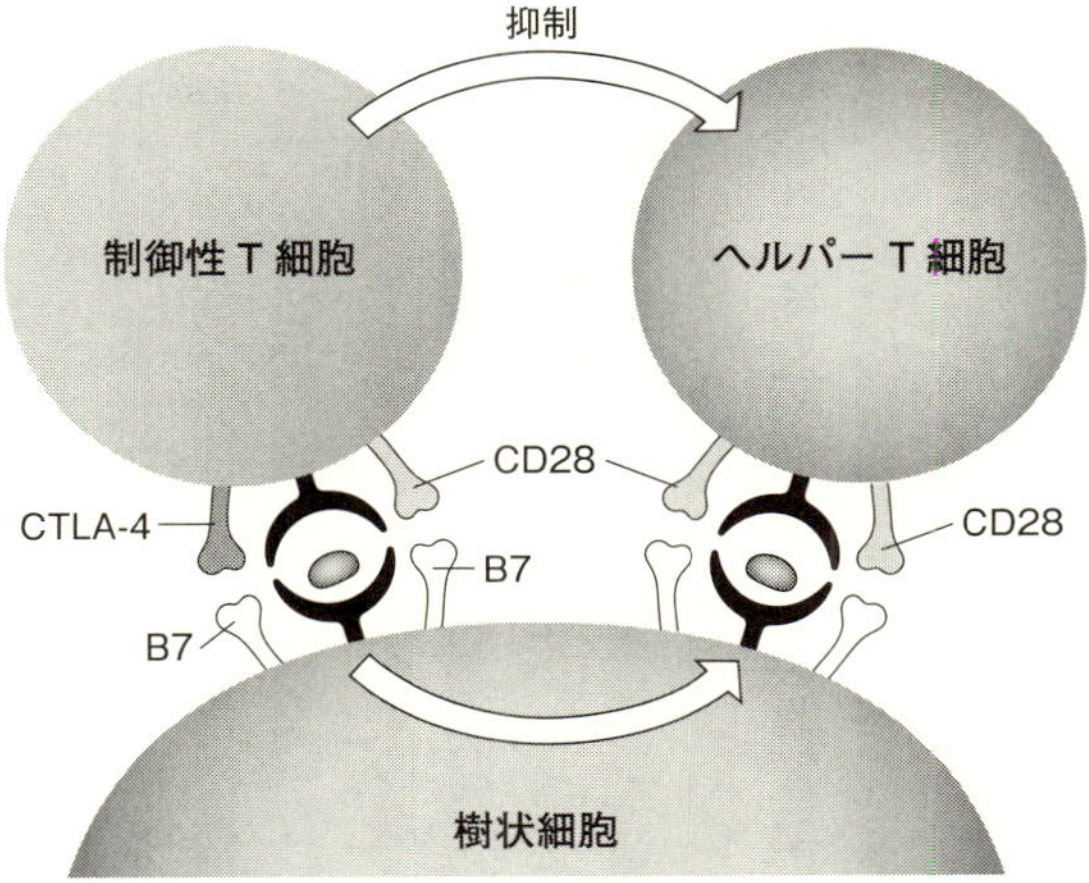

坂口モデル

のモデルでは、チェックポイント分子はT細胞が活性化した際に一時的に現れるものにすぎない。

「時間」の問題だけではない。坂口によると、制御性T細胞の表面には大量のチェックポイント分子が存在する。だが他の種類のT細胞ではチェックポイント分子の量は少なく、免疫の営みを抑制する働きも相対的に小さくなる。免疫にブレーキをかける力は、免疫抑制に特化した制御性T細胞のほうが大きいといわざるをえない。

一方、アリソンの側も反論材料にはこと欠かない。何よりアリソンには、CTLA-4分子の研究を進め、がんを治療する世界初の抗体医薬ヤーボイを開発した実績がある。

こんな変化球を投げることもできる。確かに制御性T細胞にはチェックポイント分子が最初から現れている。しかし、チェックポイント分子は他のT細胞にも現れており、制御性T細胞に特有のものではない。これをどう解釈するのか、というわけだ。

煎じつめればこの議論は、免疫の営みを抑制する存在として重視すべきは、制御性T細胞なのか、それともチェックポイント分子なのかという論点にたどりつく。

アリソンたちは当初、制御性T細胞に関する坂口の成果を認めようとしなかったという。だが時の経過とともにアリソンは次第に舵《かじ》をきり、いまでは坂口と面と向かうと「二説あるけど君の考え方のほうが重要かな」といった言葉を漏らすこともある、という。

しかし、それはリップサービスの域を出ないものかもしれない。さて読者のあなたはどう考えるだろうか。

新しいリウマチ治療薬も登場

ヤーボイで成功をおさめた米ブリストルは、チェックポイント分子のCTLA－4を活用して新しいタイプの関節リウマチ治療薬も開発した。それはオレンシア（一般名アバタセプト）というバイオ医薬だ。欧米に続き日本でも二〇一〇年に承認され、市販が始まっている。

関節リウマチの治療に、なぜCTLA－4分子なのかと疑問を持たれた方もおられるだろう。

基本的な考え方はこうだ。炎症が起きて骨が溶け、最後には関節が破壊される関節リウマチという病気は、免疫の攻撃する営みが強すぎるせいで起きる自己免疫疾患だ。ならば溶解性のＣＴＬＡ－４分子を患者の体内に注入し、免疫細胞の暴れすぎにブレーキをかければ、病気の進行を止めることができる、というわけだ。

オレンシアは遺伝子組み換え技術を使って、ＣＴＬＡ－４分子と、抗体のIgＧを融合させてつくる溶解性の薬剤だ。治療の際には注射で患者の体内に送り込む。IgＧをＣＴＬＡ－４とペアにするのは、生体の中で安定化させるのが狙いだ。

投与されたオレンシアは血管の中をフワフワと浮遊しながら体内に広がっていき、やがて樹状細胞と巡り会う。すると次に、興味深い現象が起きる。ＣＴＬＡ－４分子が樹状細胞表面のＢ７分子と結合してしまうのだ。

Ｂ７は、樹状細胞がＴ細胞に抗原を提示する際に、Ｔ細胞の表面にある副刺激分子ＣＤ28が結合する相手の分子だ。こうしてＴ細胞には撃ち方はじめのシグナルが入り、攻撃モードに入っていくのだった。

しかし、Ｂ７分子が溶解性のＣＴＬＡ－４分子によって覆われてしまうと、そうはいかない。ＣＤ28分子は結びつく相手がいなくなり、その結果、ヘルパーＴ細胞もキラーＴ細胞も攻撃態勢に入れなくなってしまう。

関節リウマチ治療用のバイオ医薬は数多く開発され、治療で劇的な効果を示してきた。それらは関節で炎症を起こす直接的な犯人とされるインターロイキン6（ＩＬ6）やＴＮＦ（腫瘍壊死因子）のシグナルを阻害することによって炎症の悪化を防ぐ抗体医薬だった。

それに対しオレンシアは、免疫活動のそもそもの始まりである抗原提示の段階で働くのが特徴だ。関節リウマチの患者では樹状細胞から抗原提示を受けたＴ細胞が四六時中、〝興奮〟状態にあり、そのせいで手足の関節部で免疫細胞がＩＬ6やＴＮＦを過剰に分泌している、とされる。ならば、この営みを上流部で断とうというわけだ。

ただし、局所の炎症を抑制するために免疫の営みを全身にわたって弱めるしくみにはある種のリスクも伴う。免疫の働きが弱った分、病原体によってさまざまな感染症にかかりやすくなると考えられるからだ。

オプジーボが起こした〝奇跡〟

良薬や名薬とよばれる医薬には、伝説がつきまとう。その著しい効用を目撃した医師や、わが身をもって体験した患者が、新薬の効き具合を友人、知人、同僚に感動をもって語るからだ。

京都大学で発見された免疫チェックポイント分子ＰＤ－1の営みを阻害する抗体医薬オプジーボ（一般名ニボルマブ）にも、伝説が生まれた。それはブリストルによって実施された、悪性の皮膚がん、メラノーマに対するオプジーボの効用を調べる最終段階（第三相）の臨床試験がもたらしたものだった。

欧州や北米で二〇一二年に始まったこの試験に参加したのは、がんが進行している重篤な患者四百十八人。これらの患者を半数ずつ二つのグループに分けて、一方にはオプジーボ、もう一方には抗がん剤を投与して効果を比較するのだ。

どちらが新薬で、どちらが従来の抗がん剤であるかは、患者にも、現場で医薬を投与する医師にも知らせない。新薬の臨床試験の関係者には広く知られた、二重盲検法のルールに則った試験である。

こうしてメラノーマの末期患者を対象に始まった試験には、喜びと波乱の展開が待っていた。抗がん剤による治療を受けた患者は半数以上が一年後に死亡し、生存率は四〇％強にとどまったというのに、オプジーボの投与を受けた患者は、七〇％以上が生存していたのだ。

生存率が従来法を凌駕しただけではない。オプジーボによる治療を受けたグループでは、がん組織が有意に小さくなった人は約四〇％に達し、抗がん剤のグループの約一四％を大きく上回った。

二〇一四年十一月、米国の著名な医学雑誌『ニューイングランド医学ジャーナル』の電子版によって伝えられたニュースだ。

抗がん剤はがんが変異して耐性を獲得すると、効き目がなくなる。しかし、がんと戦うメカニズムが抗がん剤と根本的に異なるチェックポイント阻害剤には、その種の弱みがなく、効果が長続きもしたようだった。

臨床試験の中止を勧告

命を長らえた患者や家族はもちろん喜んだ。オプジーボの顕著な効用をあらためて確認できたブリストルの関係者も満足した。しかし、試験を監視していた第三者の委員会は、頭を抱えてしまった。

オプジーボの投与の有無によってもたらされた「片方の多くは生き残り、片方のほぼすべては死亡する」という過酷な現実を目にした彼らは、試験をこのまま継続してよいものか、と良心の呵責《かしやく》を覚えたのだ。

しばしの検討の結果、委員会はこんな勧告を打ち出した。

「二重盲検法の試験を中止せよ」

新薬の効果がこれほどまでに顕著になった以上、効果が劣る抗がん剤の投与を患者に続けるのは倫理的に問題がある、として、彼らにも新薬を与えよと命じたのだ。

効き目が図抜けた新薬は、臨床試験で患者にも医師にも目に見えてわかる効果を短期間に発揮し、どちらのグループに何を与えたかを知らせない形で進める二重盲検法の狙いを台無しにすることがある。しかしＰＤ－１阻害薬では臨床試験そのものが中止となった。オプジーボならではのエピソードといえるだろう。

「長年、メラノーマ患者を治療してきたが、初めてがんを克服・制圧できるという希望を抱いた」「昔はメラノーマの進行患者の治療では、数ヵ月先のことしか考えられなかったが、いまでは数年先まで考えられる」――臨床試験の成果を我が目で知った臨床医たちが口にした率直な感想である。

オプジーボは医学誌の報道直後の二〇一四年十二月、米食品医薬品局から転移性のメラノーマ治療薬として承認を受けた。日本ではこれに先立つ同年七月、小野薬品工業が厚生労働省から製造販売承認を取得した。

免疫による新しいがん治療薬オプジーボの華々しいデビュー。あとから出てきたオプジーボがチェックポイント阻害剤では先輩格のヤーボイのお株を奪ったかのようだった。

それから半年ほどが過ぎ、二〇一五年半ばに開催された米国臨床腫瘍学会年次総会は、チェックポイント阻害剤への熱気で覆い尽くされた。がんの免疫療法に関連した講演やセミナーが催された会場は医師や研究者であふれかえり、他の会場は閑散としてしまう光景が見られたのだ。

それは、がん治療の分野で効用をなかなか認めてもらえなかった免疫療法が、文句なく市民権を獲得したことの証しとなる景色だったのかもしれない。

がん細胞の生き残りを阻む

新薬はどのようにしてがんを撃退したのだろうか。次ページのイラストをご覧いただきたい。これはＰＤ－１分子の営みを説明する際に頻繁に用いられる図で、がん細胞を攻撃するキラーＴ細胞の表面にＰＤ－１が現れている。

ＰＤ－１分子はＣＴＬＡ－４分子と同様、免疫細胞が過度に相手を攻撃しないように撃ち方やめの信号をＴ細胞の内部に送り込む生体分子だ。

ただしＰＤ－１が現れただけでは、キラーＴ細胞の営みにはブレーキはかからない。ＰＤ－１に対してはカギとカギ穴の関係にあるＰＤ《ピーディー》－Ｌ１《エルワン》という分子があり、両者が結びつくことで、ようやくキラーＴ細胞にブレーキがかかるのだ。

ＰＤ－Ｌ１分子の「Ｌ」は「リガンド」という言葉の頭文字。リガンドとは、ＰＤ－１のような細胞の表面に現れる受容体や、機能性たんぱく質に結合する生体分子のことで、ひとことで言えば結合相手だ。ＣＴＬＡ－４分子なら、樹状細胞の表面にあるＢ７分子がリガンドにあたる。

ではＰＤ－１のリガンドはどこにあるのだろう。多くの場合、ＰＤ－Ｌ１はがん細胞の表面に現れる。樹状細胞から抗原提示を受けたキラーＴ細胞が、がん細胞への攻撃を始めたとしよう。

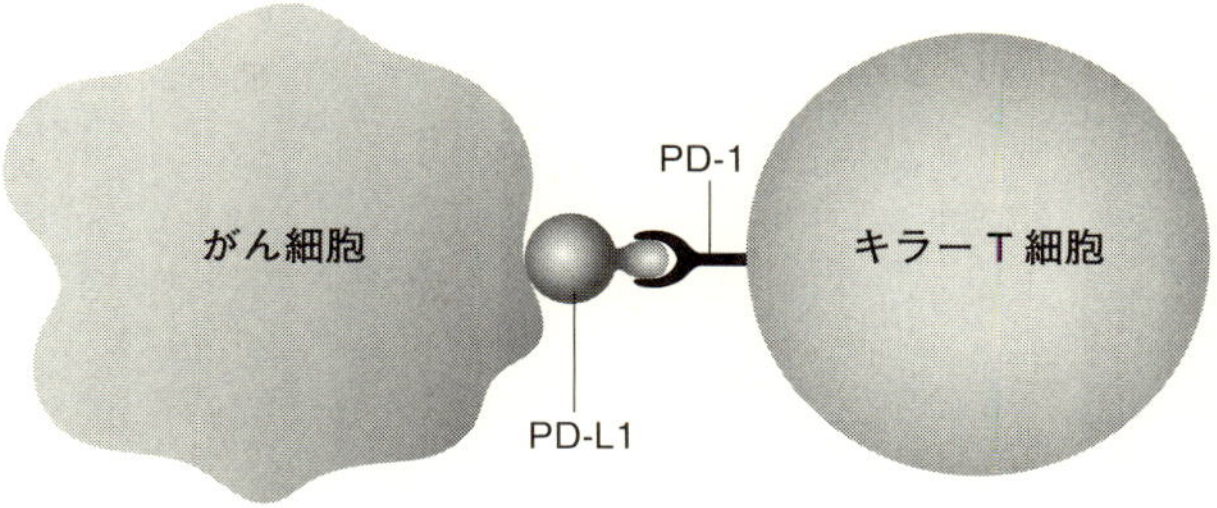

がん細胞がキラーＴ細胞の攻撃を逃れる方法

すると、危機を察知したがん細胞は攻撃から逃れるために、ＰＤ－Ｌ１を表面にそろえてＰＤ－１と合体させはじめるのだ。

ＰＤ－１のリガンドにはＰＤ－Ｌ１の他にＰＤ－Ｌ２という分子も知られている。ただしＰＤ－Ｌ２の存在感はいまのところさほど大きくなく、読者は主にＰＤ－Ｌ１を意識してもらえばいいだろう。

がん細胞の思惑通りに両者が結びつくと、免疫細胞の攻撃は弱まり、がん細胞は生きのびることができる。がんは免疫の営みを悪用するこんな狡猾な戦術を編み出し、キラーＴ細胞の攻勢を逃れているのだ。

ＰＤ－１分子が免疫細胞のブレーキボタンなら、ＰＤ－Ｌ１などのリガンド分子は、ブレーキボタンを押しつづけるがん細胞の腕にたとえられるだろう。

だが、対抗策はある。キラーＴ細胞の表面に現れたＰＤ－１分子と、がん細胞上のリガンド分子との結合を阻めばいいのだ。

オプジーボは米ブリストルがそうした狙いで開発した抗体医薬。モノクローナル抗体によってPD－1分子にフタをして、PD－L1分子と合体させないようにする働きがある。

フタをかぶせる対象はPD－1分子だけとは限らない。リガンドのPD－L1分子のほうに抗体でフタをしても、基本的には同じ効果が期待できる。スイスの大手製薬会社ロシュなどは、こうした戦略で新薬開発を急いでいる。

PD－1遺伝子を捕捉した本庶研

ではPD－1はいったい、いつどこで、どのようにして見つかったのか。これからしばらく、私たちは時計の針を二十年ほど戻して、意外性に満ちたPD－1発見の物語を紡いでいこう。

それは日本でバブル経済が弾けた直後の一九九〇年代初期。京都大学医学部教授の本庶佑が率いる研究室で、新たな実験が始まった。細胞が自ら死を選んで消えていくアポトーシスという現象を支配する遺伝子を捕まえようとする意欲的な実験である。

アポトーシスは当時、生命科学の分野で注目を集めていた重要な研究テーマだった。日本の長《なが》田《た》重一《しげかず》（大阪大学教授）が細胞に自死を促す信号を伝えるFas《ファス》分子の遺伝子を突きとめたのは一九九一年のことだった。長田だけではなく、世界で複数の研究グループが独自の発想で、アポトーシス関連遺伝子を捕捉しようとしていた。

　本庶の研究室での試みも、その一つ。実験を命じられたのは当時、遺伝子操作技術に腕が立つと評判だった大学院生の石田《いしだ》靖雅《やすまさ》（現・奈良先端科学技術大学院大学准教授）。研究戦略は、おおよそ次のようなものだった。

　まず、二つの細胞を用意する。一つはネズミのＴ細胞とがん細胞の融合細胞、もう一つはネズミの造血前駆細胞だ。Ｔ細胞のほうは強い刺激を受けるとアポトーシスを起こすし、造血前駆細胞のほうは増殖因子のインターロイキン３（ＩＬ３）を除去すると、やはり自死することがわかっていた。

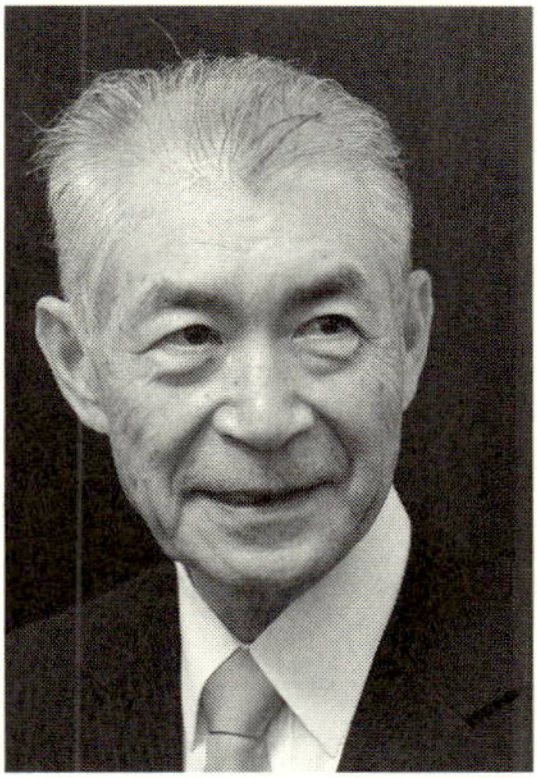

本庶佑

　ではここで、アポトーシスを司る遺伝子があると仮定してみよう。するとこの遺伝子は、アポトーシスを起こす二つの細胞のどちらにも、共通して存在しているはずだ。

　こうしたプランに基づいて実験を進め、捕まえたのがＰＤ－１の遺伝子だった。ＰＤ－１は「Programmed cell death 1」の頭文字をつづった略称で、直訳すると「プログラムされた細胞死１」

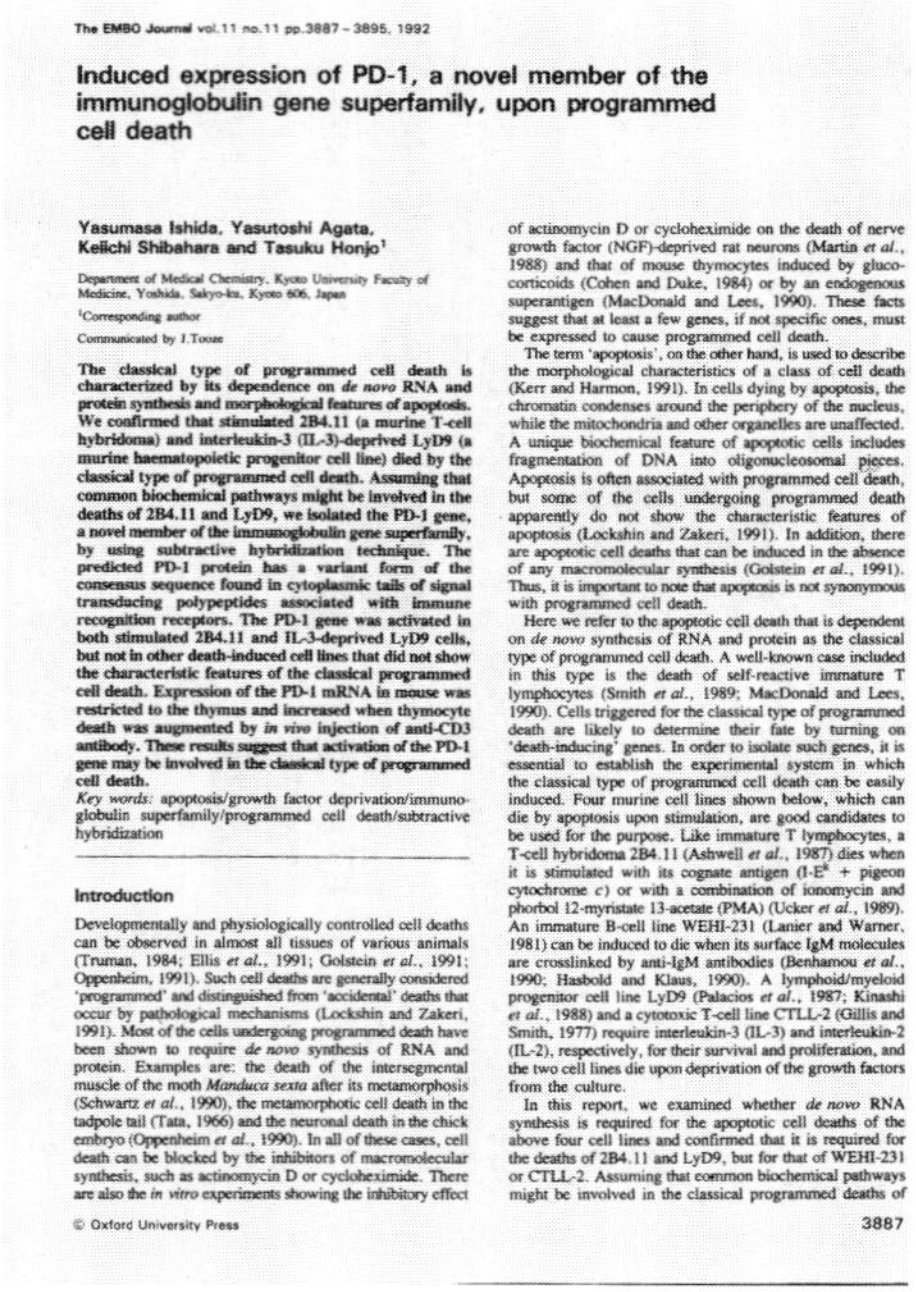

The EMBO Journal vol.11 no.11 pp.3887–3895, 1992

Induced expression of PD-1, a novel member of the immunoglobulin gene superfamily, upon programmed cell death

Yasumasa Ishida, Yasutoshi Agata, Keiichi Shibahara and Tasuku Honjo[1]

Department of Medical Chemistry, Kyoto University Faculty of Medicine, Yoshida, Sakyo-ku, Kyoto 606, Japan

[1]Corresponding author

Communicated by J.Tooze

The classical type of programmed cell death is characterized by its dependence on *de novo* RNA and protein synthesis and morphological features of apoptosis. We confirmed that stimulated 2B4.11 (a murine T-cell hybridoma) and interleukin-3 (IL-3)-deprived LyD9 (a murine haematopoietic progenitor cell line) died by the classical type of programmed cell death. Assuming that common biochemical pathways might be involved in the deaths of 2B4.11 and LyD9, we isolated the PD-1 gene, a novel member of the immunoglobulin gene superfamily, by using subtractive hybridization technique. The predicted PD-1 protein has a variant form of the consensus sequence found in cytoplasmic tails of signal transducing polypeptides associated with immune recognition receptors. The PD-1 gene was activated in both stimulated 2B4.11 and IL-3-deprived LyD9 cells, but not in other death-induced cell lines that did not show the characteristic features of the classical programmed cell death. Expression of the PD-1 mRNA in mouse was restricted to the thymus and increased when thymocyte death was augmented by *in vivo* injection of anti-CD3 antibody. These results suggest that activation of the PD-1 gene may be involved in the classical type of programmed cell death.

Key words: apoptosis/growth factor deprivation/immunoglobulin superfamily/programmed cell death/subtractive hybridization

Introduction

Developmentally and physiologically controlled cell deaths can be observed in almost all tissues of various animals (Truman, 1984; Ellis *et al.*, 1991; Golstein *et al.*, 1991; Oppenheim, 1991). Such cell deaths are generally considered 'programmed' and distinguished from 'accidental' deaths that occur by pathological mechanisms (Lockshin and Zakeri, 1991). Most of the cells undergoing programmed death have been shown to require *de novo* synthesis of RNA and protein. Examples are: the death of the intersegmental muscle of the moth *Manduca sexta* after its metamorphosis (Schwartz *et al.*, 1990), the metamorphotic cell death in the tadpole tail (Tata, 1966) and the neuronal death in the chick embryo (Oppenheim *et al.*, 1990). In all of these cases, cell death can be blocked by the inhibitors of macromolecular synthesis, such as actinomycin D or cycloheximide. There are also the *in vitro* experiments showing the inhibitory effect of actinomycin D or cycloheximide on the death of nerve growth factor (NGF)-deprived rat neurons (Martin *et al.*, 1988) and that of mouse thymocytes induced by glucocorticoids (Cohen and Duke, 1984) or by an endogenous superantigen (MacDonald and Lees, 1990). These facts suggest that at least a few genes, if not specific ones, must be expressed to cause programmed cell death.

The term 'apoptosis', on the other hand, is used to describe the morphological characteristics of a class of cell death (Kerr and Harmon, 1991). In cells dying by apoptosis, the chromatin condenses around the periphery of the nucleus, while the mitochondria and other organelles are unaffected. A unique biochemical feature of apoptotic cells includes fragmentation of DNA into oligonucleosomal pieces. Apoptosis is often associated with programmed cell death, but some of the cells undergoing programmed death apparently do not show the characteristic features of apoptosis (Lockshin and Zakeri, 1991). In addition, there are apoptotic cell deaths that can be induced in the absence of any macromolecular synthesis (Golstein *et al.*, 1991). Thus, it is important to note that apoptosis is not synonymous with programmed cell death.

Here we refer to the apoptotic cell death that is dependent on *de novo* synthesis of RNA and protein as the classical type of programmed cell death. A well-known case included in this type is the death of self-reactive immature T lymphocytes (Smith *et al.*, 1989; MacDonald and Lees, 1990). Cells triggered for the classical type of programmed death are likely to determine their fate by turning on 'death-inducing' genes. In order to isolate such genes, it is essential to establish the experimental system in which the classical type of programmed cell death can be easily induced. Four murine cell lines shown below, which can die by apoptosis upon stimulation, are good candidates to be used for the purpose. Like immature T lymphocytes, a T-cell hybridoma 2B4.11 (Ashwell *et al.*, 1987) dies when it is stimulated with its cognate antigen ($I\text{-}E^k$ + pigeon cytochrome *c*) or with a combination of ionomycin and phorbol 12-myristate 13-acetate (PMA) (Ucker *et al.*, 1989). An immature B-cell line WEHI-231 (Lanier and Warner, 1981) can be induced to die when its surface IgM molecules are crosslinked by anti-IgM antibodies (Benhamou *et al.*, 1990; Hasbold and Klaus, 1990). A lymphoid/myeloid progenitor cell line LyD9 (Palacios *et al.*, 1987; Kinashi *et al.*, 1988) and a cytotoxic T-cell line CTLL-2 (Gillis and Smith, 1977) require interleukin-3 (IL-3) and interleukin-2 (IL-2), respectively, for their survival and proliferation, and the two cell lines die upon deprivation of the growth factors from the culture.

In this report, we examined whether *de novo* RNA synthesis is required for the apoptotic cell deaths of the above four cell lines and confirmed that it is required for the deaths of 2B4.11 and LyD9, but for that of WEHI-231 or CTLL-2. Assuming that common biochemical pathways might be involved in the classical programmed deaths of

本庶らがPD-1遺伝子の捕捉を発表した論文

だ。

本庶たちがこの研究成果を論文にして欧州分子生物学機構の論文誌に発表したのは、一九九二年のこと。本庶たちは、少なくともこの時点では、アポトーシスを支配する遺伝子を捕まえた、と本気で考えていた。

アポトーシスとは「細胞の自殺」と呼ばれる営みのこと。もともとはギリシア語で木の葉や花びらが散る現象を指す言葉だった。

アポトーシスには厳密には、二つの種類がある。一つは遺伝子に組み込まれたプログラムによって、ある時期になると細胞が自然に消滅していく死。オタマジャクシの尾がしかるべき時期になくなる現象がこれにあたる。

もう一つは、こうした内に潜んだプログラムによらず、外部からもたらされる信号によって細胞が滅んでいく死。たとえば胸腺の中では、リンパ球のT細胞が厳しく選別され、不要とみなされたT細胞は自ら死を選ぶ。

また、がんになった細胞は、通常はキラーT細胞によって殺されると説明されているが、これも本当の死因はアポトーシスだ。がん細胞は①キラーT細胞が放出するFasリガンド分子が、がん細胞の表面に現れる自殺スイッチのFasと結びつく②キラーT細胞がパーフォリンなどの細胞傷害性たんぱく質を放出する——などのメカニズムによって死んでいく。

アポトーシスが起きない

ただし遺伝子を捕まえただけでは本庶たちの研究が完結したことにはならない。次には遺伝子を発現させて分子をつくり、その分子が生体の中でどんな働きをしているかを見極めるという大切な仕事が待ちかまえていたのだ。ところが本庶たちは、この段階で大変な苦労を味わうことになった。

実験をまかされた石田は、果敢にアポトーシスの再現に挑んでいった。ＰＤ－１遺伝子が読み解かれて合成されたたんぱく質（ＰＤ－１分子）を使って、細胞にアポトーシスを起こさせるのだ。

ところが、細胞にはまったくといっていいほど、変化が見られなかった。

「おかしい、何も起こらない。何か間違っているのだろうか」

石田は困惑し、苦しみながらアイデアを絞り出しては、実験を繰り返したことだろう。当初の想定が正しいなら、目の前の細胞はＰＤ－１分子の働きで死ぬはずなのだ。

だが何度やっても変化は起こらない。ミステリアスな展開に関係者は「機能がさっぱりわからない」と困惑の声をあげた。

ノックアウトマウスを作成

ならばと本庶研究室が次に打った手は、ノックアウトマウスをつくることだった。当時、日本でも広がり始めていた遺伝子組み換え技術を使って、ＰＤ－１遺伝子を欠損させたネズミを作成し、そのネズミに現れる変化から遺伝子の働きと正体を突きとめようという手法である。ノックアウトマウスの作成は、遺伝子の営みが不明なときにその機能を把握するため、現代の生命科学では欠かせないテクニックだ。幸い、当時の本庶研にはこの技術に長けた達人がおり、さほどの難もなくPD－1ノックアウトマウスは誕生した。

だが、ここでも困った事態が生じた。

「PD－1はアポトーシスを司る遺伝子である」とする当初の想定が正しいなら、この遺伝子を失ったネズミにはアポトーシスは起こらない。しかし、その代わりにさまざまな異常が生じるはずだった。

ところが、ネズミはいたって元気で、二ヵ月が過ぎても三ヵ月がたっても、何も異変は起きなかった。体の中を細部にわたって調べても、何も変化はないように見えた。

ノックアウトマウスの作成から、半年ほどがたっていた。本庶の心の中には「何か変なものにかかわってしまった」という疑念が生じはじめていた。

湊に協力を要請

ここで、PD－1の研究に本庶と一緒に取り組んだ研究者に登場してもらおう。京都大学の医学部長を務めたあと、二〇一四年に副学長に就いた湊長博《みなとながひろ》だ。

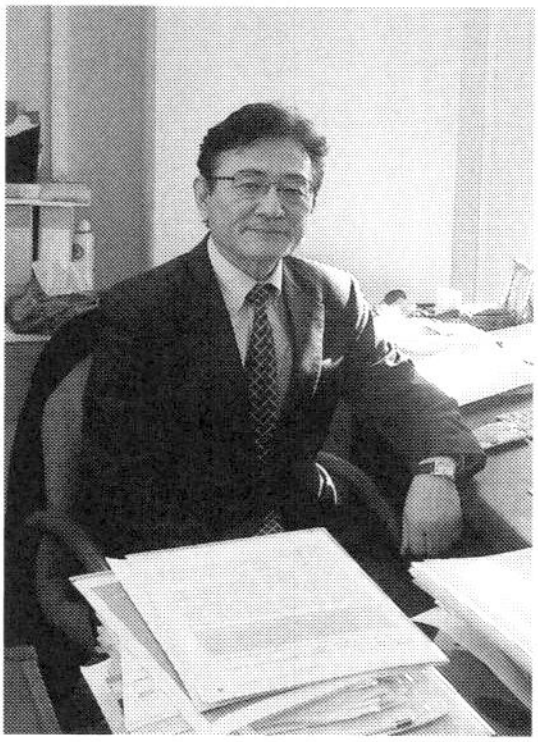

湊長博

湊が医学部の学生だった一九七〇年代、IgE抗体の発見で世界に名を轟かせた石坂公成が京大に教授として招かれ（米ジョンズ・ホプキンス大学教授と兼任）、湊も講義を聴く機会に恵まれた。のちに制御性T細胞を発見する坂口志文が、石坂に刺激を受けて免疫に関心を抱いたのもちょうどこの頃だ。

湊は京大医学部を卒業後、米ニューヨークのアルベルト・アインシュタイン医科大学へ修行に出かけ、結核菌の遅延型アレルギー研究で著名なバリー・ブルームに力を認められた。留学に際しては大学院を経ず学位を持たないまま米国に渡ったという武勇伝も語り継がれている。

日本に戻ってからは自治医科大学の高久《たかく》史磨《ふみまろ》の元で頭角を現し、一九九二年に京大から医学部附属免疫研究施設の教授として招聘《しょうへい》された。これはあの石坂が京大に招かれたときに就いたポスト。湊は長らく空白だった名門研究室の二代目教授となったのだ。

ＰＤ－１が発見されたのは、この頃のこと。だが湊はまだ傍観者に過ぎず、時折、本庶からアドバイスを求められては意見を伝えるという立場にとどまっていた。湊がＰＤ－１に深くかかわるようになったのは、本庶らの研究が膠着《こうちゃく》しはじめた頃からだ。

きっかけは、ノックアウトマウス実験にかかわっていた博士課程の大学院生が、本庶の指示で湊を訪ねてきたことだった。彼はこの研究で博士号を取得しようとしていたが、成果がなかなかあがらない。そこで本庶は、親しい湊に彼を預け、指導を依頼したのだった。

その頃、本庶は一大テーマの研究に精魂を傾けていた。彼がライフワークとした、クラススイッチ研究のカギとなる抗体遺伝子改編酵素「ＡＩＤ」の研究が、佳境を迎えていたのだ。

ＰＤ－１など免疫チェックポイント分子の営みを阻害する免疫療法が注目を集める現在から見れば意外に思えるが、当時の本庶にとって最大の研究テーマはアポトーシスでもＰＤ－１でもなく、ＡＩＤだった。そこで彼は大所高所の判断から、〝弟分〟の湊に後を託した。一九九〇年代半ばのことである。

免疫学ことはじめ

クラススイッチとＡＩＤ

抗体にはIgA、IgD、IgE、IgG、IgMの五つの種類がある。ただし、免疫学の専門家は種類という用語は使わず、「抗体には五つのクラスがある」と表現する。

では、クラススイッチとは何だろう。病原体などの外敵が体に侵入した際、免疫細胞のB細胞はひとまずIgMをつくることが知られている。IgMは、戦いの初期の頃に外敵に対処する抗体である。

しかし免疫はやがて、外敵の種類や侵入部位に応じてIgMを他の抗体に「変身」させる。たとえば消化管や気道に抗体を出動させるのならIgA、感染症を引き起こす病原体ならIgGに変身させる。これがクラススイッチだ。

本庶が突きとめたAIDとは、このクラススイッチの営みのカギを握る酵素だ。AIDは抗体の下半身にあたる定常部と呼ばれる部分の遺伝子の一部を切断することで、抗体を変身させている。本庶はAIDが、抗体に多様性をもたらす体細胞変異という営みにも関わっていることを突きとめた。

免疫には限られた数の抗体遺伝子を有効に利用して、抗体の先端部の姿をほぼ無限に変える驚異の営みが備わっている。ノーベル賞を受賞した利根川進が解明した、抗体遺伝子の再編成というしくみだ。

これに対し、本庶が解明したクラススイッチは抗体の後ろ半分を変身させ、クラスを変える営み。抗体は先端部で外敵を捕まえたあと、定常部を使って外敵を処理している。クラスの変更には外敵に応じて、定常部の対処のしかたを弾力的に変化させるという免疫の戦略がある。

抗体の驚異の変身メカニズムはこうして、利根川と本庶の二人によって解明された。日本の免疫学が世界に誇る成果である。

「待つしかない」

本庶研究室から〝転入〟してきた学生に、湊が最初に伝えた提案は「根気強く待とう」だった。いまは状況が芳しくなくても、あせらずに待っていればやがて好転するかもしれない。だから、「ノックアウトマウスを定期的に注意深く観察してほしい」と彼は伝えた。

悠長に聞こえる湊の指示にはそれなりの根拠があった。ちょうどその頃、湊研究室ではじっくりネズミを観察することで、当初は働きが不明だった遺伝子の正体をほぼ突きとめる成果を出していた。そう易々と同じことが続くものか、と意地悪な感想を抱く読者もおられるかもしれない。しかし湊のカンは当たった。

半年後、その学生が目を少し輝かせて、湊のもとへやってきた。さほど顕著なものではないがノックアウトマウスが確かに、関節炎や腎炎を起こしている、というのだ。尿にはたんぱく質も出ていた。

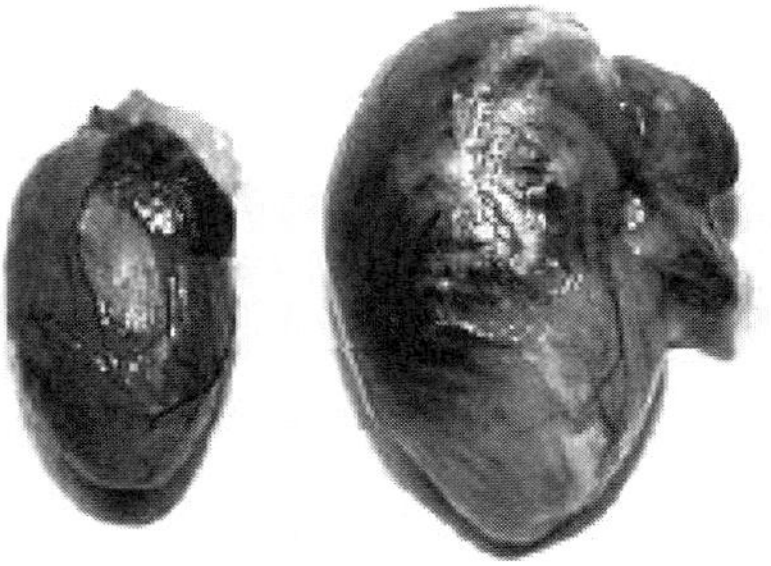

PD-1ノックアウトマウスが
発症した拡張型心筋炎

PD-1の遺伝子を欠損させたネズミの心臓は右のように大きく膨らんだ。
Nishimura et al., Science,291:319-322.(2001)

報告を聞いた湊は「これは自己免疫疾患ではないか」と思った。ネズミの症状が、免疫が過度に働いて全身の臓器に炎症が起きる全身性エリテマトーデスという病気に類似していたからだ。

明るい兆しが現れたという知らせに喜んだ本庶は、もう一人、大学院生を湊の研究室に送り込んだ。戦力を増強して実験を加速させようとしたのだ。違う系統のネズミでノックアウトマウスをつくったところ、半年後に拡張型心筋炎が現れた。ネズミの免疫細胞が心臓を攻撃し、炎症を起こしたと推測された。

ここにいたって本庶と湊は、翻弄され続けたＰＤ－１分子の尻尾を捕まえたと思った。ＰＤ－１遺伝子を欠落させると、ネズミには自己免疫疾患に酷似した症状が現れる。裏を返せば、ＰＤ－１は「負」のシグナルを発生することにより、自己を攻撃しかねない免疫の営みを抑制する受容体分子であろうと推測された。

推測は実験で確かめねばならない。湊研究室はただちに細胞レベルの実証実験を始めた。試験管の中で免疫細胞のB細胞にPD－1遺伝子を導入し、その働きによって外部からもたらされる刺激にブレーキがかかることを確かめようというのだ。

実験は目論みどおり、成功した。「PD－1は免疫細胞に『負』のシグナルを伝達する受容体分子」であるとする説は裏づけられた。

アポトーシスを起こす遺伝子を捕まえようとして始めた研究は、紆余曲折を経て、当初の想定とは異なる免疫抑制分子の発見へとたどりついた。本庶たちには、少しほろ苦い成功だった。

次はリガンド分子

PD－1の正体がわかったなら、次になすべきはPD－1の相方であるリガンド分子を捕まえることだ。受容体があるならそれに対応するリガンドは必ず存在する。

どうやってリガンド分子を捕まえようか、と本庶や湊が思案を始めたときに、知らせは海外からもたらされた。米バイオ企業のジェネティクス・インスティチュートがコンタクトをとってきたのだ。

ジェネティクスは「PD－1は免疫の営みを抑制する分子だ」とする京大の成果に刺激を受け、彼らが保有する遺伝子ライブラリーの中からPD－1のリガンドを探そうとして本庶に声をかけたのだった。

日本サイドに異存はない。本庶は研究室に保管していたPD－1の遺伝子を「これを使って調べてくれ」と米国に送った。その結果、ジェネティクスの研究者はリガンドであるPD－L1分子の遺伝子単離に成功した。

このタイミングではもう一つ、有力なグループが登場した。

米ハーバード大学のゴードン・フリーマンと妻のアーリーン・シャープたちもまた、遺伝子データベースを元にリガンドを探索していた。そして彼らはジェネティクスの報告を参考に、標的の遺伝子を確定した、という。

米国から本庶に「PD－1のリガンド分子（PD－L1）の遺伝子を捕まえた」と連絡が入ったのは、最初のコンタクトから一年ほどたった頃。湊はこのとき、本庶がうれしそうに、

「湊君、米国の連中はリガンドを持っていたよ」

と語ったのを覚えている。

本庶たちが共同で、リガンド分子の遺伝子捕捉を告げる研究論文を発表したのは、二〇〇〇年頃のことだった。さらに、こうして協力しあった共同研究グループは翌二〇〇一年、もう一つの研究成果を手にすることとなった。PD－L1に次ぐ二番目のリガンド分子、PD－L2も突きとめたのだ。

抗体でがん治療

ＰＤ－１の正体が免疫を抑制する分子だと判明し、さらに相方のリガンド分子が見つかるにいたると、本庶や湊は次第にがんという大きな存在を意識しはじめた。これらの分子に対するモノクローナル抗体を使えば、がん退治ができるように思えたからだ。

キラーＴ細胞は私たちの体の中で、がん細胞を攻撃している。しかしＰＤ－１分子の働きによって、攻撃にはブレーキをかけられる。ならばＰＤ－１でもよい、ＰＤ－Ｌ１でもよい。抗体を使っていずれかの表面を覆って信号の授受を妨げてやれば、ブレーキは解除されるだろう――。

当時、彼らがおぼろげに想像していた〝新薬〟によるがん退治のメカニズムである。

湊は彼の研究室にがん研究グループを立ち上げようと決め、本庶に頼んで米国からＰＤ－Ｌ１分子の遺伝子を取りよせてもらった。ＰＤ－１分子の遺伝子は手元にある。両方の分子からモノクローナル抗体をつくれば、さまざまな実験を開始することができる。

湊たちが行った実験は、抗体によるネズミの治療実験というべきものだった。彼らは遺伝子を注入してＰＤ－Ｌ１分子が発現するようにしておいたミエローマ（骨髄腫）細胞を、十匹のネズミに移植した。すると、ネズミの体内では非常に短い期間でがん組織が増殖し、三十～四十日以内にネズミはすべて死亡した。ＰＤ－Ｌ１分子が暗躍して、キラーＴ細胞の攻撃を弱めたせいだ

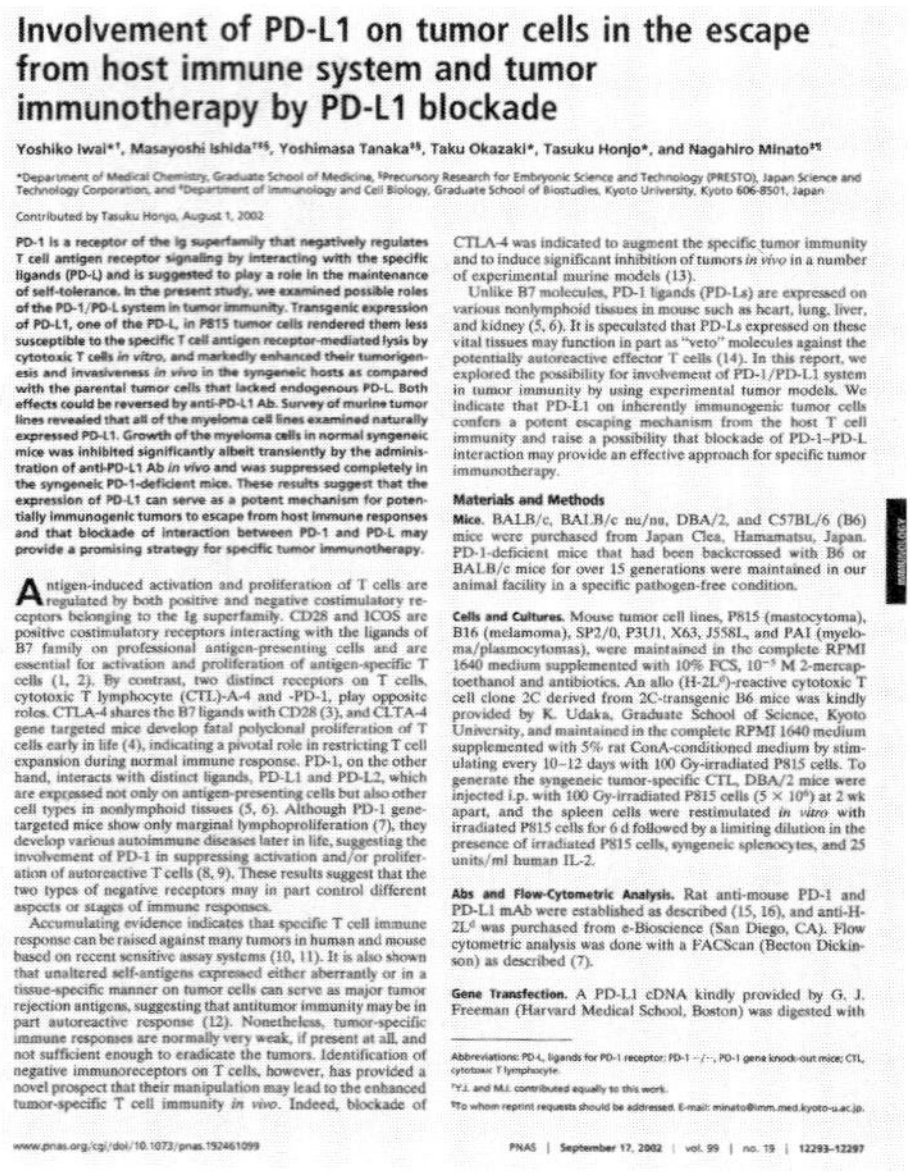

Involvement of PD-L1 on tumor cells in the escape from host immune system and tumor immunotherapy by PD-L1 blockade

Yoshiko Iwai*†, Masayoshi Ishida†‡§, Yoshimasa Tanaka‡§, Taku Okazaki*, Tasuku Honjo*, and Nagahiro Minato‡¶

*Department of Medical Chemistry, Graduate School of Medicine, ‡Precursory Research for Embryonic Science and Technology (PRESTO), Japan Science and Technology Corporation, and §Department of Immunology and Cell Biology, Graduate School of Biostudies, Kyoto University, Kyoto 606-8501, Japan

Contributed by Tasuku Honjo, August 1, 2002

PD-1 is a receptor of the Ig superfamily that negatively regulates T cell antigen receptor signaling by interacting with the specific ligands (PD-L) and is suggested to play a role in the maintenance of self-tolerance. In the present study, we examined possible roles of the PD-1/PD-L system in tumor immunity. Transgenic expression of PD-L1, one of the PD-L, in P815 tumor cells rendered them less susceptible to the specific T cell antigen receptor-mediated lysis by cytotoxic T cells *in vitro*, and markedly enhanced their tumorigenesis and invasiveness *in vivo* in the syngeneic hosts as compared with the parental tumor cells that lacked endogenous PD-L. Both effects could be reversed by anti-PD-L1 Ab. Survey of murine tumor lines revealed that all of the myeloma cell lines examined naturally expressed PD-L1. Growth of the myeloma cells in normal syngeneic mice was inhibited significantly albeit transiently by the administration of anti-PD-L1 Ab *in vivo* and was suppressed completely in the syngeneic PD-1-deficient mice. These results suggest that the expression of PD-L1 can serve as a potent mechanism for potentially immunogenic tumors to escape from host immune responses and that blockade of interaction between PD-1 and PD-L may provide a promising strategy for specific tumor immunotherapy.

Antigen-induced activation and proliferation of T cells are regulated by both positive and negative costimulatory receptors belonging to the Ig superfamily. CD28 and ICOS are positive costimulatory receptors interacting with the ligands of B7 family on professional antigen-presenting cells and are essential for activation and proliferation of antigen-specific T cells (1, 2). By contrast, two distinct receptors on T cells, cytotoxic T lymphocyte (CTL)-A-4 and -PD-1, play opposite roles. CTLA-4 shares the B7 ligands with CD28 (3), and CLTA-4 gene targeted mice develop fatal polyclonal proliferation of T cells early in life (4), indicating a pivotal role in restricting T cell expansion during normal immune response. PD-1, on the other hand, interacts with distinct ligands, PD-L1 and PD-L2, which are expressed not only on antigen-presenting cells but also other cell types in nonlymphoid tissues (5, 6). Although PD-1 gene-targeted mice show only marginal lymphoproliferation (7), they develop various autoimmune diseases later in life, suggesting the involvement of PD-1 in suppressing activation and/or proliferation of autoreactive T cells (8, 9). These results suggest that the two types of negative receptors may in part control different aspects or stages of immune responses.

Accumulating evidence indicates that specific T cell immune response can be raised against many tumors in human and mouse based on recent sensitive assay systems (10, 11). It is also shown that unaltered self-antigens expressed either aberrantly or in a tissue-specific manner on tumor cells can serve as major tumor rejection antigens, suggesting that antitumor immunity may be in part autoreactive response (12). Nonetheless, tumor-specific immune responses are normally very weak, if present at all, and not sufficient enough to eradicate the tumors. Identification of negative immunoreceptors on T cells, however, has provided a novel prospect that their manipulation may lead to the enhanced tumor-specific T cell immunity *in vivo*. Indeed, blockade of CTLA-4 was indicated to augment the specific tumor immunity and to induce significant inhibition of tumors *in vivo* in a number of experimental murine models (13).

Unlike B7 molecules, PD-1 ligands (PD-Ls) are expressed on various nonlymphoid tissues in mouse such as heart, lung, liver, and kidney (5, 6). It is speculated that PD-Ls expressed on these vital tissues may function in part as "veto" molecules against the potentially autoreactive effector T cells (14). In this report, we explored the possibility for involvement of PD-1/PD-L1 system in tumor immunity by using experimental tumor models. We indicate that PD-L1 on inherently immunogenic tumor cells confers a potent escaping mechanism from the host T cell immunity and raise a possibility that blockade of PD-1–PD-L interaction may provide an effective approach for specific tumor immunotherapy.

Materials and Methods

Mice. BALB/c, BALB/c nu/nu, DBA/2, and C57BL/6 (B6) mice were purchased from Japan Clea, Hamamatsu, Japan. PD-1-deficient mice that had been backcrossed with B6 or BALB/c mice for over 15 generations were maintained in our animal facility in a specific pathogen-free condition.

Cells and Cultures. Mouse tumor cell lines, P815 (mastocytoma), B16 (melamoma), SP2/0, P3U1, X63, J558L, and PAI (myeloma/plasmocytomas), were maintained in the complete RPMI 1640 medium supplemented with 10% FCS, 10^{-5} M 2-mercaptoethanol and antibiotics. An allo (H-2L^{d})-reactive cytotoxic T cell clone 2C derived from 2C-transgenic B6 mice was kindly provided by K. Udaka, Graduate School of Science, Kyoto University, and maintained in the complete RPMI 1640 medium supplemented with 5% rat ConA-conditioned medium by stimulating every 10–12 days with 100 Gy-irradiated P815 cells. To generate the syngeneic tumor-specific CTL, DBA/2 mice were injected i.p. with 100 Gy-irradiated P815 cells (5×10^{6}) at 2 wk apart, and the spleen cells were restimulated *in vitro* with irradiated P815 cells for 6 d followed by a limiting dilution in the presence of irradiated P815 cells, syngeneic splenocytes, and 25 units/ml human IL-2.

Abs and Flow-Cytometric Analysis. Rat anti-mouse PD-1 and PD-L1 mAb were established as described (15, 16), and anti-H-2L^{d} was purchased from e-Bioscience (San Diego, CA). Flow cytometric analysis was done with a FACScan (Becton Dickinson) as described (7).

Gene Transfection. A PD-L1 cDNA kindly provided by G. J. Freeman (Harvard Medical School, Boston) was digested with

Abbreviations: PD-L, ligands for PD-1 receptor; PD-1 −/−, PD-1 gene knock-out mice; CTL, cytotoxic T lymphocyte.

†Y.I. and M.I. contributed equally to this work.

¶To whom reprint requests should be addressed. E-mail: minato@imm.med.kyoto-u.ac.jp.

www.pnas.org/cgi/doi/10.1073/pnas.192461099

PNAS | September 17, 2002 | vol. 99 | no. 19 | 12293–12297

本庶らが『米国科学アカデミー紀要』に発表した論文

った。

しかし、ネズミに抗PD－L1抗体（PD－L1分子に対するモノクローナル抗体）を投与すると、がん組織の増殖は妨げられ、十匹のネズミはすべて四十日以上生き延び、うち四匹はがんが治ったように見えた。

PD－1分子とPD－L1分子との間のシグナル伝達をブロックしたことで、免疫細胞の攻撃活動にいったんかかったブレーキが解除されたのだ、と湊たちは確信した。

同じ時期に本庶のグループは、PD－1の遺伝子を欠損させたノックアウトマウスにミエローマ細胞を移植して、そのネズミを観察する実験を実施した。想定が正しいなら、PD－1分子を持たないネズミはキラーT細胞の攻撃活動にブレーキがかからないので、がん細胞の増殖は抑制されるはずだ。実験結果もこうした予測を裏付け、ミエローマ細胞を移植したネズミはがんから回復したという。

実験結果が出そろうと、本庶と湊は両研究室の成果をあわせた研究論文を二〇〇二年の秋、『米国科学アカデミー紀要』に発表した。「PD－1とPD－L1の相互作用」ががんの増殖を促進していると指摘するとともに、「相互作用をブロックすることががん治療や感染症治療に有望な戦略となる」と強調した重要な論文である。論文について全責任を担う最終著者は、湊が務めた。

この年には、競合する研究者も現れた。米国のリーピン・チェンもがん細胞に現れるPD－L1分子に注目し、がん治療への応用を示唆した研究論文を発表したのだ。

しかし湊によると、チェンの洞察は正確さを欠いていた。彼はがん細胞表面のPD－L1がPD－1ではなく他の未知なる受容体と結合し、その結果、T細胞がアポトーシス（自死）を起こす、というシナリオを描いていたのだ。

この時期、本庶や湊はPD－1がアポトーシスと関連のある分子だとは、もはや露ほども思っていない。しかし、チェンは一九九〇年代の初期の本庶論文に影響されたのか、アポトーシスに強いこだわりを抱いているようだった。

念のためにお知らせしておくと、チェンが論文に書いた「PD－1以外の受容体」は現在でも見つかっていない。また、PD‐L1のもたらす刺激によってT細胞が自死に誘導されるという報告もなされていない。

「チェック」の本来の意味は？

免疫チェックポイント分子のPD‐1や相方のPD‐L1について、本庶とともに研究を重ねてきた湊は、この数年、小さからぬ不満を感じている。これらの分子を語る際に使われる「チェック」という言葉を、ただ「抑制」という意味にとらえている若い研究者が増えてきたからだ。

こう書くと「免疫チェックポイント分子とは免疫の営みを抑制する分子なのだから、どこもおかしくないではないか」「英和辞典をひくとcheckには阻止、妨害としっかり書いてある」と首をかしげる方がきっと多いだろう。少し説明してみよう。

私たちの体の中で病原体やがんと戦う免疫細胞には、守らねばならない鉄則がある。それは決して自分（自己）を間違って攻撃してはならないというルールだ。攻撃しても構わないのは、自分でないもの、つまり非自己だけだ。

だから免疫細胞は常に、自分がかかわるものが自己か非自己かを、その場その場で点検しながら活動している。これはいわば怪しい点がないかどうかを調べ、異常がなければ前進を認める検問所、つまりチェックポイントの機能だ。

「僕たちはチェックという言葉をこうした文脈で使ってきた」

湊はそう指摘する。

実際、ＰＤ－１と相方のＰＤ－Ｌ１の営みは検問所そのものだ。生体細胞の表面にＰＤ－Ｌ１が現れていれば、ＰＤ－１は「相手は自分だから攻撃は見合わせよう」という信号を出す。しかしＰＤ－Ｌ１がいなければ「自分じゃないから攻撃せよ」とのシグナルを放出する。

つまりＰＤ－１とはそもそも、相手が自分かどうかを点検・照合（チェック）する分子である、というのが本庶や湊の見解なのだ。

ＰＤ－１の働きは局所的・限定的

にもかかわらず、現代の免疫研究者の大半が、免疫チェックポイント分子を免疫の営みを抑制する分子と解釈しているのはなぜなのか。どうやらＰＤ－１より一足早くデビューした、ＣＴＬＡ－４分子の影響が色濃く反映されているらしい。

ともに免疫チェックポイント分子に分類されているとはいえ、ＣＴＬＡ－４とＰＤ－１の機能は微妙に異なる。湊によれば、ＰＤ－１の働きが病巣部の近辺で局所的・限定的なものにとどまるのに対し、ＣＴＬＡ－４の方は体全体の免疫反応を強く制御する傾向が強い。

抗ＣＴＬＡ－４抗体（ヤーボイ）の投与を受けた患者は、激しい下痢に襲われる。ヤーボイは

「免疫療法は抗がん剤などと違って、毛髪が抜けたり吐き気を催したりする副作用がほとんどない」とされてきた従来の常識に反した珍しい医薬だ。

一方、ＰＤ－１阻害薬のオプジーボは、副作用が穏やかであることが知られている。この違いはＣＴＬＡ－４が制御性Ｔ細胞の表面に常に現れているのに対し、ＰＤ－１はキラーＴ細胞が活性化したときにだけ現れる、という両者の営みの違いによるものなのかもしれない。

ＰＤ－１やＰＤ－Ｌ１の研究が京大で開花した二〇〇〇年代初期、北米では抗ＣＴＬＡ－４抗体を使ったがん治療の試みが急ピッチで進んでいた。

しかし、京大グループはＣＴＬＡ－４をライバルとして意識することはなかったという。ＰＤ－１とＣＴＬＡ－４は違うものと理解していたからだ。だから、彼らはＰＤ－１とＣＴＬＡ－４を「チェック」（抑制）という言葉でひとまとめにして扱う現代の風潮に違和感を抱く。湊たちが抱く繊細な拒否反応をご理解いただけるだろうか。

米国のメダレックスと連携

論文の完成とともに、本庶は動き出した。がんを退治するメカニズムが判明したのだから、それを医療応用につなげようと、国内のいくつかの製薬企業に連携を打診したのだ。

だが、ほぼすべての企業が否定的な反応を示した。残念なことに二〇〇〇年代初期の時点で、日本ではがんの免疫療法に市民権は確立していなかった。民間企業の多くは、がんの免疫療法がビジネスとして成立するとはみていなかったのだ。

結局、最後まで残ったのは関西の中堅製薬企業、小野薬品工業だった。小野薬品は本庶の師にあたる生化学分野の大御所、早石修（元・京大教授）の指導を仰いで、一九六〇年代から生理活性物質プロスタグランジンの医薬応用を目指した実績がある。その縁が本庶の代でも続いていたのだ。

「ＰＤ－１とＰＤ－Ｌ１の相互作用を阻害すればがん治療ができる」と〝宣言〟した研究論文を元に申請した特許の出願人には、本庶と小野薬品が名前を連ねた。

ただし、医療への応用には、人体とよくなじんで副作用を起こさないヒト抗体を新たに開発する必要がある。だが低分子化合物の医薬を得意としてきた小野薬品には、高分子の抗体医薬をつくる知識や経験は乏しく、同社は国内・国外の医薬企業との共同開発の道を模索した。

声をかけた企業は十社以上。しかし、がんの分野では実績のない小野薬品の声に耳を傾けてくれたところは皆無だった。同社の幹部たちは困り果てた。一説には、小野薬品にまかせてはおれないという危惧を抱いたのか、本庶が自ら米国のバイオベンチャーの中から提携相手を探す一幕もあった、という。

こうした波乱と苦難の提携交渉の末に、小野薬品はようやく二〇〇五年に、何とか共同開発契約を結ぶ相手を見つけ出した。米国のメダレックスである。

メダレックスと聞けば、読者はピンとくるだろう。そう、この会社こそアリソンとともに、免疫チェックポイント分子のCTLA－4に対するヒト抗体の開発を進めていたバイオ企業だった。

米ブリストルと共同開発

さらに事態は急転する。米医薬品大手のブリストル・マイヤーズが二〇〇九年、巨額の資金を投じてメダレックスの買収へと動いたのだ。ブリストルの行動は、メダレックスの研究によって抗CTLA－4抗体（ヤーボイ）の実用化が近づいていたことに注目したものだった。

しかし、ブリストルがメダレックスに熱いまなざしを向けた理由は、それだけではない。彼らはメダレックスが研究中のもう一つの大物分子、PD－1にも、ただならぬ関心を抱いていたのだ。抗CTLA－4抗体に加えて、抗PD－1抗体を開発・販売する権利も獲得できるなら、決して高い買い物ではない――ブリストルはそう判断したに違いない。

メダレックス買収によってブリストルは、北米における抗PD－1抗体の開発・販売権を手中にした。さらに二〇一一年には、ブリストルは小野薬品とも共同開発契約書を取り交わすにいたった。

これによってブリストルは日本・韓国・台湾を除く世界の全地域での開発・販売権を取得し、小野薬品はその見返りにロイヤリティー（特許権利用に対する対価）の支払いを受けることとなった。

ただし、ＰＤ－１阻害薬の開発には同業他社も多く参入しており、乱戦模様となっている。たとえば米メルクはブリストルに先駆けて、二〇一四年九月に米食品医薬品局から新薬の承認を取得した。スイスのロシュとその傘下の中外製薬は、ＰＤ－１の相方であるＰＤ－Ｌ１分子に対する抗体医薬の開発を急ピッチで進めている。英国のアストラゼネカ、米国のファイザーが手がけるのも、ＰＤ－Ｌ１分子に対する抗体だ。

このように少なからぬ企業が参入した要因は、ＰＤ－１分子を発見した京大グループや小野薬品が保有する特許の縛りが比較的、緩やかなためだといわれている。ライバルが多ければ、それだけ争いも起きやすい。小野薬品とブリストルは「特許を侵害された」として、メルクとの法廷闘争に入っている。

四人に一人でがん縮小

ここで、小野薬品が米メダレックスと提携した二〇〇五年へと遡ってみよう。この時期、米国ではスローン・ケタリングがんセンターに移ったアリソンが、メダレックスと連携して、抗ＣＴ

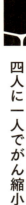

LA－4抗体の臨床試験を進めていた。

米『サイエンス』によると当時の米国には早くも、PD－1に注目し、がん治療を目指す研究者がいたらしい。ジョンズ・ホプキンス大学教授のドリュー・パードールだ。同誌は二〇一三年末に掲載した「科学の十大ブレークスルー」の記事で、彼がメダレックスの幹部と会い、抗PD－1抗体（オプジーボ）を使った臨床試験を開始するよう強く促した、という逸話を紹介している。

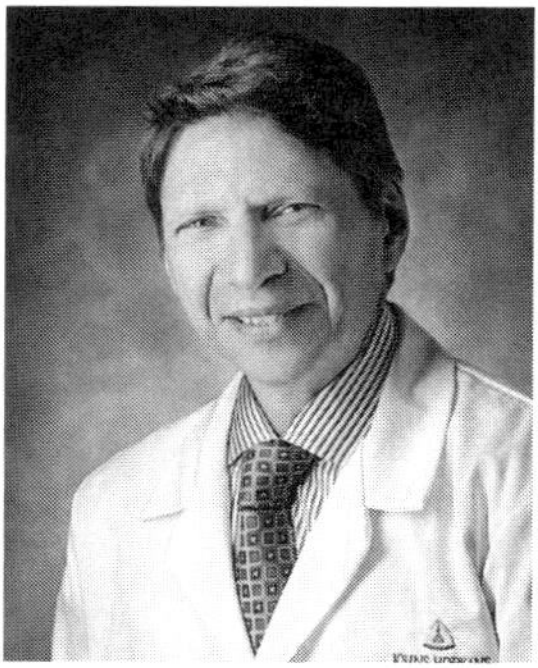

ドリュー・パードール
（Cellularand Molecular Medicine Graduate Program at Johns Hopkins School of Medicine）

もっともこの記事には、私たち日本人には不愉快なくだりがいくつもある。PD－1分子を発見した本庶らの名前を記載せず「日本の生物学者」との表現にとどめただけでなく、「(彼らは)がん治療への応用は考えなかった」とさえ書き、医療応用の手柄は米国の研究者があげたとの印象を読者に与えているのだ。

話を戻そう。メダレックスによる臨床試験は二〇〇六年に、約四十人のがん患者を対象に、まず北米で始まった。安全性を点検する第一相の試験の開始である。二〇〇八年には日本で小野薬品が、転移性メラノーマ患者に対する臨床試験を開始した。

こうして始まった小規模な試験で、ＰＤ－１阻害剤はかなりの効用を示し、評価を次第に高めていった。そして賞賛の声がさらに高まったのは、メダレックスを吸収したブリストルが、パードールと連携して実施した臨床試験の結果を明らかにしたときだった。

二〇一二年六月にパードールらが米国臨床腫瘍学会や『ニューイングランド医学ジャーナル』で公表した、抗ＰＤ－１抗体による治験の成績はこうだった。

試験に参加したのは通常の治療では回復が見込めない非小細胞肺がん、メラノーマ、腎臓がんの末期患者約三百人。全員に抗ＰＤ－１抗体を投与したところ、肺がん患者では約一八％、メラノーマ患者では約二八％、腎臓がん患者では約二七％でがん組織が著しく縮小した。

では、私たちはこの成績のどこに驚くべきなのだろう。まずは、奏効率の高さだ。大づかみにいうとＰＤ－１阻害剤は、四人のうち一人に対して効果をあげている。

それだけではない。抗ＰＤ－１抗体は、従来の免疫療法が非常に苦手としていた肺がんの治療でも好成績を出し、医学の世界に定着していた「免疫療法はメラノーマなど、ごく一部のがんにしか役に立たない」という常識を覆した。

想定以上の成果に喜んだパードールは「さまざまな種類のがんに単独でこれほどの成果を上げた治療法は初めてだろう」と語ったと伝えられている。外科手術や抗がん剤の効用を信奉する保守的な臨床医は、もはやいたずらに免疫療法を軽視したり、無視したりできなくなってしまった。

PD‐L1阻害剤も投入

初期に行われたこの臨床試験では、ブリストルは抗PD‐1抗体だけでなく抗PD‐L1抗体も使用した。

しばらく前に語ったように、PD‐L1はがん細胞の表面に現れるリガンド分子。キラーT細胞の攻撃にブレーキをかけさせぬようにするには、PD‐1とPD‐L1のいずれかを抗体でブロックすればいい。実際、湊が二〇〇〇年代初期の実験で使ったのは、抗PD‐L1抗体だった。

抗PD‐L1抗体による臨床試験の成績をお知らせしておこう。試験には二百人を超える患者が参加した。このうち、肺がん患者では約一〇%、メラノーマ患者では約一七%、腎臓がん患者では約一二%で、抗体の効果が確認できた。抗PD‐1抗体の結果と比べると効用はやや小さめだが、おおむね良好な成績だった。

抗CTLA‐4抗体に加えて抗PD‐1抗体をも、がん治療薬として掌中におさめるメリットはとても大きい。患者によっては副作用が強めに出るヤーボイの使用を嫌がる人もいるが、その際に製品のラインアップが豊富なら、副作用が小さなオプジーボを患者に提供できる。

医師が患者の遺伝的体質に合わせて医薬を使い分けられるようにもなるだろう。さらに、がんへの作用経路が微妙に異なる二つの新薬を併用して、治療効果をもっと高めることも可能だろう。

ブリストルの幹部たちが抱いたこの種の期待や思惑に、利にさとい人々が集まる株式市場が気づかないはずがない。

オプジーボの成果公表を機に、小野薬品の株価は上昇しはじめた。当初はゆっくりと、ことの真相に投資家たちが気づいたあとは急ピッチで。メダレックス買収を契機にジワジワ上昇していたブリストルの株価も、小野薬品とペースを合わせるかのように、上昇を重ねていった。

肺がん治療でも承認

快進撃を続けるオプジーボに新たな勲章が加わったのは、二〇一五年三月のことだった。米食品医薬品局がブリストルの申請を認め、オプジーボを肺がんの治療薬として承認したのだ。

肺がんは米国では死亡の主な原因の一つ。オプジーボは、肺がんの八割以上を占める非小細胞肺がんの一種である肺扁平上皮がんに対して、治療効果があると認められた。肺扁平上皮がんは肺がん全体の三割ほどに達する。

臨床試験は肺扁平上皮がん患者約二百七十人を対象に、二〇一二年から北米や欧州で実施された。オプジーボを注射した患者と抗がん剤を投与した患者の生存期間を比較したところ、生存期間の中央値は抗がん剤が約六ヵ月にとどまったのに対し、オプジーボは九ヵ月強に達し生存期間を三ヵ月ほど延ばす有意な結果を示したという。

メラノーマ患者に対する臨床試験が、第三者の委員会から中止勧告を受けたのと同様、肺がんを対象としたこの試験も、委員会から二〇一五年の年明けに早期終了を求められた。抗がん剤より生存期間を延ばせるという効用は十分に立証できたから、当初予定の二〇一六年まで続行の必要なし、というわけだ。

これを受けて、ブリストルが米食品医薬品局に申請したのが二月二十七日。承認はそれからわずか五日後の三月四日のことだった。めったにみることのない当局による短期間の承認劇は、オプジーボの効用の高さと確かさを裏打ちするできごとといっていいだろう。

オプジーボは同年九月には、進行性腎臓がんのブレークスルー・セラピー（画期的治療薬）にも指定された。画期的治療薬は生命にかかわる重い病気に対する新薬の開発を促進するため、二〇一二年に米食品医薬品局が設けた制度。画期的治療薬に指定されると、審査を優先的に受け承認が早まる可能性がある。

有望な新薬を手にした医薬品企業は例外なく貪欲だ。ブリストルはメラノーマと肺がん以外に腎臓がん、胃がん、膵臓がん、大腸がん、乳がん、膀胱がんなど二十種類以上のがんでオプジーボの臨床試験を実施している。

日本でもオプジーボは、二〇一五年末に肺がんへの適応拡大が認められた。通説によると、肺がんへの効果が確認されたことで、PD－1阻害剤の市場規模は一兆円以上に膨らんだという。世界の有力企業が新薬をめぐって激しい開発・販売競争を展開しているゆえんである。

効果が長続きするチェックポイント阻害剤

臨床試験の進行とともに明らかになりつつあるチェックポイント阻害剤の特徴を、抗がん剤や分子標的薬と比較しながらまとめておこう。

分子標的薬とは、従来の抗がん剤とは違って、がん細胞の表面にあるたんぱく質を標的とする新タイプの治療薬のこと。悪玉分子をピンポイントで狙い撃ちするので、副作用は軽めになる。化学合成してつくる薬剤の他に、抗体医薬も分子標的薬の仲間だ。分子標的薬は投薬からさほどの時間を要さず効果が期待できるとの定評がほぼ確立している。

従来の抗がん剤と分子標的薬の効果が、時間とともにそれぞれどう変化していくかを大づかみに比較した次ページのグラフをご覧いただきたい。縦軸は生存率、横軸は治療を始めてからの期間だ。

グラフの上部に見えるのは分子標的薬の生存曲線。抗がん剤と比べて治療を始めてから一定期

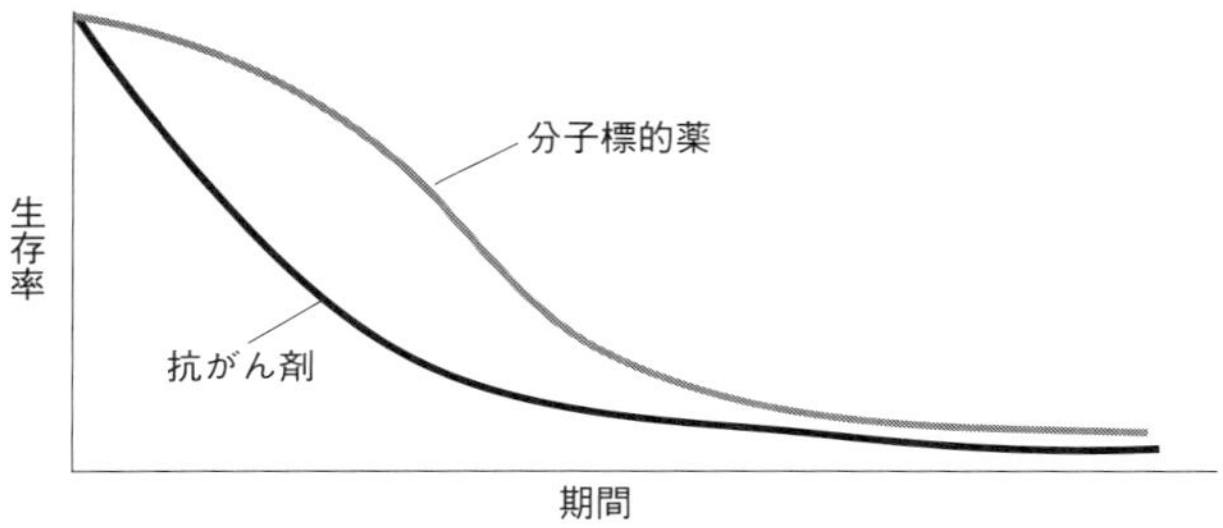

分子標的薬と抗がん剤の生存率比較

間の生存率はかなり高く、この医薬が投薬直後から、がんの増殖を抑え、再発を防止することに少なからぬ効用を見せているのがわかる。がんと診断された患者が、再びがんを起こさず元気に生活できる「無病生存期間」が長いのが分子標的薬の特徴だ。

しかし、分子標的薬の効果は一定の期間を過ぎた頃から、低下しはじめる。がんが医薬に対して耐性を獲得するのが原因で、そのせいで当初、高い位置にあった生存率は次第に下がり、やがては抗がん剤とさほど変わらない水準となってしまうケースが多い。

これに対し、オプジーボなどのチェックポイント阻害剤はどうか。次のグラフを見ていただきたい。

実は治療が始まってしばらくは、チェックポイント阻害剤には目立った効果は見られない。抗がん剤と同様、生存率は小さからぬ傾斜で低下していく。グラフを見るかぎり、分子標的薬と比べると、効果が小さいことは否めない。

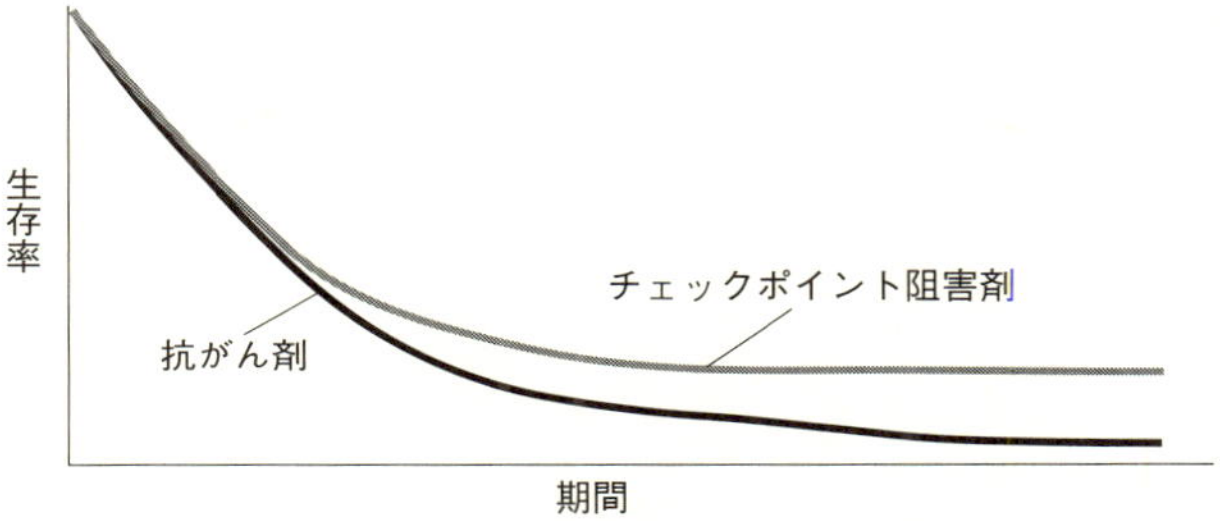

チェックポイント阻害剤と抗がん剤の生存率比較

だが、しばらく時間が過ぎた頃から、徐々にその効果が現れはじめる。阻害剤の働きが体内に浸透して、免疫にかかっていたブレーキが次第に外れ、キラーT細胞ががん細胞に対して攻勢を強めるせいなのか、生存率は抗がん剤より相対的に高い水準を維持しはじめるのだ。

チェックポイント阻害剤の効果はかなり長続きし、投薬開始から一定の期間が経過すると生存率が分子標的薬を上回るようになる、との報告もある。免疫のがんへの攻撃が立ち上がるまでには時間がかかるが、この厳しい時期をしのげば、長期生存の可能性が見えてくるのだ。

使い始めから効果を発揮する分子標的薬と、闘病期間が長くなると優位が目立ってくるチェックポイント阻害剤。二つの医薬の特徴は対照的で、両者をうまく使いこなせば希望が拡大することを示唆している。

副作用は穏やか

オプジーボの副作用についても語っておこう。PD－1分子の営みを抑制して免疫細胞の攻撃活動を強める以上、副作用が生じるのは避けられない。これまで実施されてきた臨床試験では、肺炎や肝炎などの発生が報告されている。

ただし、CTLA－4分子を阻害するヤーボイと比べれば、副作用の頻度や程度は軽いことが多い。過去の臨床試験では、ヤーボイを投与された患者の半数ほどにこの種の炎症性の副作用が生じたのに対し、オプジーボでは患者の二割前後にとどまった、という。

CTLA－4阻害剤は「免疫療法の副作用は希薄」とする従来のコンセンサスに反したが、作用経路が異なるPD－1阻害剤では、少々、過去の常識に近づいたということだろうか。

PD－1阻害剤にも、弱みらしきものもある。それは患者によってはリガンド分子のPD－L1が、がん細胞表面に発現していないケースが少なからずあることだ。こうなってはPD－1阻害剤の効果はそがれてしまう。

もっとも現代の医療技術は、がん細胞にリガンド分子が現れているか否かを検査で調べるほどの水準には達している。このため、事前にリガンドの有無をチェックしておけば、PD－1阻害剤の無駄な投与を防いで、他の方法での治療を実施できるはずだ。

併用療法の試み盛んに

チェックポイント阻害剤のヤーボイとオプジーボを併用する試みは、すでに始まっている。切除不能な進行性のメラノーマ患者を対象に実施された臨床試験で、四〇％ほどの患者にがんを縮小する効果がみられた、というのだ。二〇一三年の米国臨床腫瘍学会年次総会で発表された成果だ。

併用治療を受けた患者は三十七人。ヤーボイの投与量を一定にしたうえで、患者を三群に分けてグループによってオプジーボの量を増減させる方法で効果を観察した。

すると、オプジーボの投与量が小さい群ではがんの縮小率は二〇％ほどだったが、他の二つの群では縮小率は約五〇％に達した。これはオプジーボの投与量が多ければ、それだけ効果が高いことを示している。また、全体の三割ほどの患者では、がんの大きさが治療前の五分の一にまで小さくなった、という。

ここまでわかれば製薬企業は勢いづく。大規模な臨床試験を実施し、併用療法の効用を細部にわたって確かめるのだ。ブリストルは二〇一五年十月、米食品医薬品局からヤーボイとオプジーボの併用療法が進行性のメラノーマに対して承認されたと発表した。

企業の合従連衡も盛んになっている。なかでも目立った動きをみせているのは、抗ＣＣＲ４抗体のポテリジオを開発した日本の協和発酵キリンだ。

協和発酵キリンはまず二〇一四年夏に、英国のアストラゼネカとの提携契約に調印。アストラゼネカが開発した二つのチェックポイント阻害剤（抗CTLA－4抗体と抗PD－L1抗体）とポテリジオの併用療法の検証を開始した。二〇一四年末にはブリストルなどと提携し、日本でオプジーボとポテリジオを併用する臨床試験にも乗り出した。

ポテリジオは成人T細胞白血病の治療薬として、国内で一定の評価を獲得した医薬だ。協和発酵キリンはその利点を生かして、用途の拡大を狙っている。

異なるタイプの併用療法が盛んになる可能性もある。従来のがんペプチドワクチンを、チェックポイント阻害剤とともに治療で使う試みだ。

過去、がんワクチンの効用が希薄だったのは、ワクチンによっていったん攻撃力が高まった免疫細胞を、がん細胞がチェックポイント分子を悪用してブレーキをかけていたからだ。しかし、チェックポイント阻害剤はがん細胞の悪事を防止し、ワクチン本来の力をよみがえらせるかもしれない。

本庶の受賞ラッシュ

海外の巨大医薬品企業が競うように実施した臨床試験で抗PD－1抗体が好成績をおさめるた

びに、ＰＤ－１分子の発見と、がん治療を視野に入れた研究をリードした本庶佑の評価は高まっていった。受賞ラッシュの始まりである。

始まりは二〇一三年、日本の文化勲章の受章だった。本庶はもとより抗体のクラススイッチや抗体遺伝子改編酵素ＡＩＤの研究で名声を得ていた研究者。これにＰＤ－１分子が加われば、異を唱える声は出るはずもなかったといっていいだろう。

翌二〇一四年には、がん免疫療法の創始者であるＷ・コーリーを記念して設けられたコーリー賞を、ＰＤ－１のリガンド分子を突きとめたＧ・フリーマンやＡ・シャープらと共同で受賞。また、台湾の唐奨を、抗ＣＴＬＡ－４抗体の医療応用を始めたＪ・アリソンと共同で授与された。

免疫の基礎分野では国際的に一級の研究成果をあげ、ノーベル賞の候補にたびたび名前があがる本庶も、自分の研究成果が医療の現場でがん患者の延命に役に立ったのは初の経験だ。これまでとは異なる次元で医師としての喜びを味わったに違いない。

一つ、つけ加えると、本庶は二〇一二年に、ドイツの財団からロベルト・コッホ賞も受賞している。受賞理由は「免疫応答の解明」だ。ただし、これはどうやらクラススイッチとＡＩＤを意識したもので、ＰＤ－１分子については、財団はまだ視野に入れていなかったらしい。

評価が急速に高まったせいで受賞理由が実態に追いつかなかったという、ちょっぴり意外なエピソードである。

第5章 インターロイキン6の物語

サイトカインの嵐

米国のフィラデルフィア市にあるペンシルベニア大学は、米国の大学で最初に医学部と大学病院を開設した名門として知られている。同じキャンパスに立地するフィラデルフィア小児病院もまた、米国初の小児病院として著名な病院だ。

その小児病院で二〇一二年、白血病に苦しむ六歳の少女に対し、最新の免疫治療が試みられた。

これは遺伝子操作を施した免疫細胞（T細胞）を使い、白血病細胞を攻撃しようとする挑戦的な治療。ペンシルベニア大学で気鋭の医師として知られるカール・ジューンが取り組みはじめたこの治療は、おとなには施した例はあったが、子供に試みるのは初めてだった。少女の名前はエミリー・ホワイトヘッドといい、両親や友人からは「エマ」の愛称で呼ばれていた。

エマは二〇一〇年五月、五歳の誕生日から数週間後に、急性リンパ球性白血病と診断された。その後、抗がん剤による治療と再発を繰り返し、二〇一二年の春には医師から「もう抗がん剤治療では回復しない」と見放されてしまった。

困り果てた彼女の家族が最後に頼ったのが、ジューンが始めてまもない実験段階の免疫治療だった。治療はとても順調に進み、憎々しい白血病細胞はジューンの目論み通りに、彼女から消え失せたかにみえた。

しかし、家族が安堵できたのはわずかな時間にすぎなかった。遺伝子操作の効果で勢いが異様に高まったT細胞のせいで、体内の情報伝達分子（サイトカイン）の濃度が急上昇してしまい、エマは危篤状態に陥ってしまったのだ。彼女は小児集中治療室に運び込まれた。

少女の体には短い時間に、危険な症状が相次いで起きた。体温が急上昇し、華氏一〇五度に達した。日本流にいえば摂氏四〇・五度という高温だ。血圧は急激に低下した。いわゆるショックの発生である。肺胞などに水分が染み出して呼吸困難をきたす肺水腫も起き、彼女は意識を失った。

当時の報道によると、医師団は「エマが回復するチャンスは薄い」と危惧し、最後のお別れができるように家族や友人が呼び集められたという。

このように情報伝達分子が体内で猛威をふるう様子を、専門家は嵐にたとえて「サイトカイン・ストーム」や「サイトカイン放出症候群」と呼ぶ。

白血球などの免疫細胞は、情報伝達分子を使って仲間の免疫細胞を呼び集める。招集された免疫細胞はまた情報伝達分子を放出して、さらに仲間の細胞を集めて、がん細胞や病原体と戦うといった営みを日々、行っている。

ただし、たいていの場合、情報伝達分子の放出量にはおのずと限界があり、免疫の攻撃活動もほどほどの水準でとどまる。やりすぎが危険な事態を招くことを、免疫は〝熟知〟しているからだ。

ところが、エマの場合は自制が働かなかった。治療に使った免疫細胞が強力に働きすぎたせいだ。そのため、いったん始まった情報伝達分子の放出は、まるで終わりのないドミノ倒しのように延々と続いていったのだ。

免疫学ことはじめ　ショック

血圧が急激に下がって死にそうになった状態を指す医学用語。私たちが日常でびっくりした場合に使うショックとは意味が異なる。

血圧が著しく低下すると、体内の細胞は十分な血液を受け取れなくなり、酸素不足に陥る。そのせいで脳、心臓、肝臓など、さまざまな臓器の細胞が次第に壊死を起こして損壊し、一線を越えると患者は死にいたる。

ショックとしては、病原菌が全身に広がって敗血症になった人の症状が、さらに悪化した結果として起きる敗血症性ショックが広く知られる。このときにも、エマに起きたショックと同様、体内で情報伝達分子の暴走が起きる。

ただし、放出される情報伝達分子の種類はケースによって微妙に異なる。敗血症性ショックではインターロイキン6（ＩＬ６）とＴＮＦ（腫瘍壊死因子）がよく観察される。これに対し、エマのようにＴ細胞が過剰に刺激されて起きたショックでは、ＩＬ６とインターフェロンγ（ガンマ）が顕著に放出されると考えられている。

スペイン風邪でも暴走

サイトカイン・ストームは死につながりかねない免疫の過度の反応として、専門家に広く知られた症状だ。第一次世界大戦の最中に大流行したスペイン風邪（インフルエンザ）でも、二十一世紀初頭に起きたＳＡＲＳ（重症急性呼吸器症候群）でも、少なからぬ患者はサイトカイン・ストームを併発して死んだ。

二〇〇六年には英ロンドン近郊の病院でサイトカイン・ストームが起きた。抗体医薬の臨床試験中に、新薬を投与された被験者六人全員が呼吸困難、吐き気、全身の痛みを訴え、ついには多臓器不全を起こして集中治療室へと搬送されたのだ。

犯人は、薬剤に採用された抗CD28スーパーアゴニスト抗体という特殊な抗体だった。CD28はT細胞の表面にあって、抗原提示の際に補助シグナルを発生する重要な分子。抗体といえば通常はシグナルをブロックするものだが、スーパーアゴニスト抗体は逆に、シグナル伝達を強化してしまう働きがあった。

そのせいでT細胞の営みが異様に高まり、サイトカイン・ストームが発生した、と医療関係者によって語り継がれている事件である。

ショックに備えてアクテムラなどを準備

エマに免疫治療を試みたペンシルベニア大学のジューンも、無警戒だったわけではない。白血病細胞を短時間に退治するほどの強力な免疫細胞を扱う斬新な治療では、サイトカイン・ストームとそれに伴うショックが起きやすいことは彼も認識していた。だから副作用対策として、IL6系のシグナルを阻害するアクテムラやTNF阻害剤、さらに炎症や免疫反応を一定程度、抑制する効用がある副腎皮質ホルモンのステロイドを準備していた。

アクテムラという抗体医薬は、受容体と結合する抗体によって、ＩＬ６とＩＬ６受容体のシグナル授受を邪魔する働きがある。

ジューンはエマに先駆けて、三人のおとなの患者を治療したことがあった。いずれも慢性リンパ球性白血病に苦しむ末期患者だ。その際、患者の体内で情報伝達分子の濃度を測定した彼は、注意すべきはＩＬ６とインターフェロンγとの感触をつかんでいたらしい。

もっとも先例は少ないので、拙速な判断はできない。そこで彼は副作用の発生に備えて、一通りの医薬を準備して、エマの治療を開始したのだった。

免疫学ことはじめ
インターフェロン

体に侵入した病原体に対して免疫細胞が分泌する情報伝達分子。特にウイルスの侵入に対する反応は際立ち、インターフェロンは抗ウイルス薬として使われたり、血液のがんである多発性骨髄腫の治療に使われたりしている。

インターフェロンにはＩ型のα、β や、II型に分類されるγなどがある。このうちインターフェロンγは他とは異なり、大食細胞のマクロファージなどを活性化する能力がある。

フィラデルフィアの〝奇跡〟

残念なことにジューンが恐れていたように、サイトカインの嵐はエマに牙をむいた。とはいえここまでは想定の範囲内だ。少女に先駆けて同じ治療を施した白血病患者でも、軽めのサイトカイン・ストームは発生していた。

しかし、エマの血液を採取してみると、ジューンを驚かせる意外な事態が判明した。エマの体内ではIL6が通常の約千倍、インターフェロンγが六千倍ものレベルに達していたのだ。

IL6とインターフェロンγのどちらも、警戒リストには入っていた。しかし分泌量がこれほどの高レベルとは、医師団は予測していなかった。成熟したおとなと違って子供では医薬の投与に対して、極端な反応が現れやすかったのかもしれない。

この事態に医師団はまず、ステロイドをエマに投与してみた。すると短時間で熱は下がった。しかし血圧は低下したままだった。

ステロイドはあまり役に立たないとみたジューンは、情報伝達分子に的を絞った抗サイトカイ

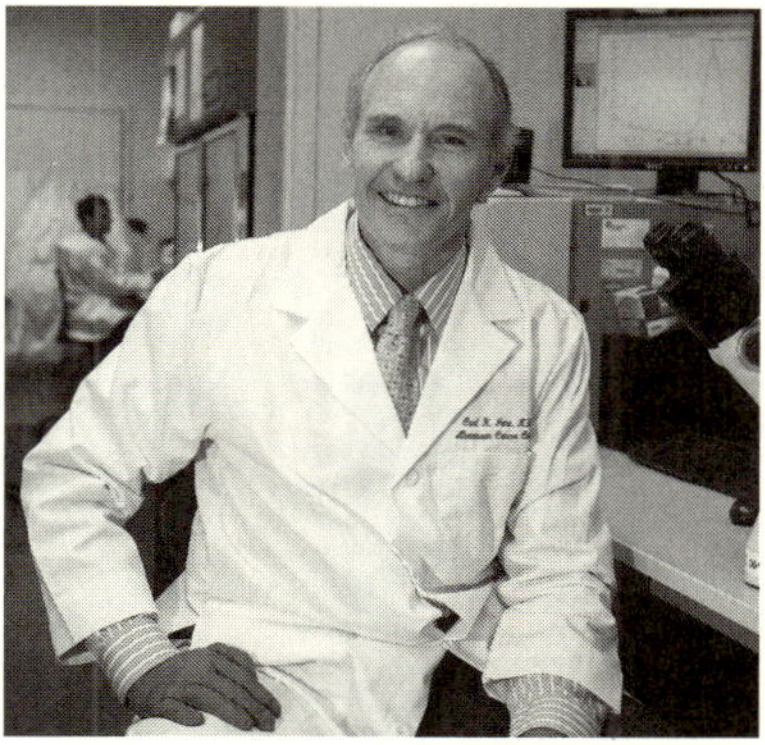
カール・ジューン
（Penn Medicine, Philadelphia, PA 800-789-PENN）

ン療法に踏み切る決断をした。アクテムラと、TNF阻害剤の一つであるエンブレルをエマに注射したのだ。

TNFの血中濃度も通常の十倍以上に上昇していたが、IL6の高まりは際立っていた。ジューンがこのとき頼りとしたのは、IL6の悪さを封じるアクテムラだったはずだ。

しかしながら、これほど猛烈なサイトカイン・ストームの治療にアクテムラが使われたためしは過去にほとんどない。そもそもアクテムラは慢性の自己免疫疾患である関節リウマチに対して実績のあるバイオ医薬であり、急性の症状にも効果が発揮できるかは未知数だった。

それでもジューンには、この薬にある種のなじみや信頼があった。ジューン自身の娘が関節リウマチを患っていて、アクテムラによる治療を受けていたのだ。だから彼はこの医薬がIL6系のシグナルを遮断する効用を持つことを、身近で実感できていた。

また、過去にジューンは、アクテムラの開発者

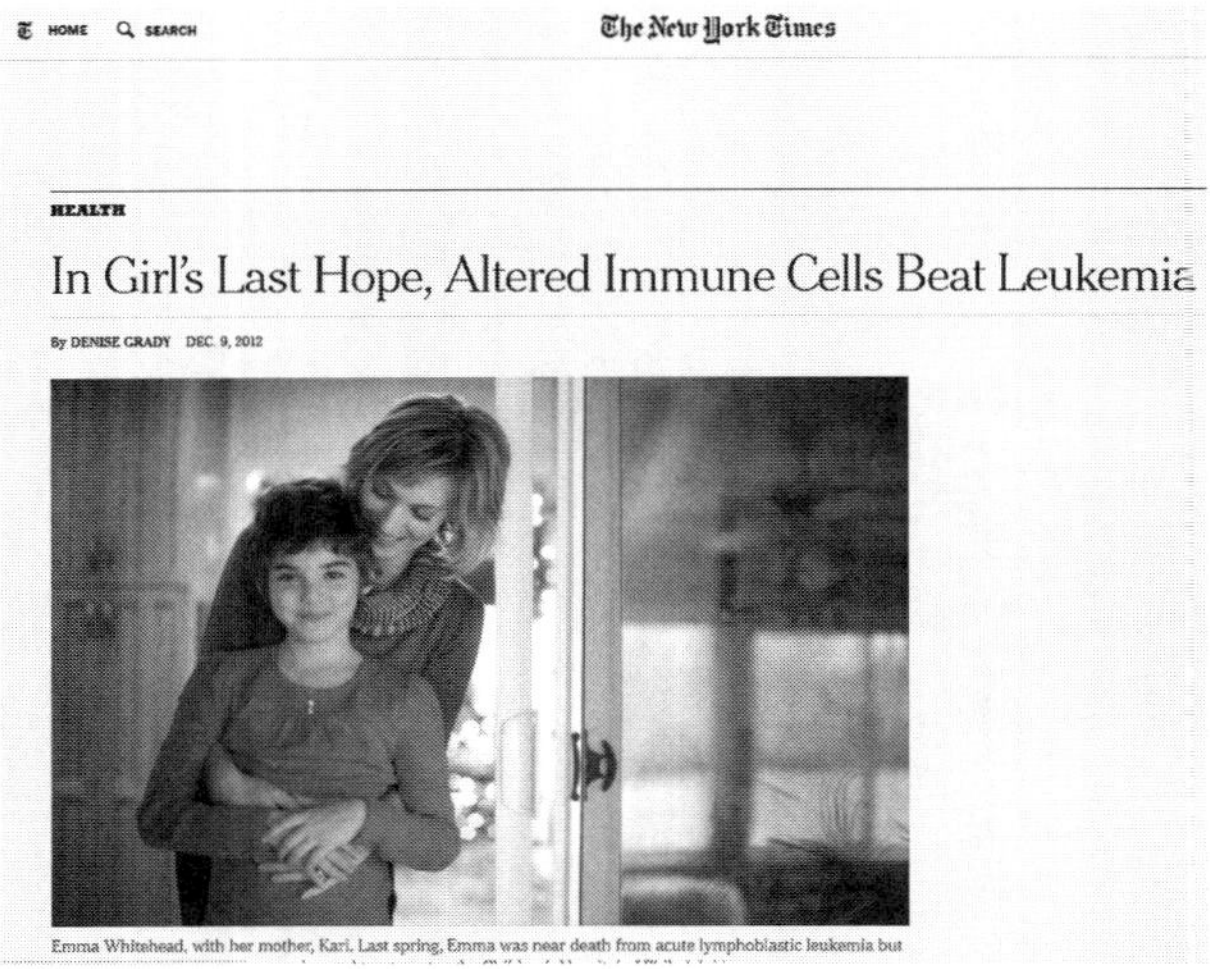
HOME SEARCH The New York Times

HEALTH

In Girl's Last Hope, Altered Immune Cells Beat Leukemia

By DENISE GRADY DEC. 9, 2012

Emma Whitehead, with her mother, Kari. Last spring, Emma was near death from acute lymphoblastic leukemia but

エマの生還を伝える2012年12月９日付『ニューヨーク・タイムズ』

である筆者の岸本をフィラデルフィアに講演の講師として招待したことがあった。その講演を聴いて彼は、アクテムラへの信頼感を高めてもいたらしい。

「こうなってはアクテムラを信じるだけ」。覚悟を固めたジューンは、エマにアクテムラを注射した。家族と友人は「頼むから効いてくれ」と祈りながら容態を見守った。

そして、フィラデルフィアの〝奇跡〟は起きた。アクテムラは顕著な効用をエマにもたらし、彼女の容態は徐々に安定に向かいはじめたのだ。数時間以内に、少女を苦しめていた症状のほぼすべてが鳴りを静めてしまった。嵐は去ったのだ。

エマが長い眠りから目を覚ましたのは、治療を始めてから一週間後。その日は彼女の七歳の誕生日だったという。集中治療室のスタッフは「ハッピー・バースデイ」を歌って彼女を祝福した。

　エマはほどなく退院し、一連のできごとは『ニューヨーク・タイムズ』が紙面を大きく使って伝えるビッグ・ニュースとなった。

免疫学ことはじめ
アクテムラ

　筆者の岸本が中外製薬と共同で二十年余りの歳月をかけて開発した日本初の抗体医薬。関節リウマチの治療に世界で広範に使用されている。ＩＬ６の受容体と結合する抗体（抗ＩＬ６受容体抗体）によってＩＬ６のシグナル伝達をブロックする。

　関節リウマチやがんの治療薬として日米欧で五十種あまりの抗体医薬が承認・市販されている。しかし、ＴＮＦ阻害剤（抗ＴＮＦ抗体など）にみるようにその大半は、受容体の結合相手であるリガンドと結びつく抗体だ。アクテムラのように受容体を標的とする抗体医薬は珍しい。

　アクテムラは二〇〇五年に日本で市販が始まった。ただし当初は、免疫疾患の一つであるキャッスルマン病の治療薬として承認を受けたことは意外と知られていない。関節リウマチに適応が拡大されたのは二〇〇八年のことだ。

医薬品産業では、年商十億ドルを超えるほどの圧倒的な売上高に達した医薬品を「ブロックバスター」と呼ぶ。アクテムラは二〇一三年に、その仲間入りを果たした。現在では、百ヵ国以上の国々で承認されている。

サイトカインの嵐を起こす悪役ＩＬ６

可愛らしいエマをこれほどまでに苦しめたＩＬ６とは、どんな分子なのだろう。

ＩＬ６は当初、リンパ球のＴ細胞がＢ細胞に抗体の生産を促すために放出する情報伝達分子として、阪大の岸本や平野俊夫によって一九八〇年代に突きとめられた。

免疫学に接してから時間が浅い人には意外かも知れないが、その頃、阪大の岸本と京大の本庶が情報伝達分子の発見を激しく競い合っていたのはなつかしい思い出だ。アレルギーと関係の深いＩＬ４の遺伝子をいち早く突きとめた本庶の攻勢によって、岸本たちはＩＬ６の発見を一時、あきらめかけたほどだった。

ＩＬ６は発見後もドラマに満ちていた。その名が示すようにＩＬ６はインターロイキン・ファミリーの〝六男坊〟だ。あらゆる分野に共通することだが、通常、六男坊にはさほどの注目が集まるものではない。

だが、この分子には常識が通用しなかった。体のあちらこちらに、ＩＬ６が深くかかわっている多様な営みがあることが、世界中で続々と報告されたからだ。この分子は、ただ免疫細胞に抗体の生産を促すだけの、単機能の分子ではなかったのだ。

炎症を起こしたり、骨を溶かして関節リウマチの症状を引き起こしたり、といった営みはこれまでにも紹介したが、ＩＬ６は肝臓の細胞を刺激したり血小板を増やしたりするほか、がん患者やエイズ（後天性免疫不全症候群）患者をやせ細らせ、貧血にする悪液質にさえかかわっていた。

このように善悪さまざまな営みが突きとめられるたびに、ＩＬ６の存在感は高まっていった。二十一世紀に入って以降も、自己免疫疾患を引き起こすヘルパー17Ｔ細胞（ヘルパーＴ細胞の一種）の誘導に欠かせない分子であることが判明するなど、ニュースにはこと欠かない。いまや、数多くある情報伝達分子の中でこの分子が横綱格の存在感を持つことに、異議を唱える人は少ないだろう。

次ページのイラストをご覧いただきたい。これは第一章でお見せしたＩＬ６の説明図を詳しく

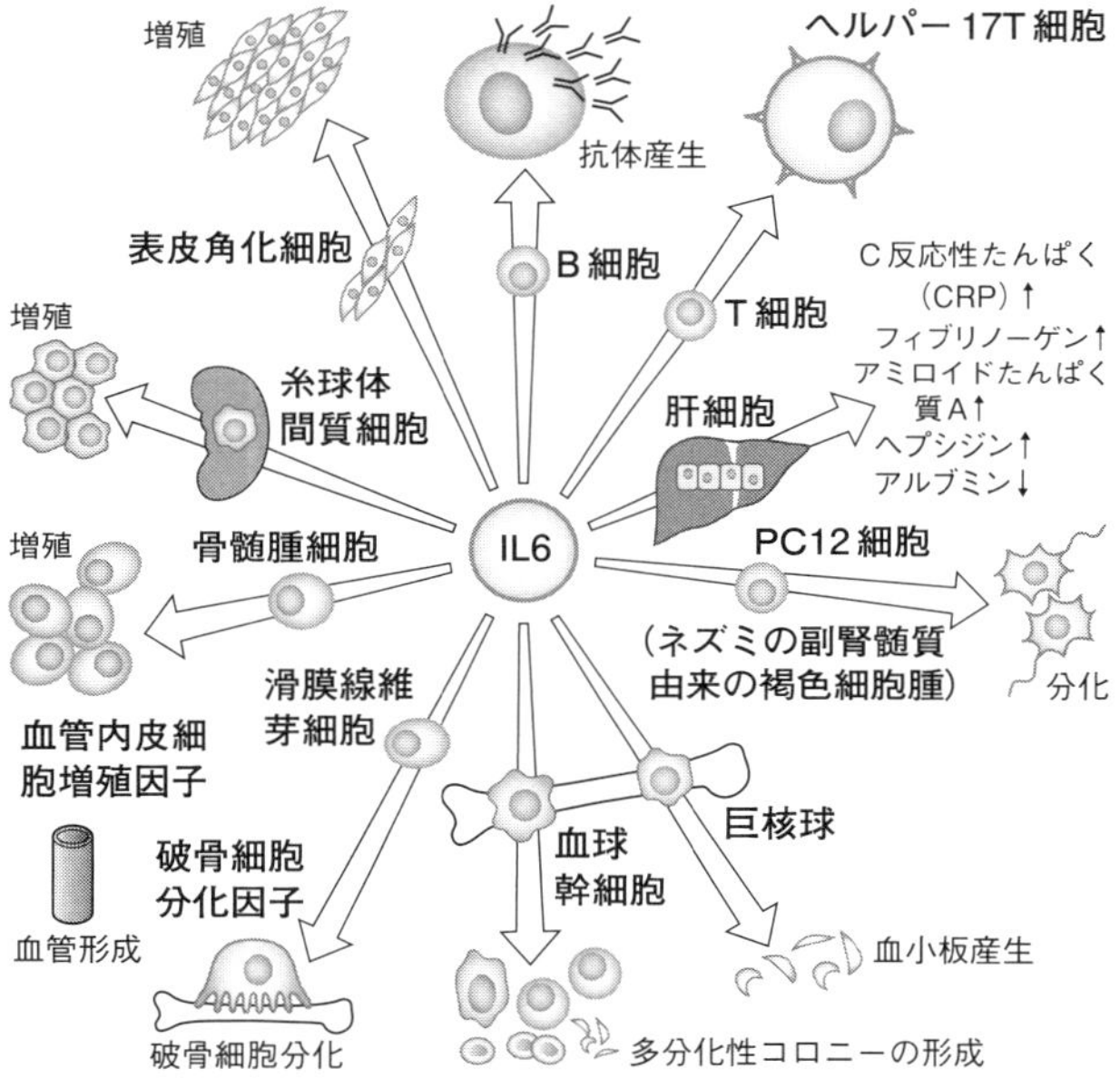

IL6の詳細な働き

したもので、右斜め上にヘルパー17T細胞が登場している。

そうしたなかで最近、あらためて研究者の関心を集めているのは、IL6が炎症を起こす営みだ。病気やケガをしたとき、患部が腫れて熱を出すのはとてもつらい。しかし、この作用によって免疫の働きは強まり、病気やケガの治りは早くなるのだから、IL6を一概に悪者とは決めつけられない。

むしろ炎症の程度が常識的な範囲におさまるかぎり、IL6の営みは善きふるまいに分類されるはずだ。

しかし、何かの弾みや刺激によって免疫細胞が狂気に駆られたかのように、とめどなくＩＬ6を放出しはじめるサイトカイン・ストームだけは、異次元の悪行だ。罪のない患者を苦しめ、ついには生命さえ奪ってしまうふるまいの主には、サイトカインの嵐を見るかぎり、悪役という言葉がふさわしい。

発見から約三十年という長い時を経てもなお、ＩＬ6が研究者の目を引きつけてやまない理由である。

新療法による白血病治療に展望

話をフィラデルフィアに戻そう。

実はこのできごとは、サイトカイン・ストームに襲われた一人の少女の救命劇にとどまらなかった。エマの治療に引き続いてジューンたちが実施した白血病患者の治療でも、アクテムラは副作用対策に期待通りの効果をあげ続けた。

その結果、サイトカイン・ストームとそれに伴うショックを封じ込む方策がほぼ確立。遺伝子治療と細胞治療が合体したような、「キメラ受容体」を備えたT細胞による白血病治療を安全に実施できる展望が開けたのだ。

突然、キメラ受容体という専門用語を持ち出したことをお許しいただきたい。

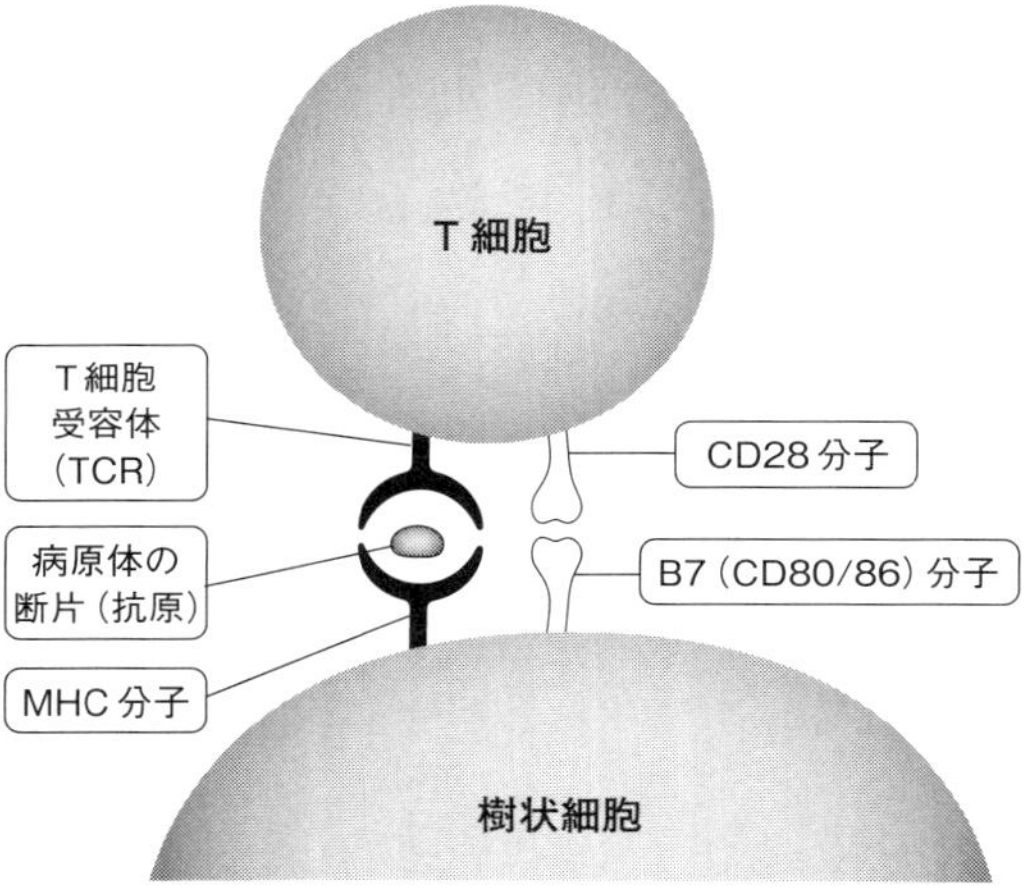

抗原提示の様子

キメラ受容体とは、T細胞が抗原提示を受ける際に使うセンサー分子のT細胞受容体（TCR）を遺伝子操作で改変して、能力を著しく高めたものだ。ジューンがエマに試みたのは、このキメラ受容体をTCRの代わりに〝装備〟し、攻撃力を格段に高めたT細胞による治療だったのだ。

そしてこの治療法は現在、米国で免疫チェックポイント阻害剤に次いで注目を集めている最新のがん治療法なのである。

では、この新しい治療法がどんな意図で開発されたのかを説明してみよう。樹状細胞がヘルパーT細胞やキラーT細胞に抗原提示をしている様子を描いたイラストをご覧いただきたい。

樹状細胞は病原体やがん細胞の断片をお皿のような主要組織適合抗原（MHC）分子の表面に掲げ、T細胞のほうはセンサー分子のTCR

を使って、MHC分子と断片とをあわせ見る。これが私たちの体の中で日常的に起きている抗原提示の営みで、T細胞はこうして戦う相手を認識すると戦闘モードへと入っていく。

次は、キメラ受容体を描いた図を見ていただこう。Yの字の形をした抗体とよく似ている、と思われたらその印象は正しい。実はキメラ受容体とは、体の前半分には病原体やがん抗原を捕まえる抗体の「腕」、後ろ半分には従来のTCRが備えていた信号の伝達部位などを用い、これらを合体させたものなのだ。

ギリシア神話に登場する怪物キマイラは、ライオンの頭とヤギの胴、そして毒ヘビの尾を持っていた。それに準じて、二つの分子を合体させた新型受容体は、キメラ受容体と命名された。

キメラ受容体は英語では「Chimeric Antigen Receptor」、頭文字をつづって「CAR」と書く。そしてキメラ受容体を備えたT細胞は「CART細胞」、また、この細胞による治療は「CART細胞療法」と呼ばれる。これらはこのあとしばら

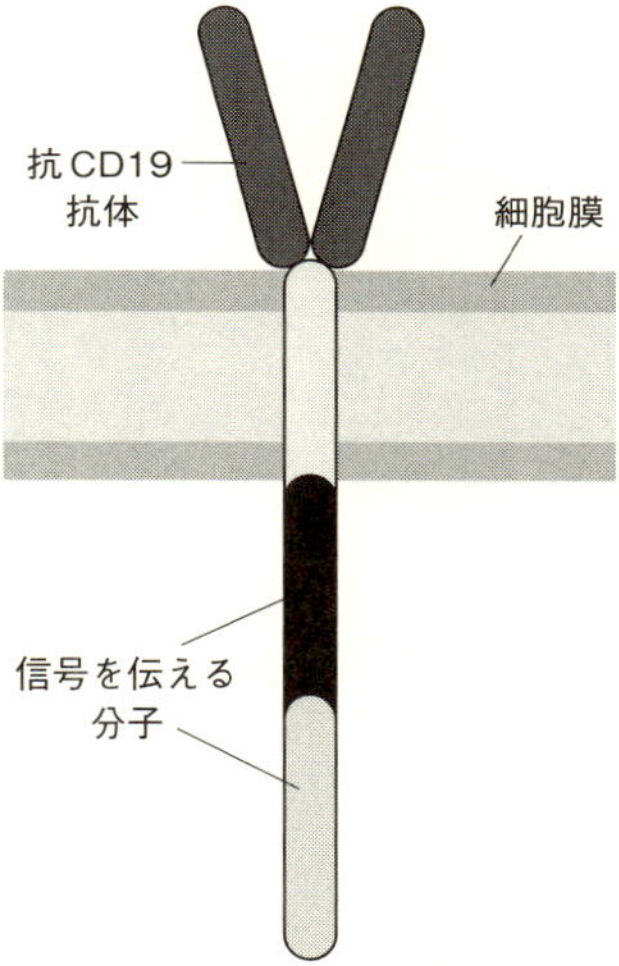

キメラ受容体の構造

く、頻繁に現れる専門用語なので、念頭に留め置いていただければと思う。

抗CD19抗体を利用

キメラ受容体を使った治療法について、もう少し掘り下げてみよう。フィラデルフィア小児病院のジューンたちは、キメラ受容体として抗CD19抗体というモノクローナル抗体を利用した。CD19分子という細胞表面分子をがっちりつかんで離さない腕を持つ抗体である。なぜ、CD19に対する抗体なのか。そのわけはこうだ。

エマはB細胞性の白血病にかかっていた。がんに侵されたB細胞の表面には、細胞表面分子が多く現れる。その中でも特に注目されたのは、がん化したB細胞のほぼすべてに出現するCD19分子だった。標的がCD19に定まれば、戦術も具体性を帯びてくる。少女の体に抗CD19抗体を備えたCART細胞を投入して、CD19分子を捕捉するのだ。

CART細胞はこうやってつくった。まず、患者の体からT細胞を体外に取り出す。次いで遺伝子組み換えの手法で作成しておいたキメラ受容体の遺伝子をT細胞に注入して、キメラ受容体の分子をT細胞上に発現させる。その後、T細胞を実験室で培養して、数を大幅に増やすのだ。

こうしてできたCART細胞を、いよいよ患者に投与したとしよう。ほどなくキメラ受容体は、がん細胞の表面に群立しているCD19分子を捕捉する。

すると次には間髪入れず、キメラ受容体の下半身にあたる信号の伝達部位に、シグナルが流れる。これは抗原提示の際に、樹状細胞のMHC分子に載せられたがんの断片を〝見た〟TCRが流すのと同種のシグナルだ。

シグナルは最終的にはT細胞の核に伝えられる。これによって攻撃対象はCD19分子を備えたB細胞だと知ったヘルパーT細胞は、情報伝達分子を放出してキラーT細胞に標的を知らせる。

こうしてキラーT細胞は群れをなしてがん細胞へと向かい、細胞内に蓄えていた細胞傷害性たんぱく質を放出して、がん細胞を殺戮しはじめる、というわけだ。

専門家たちは、抗CD19抗体を備えたT細胞のことを「CD19キメラ抗原受容体発現T細胞」、略して「CART19細胞」と呼んでいる。

ただし、このCART療法には副作用も予想されていた。CD19分子は正常なB細胞にも出現しており、治療を施すと通常のB細胞もダメージを受けるせいだ。このため治療からしばらくの間、患者の免疫系は抗体をつくる能力が低下してしまうのだ。

しかし、CART療法にはもっと悩ましい、いや生死にかかわる重大な問題がつきまとう。エマを襲った、猛烈なサイトカイン・ストームである。実際にこのあと、別の医療機関で実施されたCART療法では、患者の死亡も報告されている。

もしエマの命が失われていたら、始まったばかりのCART療法は頓挫・後退を余儀なくされていただろう。岸本が開発したアクテムラが、エマとCART療法を救う一助となったのだとしたら、これほどうれしいことはない。

新世代のキメラ受容体も登場

キメラ受容体の利用には、免疫の攻撃力を高める以外に、もう一つ大きな目的がある。免疫細胞の攻撃を回避するためにがん細胞が打ち出す「秘策」をつぶしてしまうことだ。

がんに襲われた細胞は、自らががんになったことを免疫細胞に伝えるため、細胞表面のMHC分子の表面に、がん細胞の断片を提示する。これは第三章で説明した「もう一つの抗原提示」だ。

がん細胞が抗原を提示すると、やがて免疫細胞が攻撃を開始する。しかし、がん細胞も生き残りに必死だ。彼らはMHC分子を自らの表面から消し去り、TCRの探知から逃れてしまうのだ。

こうなると、T細胞は手も足も出ない。がんを敵と認識するにはMHC分子とがんの断片を合わせ見ることが不可欠なのに、MHC分子が消えてしまっては、がん細胞を敵とは認識できなくなってしまう。

そこで、研究者が頼りとしたのがキメラ受容体だった。これならMHC分子はいらない。がん細胞の表面にがんの特徴的な分子が顔を出していたら、キメラ受容体は遺伝子操作で手に入れた「抗体の腕」を使ってそれを探知し、信号伝達部を使ってT細胞の内部にある核に強制的にシグナルを流せるのだ。

キメラ受容体は研究者による改良が盛んで、TCRがもともと備えていた信号伝達部位にCD28分子やCD137分子を連結させた、新世代の受容体が医療現場に登場している。

CD28分子は本来、T細胞の表面に顔を出している副刺激分子。抗原提示の際に、樹状細胞が持つB7という補助刺激分子と合体して補助シグナルを発生する。

第二章でふれたようにTCRに流れる信号は厳密には主シグナルと呼ばれるが、T細胞が戦闘モードに入るために、さらに必要とされたのが補助シグナルだった。

その点で、CD28分子を備えたキメラ受容体は非常に強力だ。抗体の腕でがん細胞上のCD19分子を捕まえたら、主シグナルと補助シグナルをT細胞に向かって一緒に放出することができるからだ。二つのシグナルがそろったらもはやT細胞にためらいはない。がん細胞への攻撃を開始するだけだ。

また、CD137分子が発生するシグナルには、T細胞を急激に増殖させる働きがある、とされる。がん細胞を探知したキメラ受容体にこのシグナルを出させてT細胞を急増させ、数量の面でもがん細胞を圧倒しようという戦略に基づいて、信号伝達部位に追加された分子である。

フィラデルフィア小児病院のジューンが『ニューイングランド医学ジャーナル』に掲載した研究論文によると、シグナル発生分子を組み込み〝重装備〟したCART19細胞は、エマの治療にも使われた。そのせいでエマは激しいショックを起こしたのだと考えられる。

エッシャーらが先駆的研究

CART細胞はがんの免疫治療の分野に突然、現れたかにみえる。だが、研究の歴史は意外に長い。先駆者として知られるのは、イスラエルのワイツマン科学研究所のZ・エッシャーだ。

通説では、エッシャーは一九八〇年代後半には、遺伝子操作でTCRを改変したT細胞を免疫治療に使うアイデアを考案していた。一九九〇年代に入ると一年間の長期休暇を取得し、米国のS・ローゼンバーグの元へ渡ると、二人で構想に磨きをかけ、研究を進めたという。

ローゼンバーグは米国立がん研究所を拠点に長年、がん免疫治療の分野で活躍した大物研究者だ。スローン・ケタリングがんセンターのオールドとがん抗原の研究を競いあい、米レーガン大統領の主治医も務めた。

彼の初期の成果は、がん患者からリンパ球のT細胞を採取し、体外で増殖させて攻撃力を高めたあとに体に戻す、養子免疫療法だ。

さらにローゼンバーグは、メラノーマ（悪性黒色腫）患者からがんと戦っているT細胞のTC

R遺伝子を取り出し、体外で別のT細胞に移入して、大量培養したうえで患者に戻す治療を試みた。TCR遺伝子治療と呼ばれる方法だ。

TCR遺伝子治療はTCRに人工的に手を加え、T細胞の攻撃力を高めるという点で、CART療法の先行モデルにあたる。だからエッシャーは、ローゼンバーグと一緒に研究する道を選んだのだろう。

ただし、がんの治療に実際に役立つCART細胞をつくるには、二十世紀の遺伝子操作技術は十分な高みに達していなかったようだ。エッシャーとローゼンバーグは、着想の点ではCART療法に先鞭《せんべん》をつけたものの、しばらくは雌伏の時期を過ごさざるをえなかった。

だが、やがて技術上の問題は時が解決してくれた。二十一世紀に入ってしばらくたつと、臨床試験で使えるレベルのキメラ受容体が誕生。二〇一〇年になると、ローゼンバーグは勇んで、CART療法について先駆的な研究成果を公表するにいたった。

エッシャーとローゼンバーグ、さらに抗CTLA-4抗体の医療応用で名をあげたアリソンの三人は二〇一四年、マスリー賞を共同受賞した。米国のマスリー財団が創設した生命科学分野の賞で、受賞者のうち何人かは、のちにノーベル賞を受賞している。

ジューン、表舞台に登場

ところが、CART療法が臨床試験で患者への治療を試みる段階に入ると、ローゼンバーグらより輝いたのはペンシルベニア大学のC・ジューンだった。

彼が表舞台に登場したのは二〇一一年の夏。一年前から試みていた末期の白血病患者に対するCART療法の成果を、『ニューイングランド医学ジャーナル』で公表したのだ。キメラ受容体を駆使したCART療法の第一人者とされるジューンの成功物語の始まりである。

最初にCART療法を施したのは、慢性リンパ球性白血病に苦しむ三人の末期患者だった。患者の数は少ないが、いずれもがん細胞が死滅または激減するなど、結果は上々だった。

当時、六十四歳だった男性患者の場合、治療前は血液や骨髄に重さ三キロにも達するがん細胞があった。しかし治療によってがん細胞は約一ヵ月で消え失せ、一年たっても再発は起きなかった、と伝えられた。

初期の試験で申し分のない成功を収めたジューンたちは、おとなだけでなく子供の患者も対象に加えることにした。こうして彼からCART細胞による治療を受けたのが、本章の冒頭で登場したエマだったのだ。

エマへの治療などを通じて、副作用のサイトカイン・ストームをアクテムラで封じる方策を突きとめたジューンは、臨床試験の規模を拡大し、学会や学術誌で成果の発表を重ねていった。

最初の発表の場は二〇一二年末にアトランタで開催された米血液学会。この場でジューンらの研究グループは、エマを含む九人の白血病患者に対して試みたＣＡＲＴ19細胞による治療の結果を明らかにした。

それによると、完全寛解もしくは部分寛解にいたった患者は六人。治療に効果がみられなかった患者は三人いたが、死にはいたらなかった。ＣＡＲＴ細胞療法が効果を発揮した患者では、その反動でサイトカイン・ストームが大なり小なり発生したが、アクテムラやＴＮＦ阻害剤のエンブレル、ステロイドを使って鎮静化できた。これらのうち最も多用されたのはアクテムラだった。

エマの劇的な〝救出劇〟は、科学ジャーナリストの好奇心も引きつけたのだろう。米科学誌『サイエンス』が「科学の十大ブレークスルー」としてがん免疫療法をとりあげた際、同誌は免疫チェックポイント阻害剤だけでなくＣＡＲＴ細胞療法にも言及したのだ。ジューンの努力と熱意が報われた瞬間である。

快進撃は続き、二〇一四年秋に彼らはさらに華々しい治療成績を示す論文を『ニューイングランド医学ジャーナル』に掲載した。

論文のタイトルは「白血病に持続的な寛解をもたらしたキメラ受容体Ｔ細胞」。白血病が再発して、従来の方法では治療が困難になった急性リンパ性白血病患者三十人に治療を施し、二年間にわたり経過を観察したところ、九割にのぼる患者が完全寛解となったというのだ。

完全寛解になっても残念ながらその後、病状が悪化する人もいる。しかし研究グループによると、全体の八割近い患者が治療開始から一年が過ぎても生存していた。

臨床試験に参加した患者は、ほとんどがかつてなら医師には打つ手がなかった人ばかり。そうした患者に対してＣＡＲＴ療法は、米国人が好みがちな目に見える成果を示したといっていいだろう。

ＦＤＡが画期的治療薬に指定

製薬企業も新薬の有望株を放ってはおかなかった。スイスのノバルティスは、二〇一二年という早い段階でペンシルベニア大学と連携し、多額の研究資金を提供するとともにキメラ受容体に関する技術も供与した。

米国のバイオ医薬品会社ジュノ・セラピューティクスは、スローン・ケタリングがんセンターと組んだ。世界最大の製薬企業である米国のファイザーもＣＡＲＴ細胞の医療応用に乗り出した。

ＣＡＲＴ療法の進展は、ノバルティスとロシュという製薬企業の連携も生み出した。ノバルティスはキメラ受容体の遺伝子をつくってT細胞に導入し、その細胞を医療機関に提供する。そして治療で副作用が現れたら、医療機関はロシュが提供するアクテムラを患者に投与し、ショックを未然に防止するというわけだ。両社はともにスイスに拠点を構える巨大企業である。

米食品医薬品局も、新しい免疫療法の広がりを後押ししている。二〇一四年七月にノバルティスの申請を認め、CART19細胞を画期的治療薬に指定したのだ。ノバルティスはCART19細胞の承認を二〇一六年に申請する、といわれている。

日本にもブームは波及している。自治医科大学はタカラバイオと連携して、CART細胞を使って悪性リンパ腫患者を治療する臨床研究を進めている。悪性リンパ腫は白血病とともに血液のがんの代表的な病気だ。

ノバルティスも、日本で臨床試験を開始する方針だ。北米に続き、日本でも先行して優位を確保しようという狙いだ。

CART療法への期待と課題

製薬企業が望むのは、白血病のみならず、肺がんや乳がん、大腸がんなどいわゆる固形がんへのCART細胞療法の適応拡大だ。もしこれらのがんにも効果が認められれば、将来、手にする金銭的な〝果実〟はとても大きい。だからこそ製薬企業は大学に資金や技術を提供して、本格的な研究を開始したのだ。

ただし、望みがかなえられるか否かは未知数だ。白血病では白血病細胞の表面に出ているCD19分子を標的とする戦略が巧を奏した。ただし他のがんでも成功をおさめるには、白血病のCD19のような標的となる分子を見つけ出す必要がある。固形がん患者を対象にした臨床試験はすでに米国などで始まっており、成否の見通しは遠からず得られるだろう。

一方で、CART療法は治療コストが飛び抜けて高額という課題が指摘されている。CART細胞の作成には体外培養という手間も時間もかかるプロセスが不可欠だからだ。遺伝子操作でキメラ受容体を作成するのも容易ではない。CART細胞は患者のT細胞を利用して一人ひとり、個別に作成するので、大量生産がきかないのだ。

本書の第一章で紹介した樹状細胞ワクチン療法は、個々の患者の病状や体質に合わせた究極のカスタムメイド治療だった。CART細胞療法もまた、樹状細胞療法に匹敵する高価な治療となる気配が濃厚だ。

視神経脊髄炎の背後にIL6

免疫が自分の体の組織に牙をむいて起きる自己免疫疾患。これから語るのは、視神経脊髄炎という自己免疫疾患の背後でうごめいていたIL6を抗体医薬で押さえ込み、症状を劇的に改善することに成功した物語だ。

国立精神・神経医療研究センターの神経研究所で山村隆（免疫研究部部長）らが、視神経脊髄炎という神経性の難病にかかわりはじめたのは、二〇〇〇年代初期のことだったろうか。

視神経脊髄炎は視力の低下や体のしびれが起き、激しい痛みも生じる病気だ。患者の数は日本国内に約四千人。この病気のメカニズムを解明して、治療できないかと考えていた山村たちは、あるとき、米国の研究者が発表した論文に目をとめた。

論文には、おおよそこのようなことが書いてあった。

「視神経脊髄炎を患う人の患部では、自己抗体が少なからず発生していて、神経細胞にダメージを与えている」

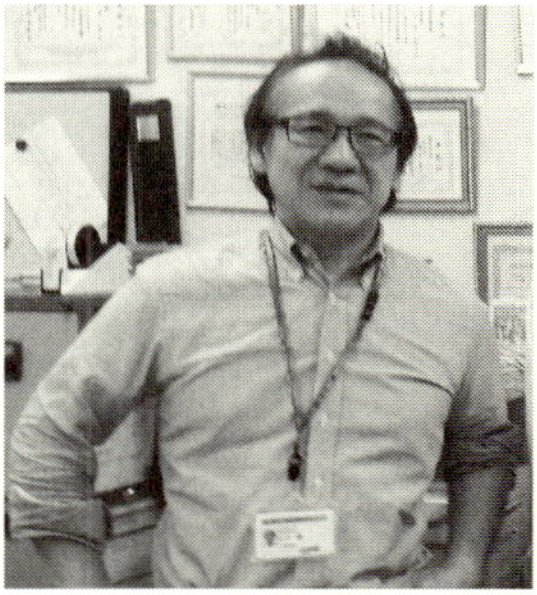

山村隆

大づかみにはこんなイメージを持っていただきたい。視神経の周囲にはアストロサイト（脊髄グリア細胞）という細胞があり、その表面にはアクアポリン4といって水の分子を選択的に透過させるたんぱく質がある。

ところが視神経脊髄炎の患者の目の近辺では、免疫細胞がなぜかアクアポリン4を異物（抗原）だと見誤り、これを攻撃する自己抗体をつくりはじめる。自己抗体は自分（自己）

を攻撃するとても危険な存在。アクアポリン4に抗《あらが》う抗体だから、専門家は抗アクアポリン4抗体と呼ぶ。

論文を読んだ研究グループは最初、こんな危険な抗体をつくっているのはいったいどんな免疫細胞なのか、という点に関心を持った。

たいていの場合、抗体は「T」と「B」の二種類があるリンパ球のうち、B細胞が生産すると理解しておけばこと足りる。だが彼ら専門家の好奇心はもっと深い。山村たちはB細胞に属するどのような細胞が悪さをしているか、に興味を持ったのだ。

先回りしてしゃべってしまうと、その犯人は形質芽細胞（プラズマブラスト）といって、免疫の研究者以外ならふだんはほとんど意識することがない細胞だった。

骨髄で生まれたB細胞は、当初は抗体をつくれないが、やがて抗体生産能力を獲得して体の特定の部位に腰をおろし、形質細胞（プラズマ）へと成熟する。形質芽細胞とは、その一歩手前の段階で、血液中を漂っている細胞のことだ。ただし、抗体の生産能力はすでに保有している。

このようにユニークな形質芽細胞を相手にした山村たちは、かなりとまどった。あるとき、彼らは患者から採取した血液をフローサイトメーターという分析装置にかけてみた。すると画面には犯人とみられる細胞の大集団が現れた。しかし研究者たちは「これはいったい、何なのか」と首をかしげるばかりだった、という。山村が形質芽細胞と遭遇した頃の光景である。

免疫学ことはじめ　難病

原因が不明で治療法が確立していない病気のことを指す。これまで世界では五千以上の難病が見つかっているとされる。

厚生労働省はこのうち診断基準がほぼ確立し病状が重い五十六の病気については「特定疾患」に指定し、治療費用の一部を助成してきた。さらに二〇一五年からは対象の病気を約三百に拡大した。

重要容疑者に三つの分子

自己抗体を産生している細胞が形質芽細胞だと判明したのは、一歩前進としよう。それでは、この細胞が、いったいどのようにして大きな群れへと育ってしまったのか。山村たちがこの段階で重要容疑者としてリストアップしたのは、ＩＬ６など三つの分子だった。

ここで関節リウマチと因縁が深いＩＬ６がまたしても登場したことに「あれっ」と思った読者がおられるかもしれない。しかし、医学の歴史をたどると実はＩＬ６は、Ｂ細胞に刺激を与えて抗体産生を促す情報伝達分子として発見されている。その点で、ＩＬ６は疑われるだけの資格を十分、持っていたのだ。

ただし当初は、最も疑いをかけられたのは患者の患部で多く見つかったＢＡＦＦという情報伝達分子だった。これはＴＮＦ系の分子で、Ｂ細胞の分化・抗体産生に重要な役割を果たすことが知られている。

本当の犯人はどれなのか。実験現場で腕をふるい、真相に迫ったのは当時、若手の研究員だった千原典夫だった。患者の血液から採取した形質芽細胞にこれらの分子を反応させ、細胞にどのような変化が生じるか観察・解析したのだ。

結果はほどなく判明した。犯人は重要視していなかったＩＬ６だった。ＩＬ６の刺激によって形質芽細胞は大きな群れへと成長し、アクアポリン４を標的とする抗体を大量に生産していた。それに比べ、本命と見られたＢＡＦＦでも、三番手の分子でも、抗体はあまり現れなかった。

研究グループはダメ押しの実験も欠かさなかった。自己抗体を生産中の形質芽細胞に対して、ＩＬ６系のシグナルを遮断する抗体医薬アクテムラを投与したのだ。すると、自己抗体の生産は著しく低下した。アクテムラによってＩＬ６の悪さが封じられたのだ。

アストロサイト表面のアクアポリン４に抗体がくっつくと、電解質のバランスが崩れて障害が起き、神経細胞がダメージを受ける。視神経脊髄炎が起きるメカニズムはおおよそこのように考えられる。だがアクテムラは人の体で起きるこんな悪の連鎖を断ち切ってくれるかもしれない。難病の視神経脊髄炎を治療できる可能性が見えた瞬間だった。

ケタ外れな成果に驚き

山村たちの関心はほどなく、医療現場での患者の治療へと向かいはじめた。しかし、センター内に設けられた倫理委員会での治療計画の審議は、必ずしも順調には進まなかった。

アクテムラは、関節リウマチの治療で優れた成果をあげた実績のある医薬だ。しかし、これを視神経の治療に使った前例はない。脳の近くの部位に、不用意にアクテムラを使って医療事故が起きると大変だ。こんな慎重論によって時は過ぎ、山村たちはジリジリした思いで半年ほど倫理委の審議を見守った、という。

ようやく始まった治療は、近畿大学との共同の臨床研究の形をとった。ステロイドや免疫抑制剤などによる従来の治療が効かなくなった重症患者七人に対して、アクテムラを投与するのだ。このうち五人は国立精神・神経医療研究センターの病院で闘病する患者だった。

そして現場の医師たちはほどなく、目を白黒させることになる。

「一人目の患者でも二人目でも、アクテムラは半端でない効き方をした」（山村）からだった。

最初の女性患者は治療を始める前まで、一日のほぼすべてをベッドの上で暮らしていた。彼女は病院の廊下を百メートルほど歩くと疲れ果てた。だが治療によって痛みはほぼなくなり、一キロほども歩けるまでに回復した。一時はコンビニでアルバイトもしたほどだった。

二人目の男性患者は視力をほとんど失っていた。しかし治療によって「光」を感じはじめ、病院内を一人で散歩できるようになった。

山村たちが二〇一四年三月に米神経学会の論文誌（電子版）に発表した論文によると、これら七人の病気再発率は著しく減少した。従来は平均すると一年に三回ほどのペースで病気が再発していたが、アクテムラによる治療後は〇・四回ほどに低下し、五人の患者は再発がまったくなくなった。

山村らの努力を受けて、アクテムラで視神経脊髄炎を治療する試みはグローバルに進み、臨床試験は最終段階の第三相試験に入ったと聞く。承認にいたれば朗報である。

自己免疫疾患に広く関与するＩＬ６

視神経脊髄炎だけではない。炎症性情報伝達分子のＩＬ６は非常に多くの自己免疫疾患にかかわっていることが近年、明らかになってきた。

自己免疫疾患は大別すると、①関節リウマチのように、Ｔ細胞の異常なふるまいによって全身に起きる病気②視神経脊髄炎のように、自分を攻撃する自己抗体によって特定の臓器や組織に起きる病気——の二つに分けられる。

なかには全身の臓器に炎症が起きる全身性エリテマトーデスのように、T細胞と自己抗体という二つの要因が共存し、分類が難しい病気もあるのだが、いずれにせよ、自己免疫疾患の多くでＩＬ６の姿が頻繁に見つかるのは確かだ。

ここまで暗躍する姿が目立つと、研究者や医師も黙ってはいない。彼らはこの数年、ＩＬ６系のシグナルをブロックするアクテムラを利用して自己免疫疾患を治療する試みを開始し、臨床試験で目に見える成果をあげはじめた。

たとえばリウマチ系の自己免疫疾患では死亡率が高いことが知られる強皮症（全身性硬化症）。皮膚が硬くなるという印象を与えがちな病名からは想像しにくいが、この病気は食道や肺など、全身の臓器に硬化が広がり、食物を飲み込めなくなったり肺活量が低下したりするといった過酷な病状を示す。

そこで大手製薬企業のロシュやその傘下のジェネンテックはアクテムラを使った臨床試験を世界規模で開始し、皮膚硬化の改善や肺活量の低下を防ぐ効果を確認するなど良好な治療成績を示した。

これを受けて米食品医薬品局は二〇一五年六月、画期的治療薬にアクテムラを指定。臨床試験は最終段階の第三相に入っており、遠からず承認される見通しだ。

かつて原因不明の血管炎といわれた大動脈炎症候群（高安《たかやす》動脈炎）も、正体はＩＬ６がもたらす自己免疫疾患だ。大動脈やそれから分岐する動脈に炎症が起きて血管が狭くなり、心臓や脳などの重要な組織に悪影響を与える。

この病気に対しては、日本の中外製薬がアクテムラを使った臨床試験を開始。二〇一四年十月には最終段階の第三相試験をスタートさせた。順調に試験が進むなら、強皮症と同様、承認までの時間はさほど長くないだろう。

アクテムラがすでに治療薬として医療現場で広範に使われている自己免疫疾患もある。それは全身型若年性特発性関節炎といって、子供を苦しめる全身性の小児リウマチ。米食品医薬品局から二〇一一年に承認を受けた。

全身型若年性特発性関節炎は子供がかかる関節炎の中で最も症状が重篤なものとして知られる。関節炎だけにとどまらず、高熱期と無熱期が交互に現れる間欠熱や貧血、発疹、肝臓・脾臓の腫れといったやっかいな症状が、体のあちらこちらで現れ、最悪の場合、死にいたる。

だが幸いにも、この病気に対してアクテムラによる治療が有効であることが二〇〇〇年代半ばに日本で確認された。米国での臨床試験はこれを受けて実施されたもので良好な成績を収めた。

若年性特発性関節炎の治療薬として期待を集めたアクテムラに関して、『ニューイングランド医学ジャーナル』は二〇一二年に「この病気の治療に新しい時代が到来した」と書いたほどだった。

肺高血圧症のメカニズム解明

強皮症や大動脈炎症候群と比べると治療に使われるにはまだ時間がかかりそうだが、やはりIL6が暗躍しているとみられていた肺高血圧症という難病のメカニズムがほぼ解明された、というエピソードも語っておこう。大阪大学医学部の中岡良和講師らが二〇一五年に『米国科学アカデミー紀要』に発表した成果だ。

肺高血圧症は心臓と肺をつなぐ肺動脈が狭くなったり血栓（血の塊）によってふさがれたりして、血液を送りにくくなる重篤な病気。最終的には肺動脈がつながっている心臓の右心室にまで病状が進み心不全を起こすとされ、国内では二千人ほどの患者が苦しんでいる。

IL6が肺高血圧症の犯人と疑われたのは、ここ数年の研究によってこの病気が炎症を併発していることがわかってきたからだ。

では、IL6は具体的にどのような悪さを働いているのだろう。低酸素濃度の環境下で育てた低酸素負荷誘発性肺高血圧症マウスという特殊なネズミを使って、突きとめられた病気の発生機構はこうだった。

病気のそもそもの発端はIL6。まず、この分子の働きによってヘルパーT細胞の一種であるヘルパー17T細胞が増殖する。次いでヘルパー17T細胞は、IL6の〝兄弟格〟の炎症性情報伝達分子を二種類、放出する。インターロイキン17（IL17）とインターロイキン21（IL21）だ。

このうち決定的な悪さをすると研究グループがにらんでいるのがIL21。この分子が肺の中にいる免疫細胞のマクロファージに影響を及ぼして、肺動脈の平滑筋細胞を増殖させる。その結果、肺動脈に狭窄や閉塞が生じる、という。

煎じつめれば、肺高血圧症の発病に必須の分子はIL6とIL21。どちらかの分子を抗体で捕まえて動きを封じれば、発病を抑えられる可能性がある。

中岡らは、ネズミにアクテムラを投与すると、肺高血圧症が抑制されることを確認した。今後、さらに研究が進み、患者の治療を目指した臨床試験ができる日がくることを望みたい。

なお、ヘルパー17T細胞は、関節リウマチの直接的な犯人とされている細胞で、この細胞が放出するIL17が、関節で炎症を起こすことが突きとめられている。しかし肺高血圧症の場合は、関節リウマチとは微妙に異なり、ヘルパー17T細胞が放出するもう一つの情報伝達分子IL21が悪役だったというわけだ。

守護神KOで自己免疫疾患を防ぐ

視点を変えて、なぜＩＬ６の異常産生が起きるのかを少し考えてみよう。ＩＬ６は本来、誰にでも必要な情報伝達分子であり、体内での分泌が適量であるかぎり問題は生じない。自己免疫疾患が起きるのは、過度に多くのＩＬ６が放出されているからにほかならない。

では、その原因は何か。岸本たちの研究グループは二〇一三年、ＩＬ６の悪の守護神とも呼ぶべき分子を発見し、『米国科学アカデミー紀要』に発表した。

その分子の名前は「Ａｒｉｄ５Ａ《アリド・ファイブ・エー》」という。ＤＮＡ（デオキシリボ核酸）からＩＬ６の遺伝暗号を移送されたメッセンジャーＲＮＡ（リボ核酸）にくっついて、ＲＮＡを安定化させる分子である。

ＩＬ６分子はこのメッセンジャーＲＮＡに刻まれた遺伝暗号が読み解かれて誕生する。ただしＩＬ６はなすべき任務を終えたらすぐに消えていってもらわないと困る。

仕事を終えたあとも〝長生き〟して人の体内に過剰のＩＬ６がたまると、あちらこちらで炎症が起き、ついには自己免疫疾患にいたるからだ。その点では、ＩＬ６を大量に分泌させるArid5Aは、悪い〝神様〟なのかもしれない。

だが、生き物の体はよくできている。Arid5Aとは逆に、ＩＬ６のメッセンジャーＲＮＡを見つけると、これを壊してくれる「Regnase-1《リグナーゼ・ワン》」という分子も備わっているのだ。岸本門下の審良静男が発見した分子だ。

つまり、岸本が見つけたArid5Aと審良が突きとめたRegnase-1は、IL6が少なくならないように、また多くもならないように、バランスをうまくとってくれる二大分子だったといえるだろう。

遺伝子操作によって遺伝子を欠損させたノックアウトマウスを作成すると、これら二つの分子の役割はもっと明確に見えてくる。Regnase-1を欠損させたネズミの体内では、IL6が大量に分泌され、自然に自己免疫疾患を起こして死んでしまう。しかし、Arid5A遺伝子をノックアウトした場合は、異なる結果が出た。IL6がもたらす自己免疫疾患を抑制できることが確認されたのだ。

実験で使ったネズミは、他の動物の中枢神経から採取したたんぱく質の小さな断片（ペプチド）を注入して、実験的自己免疫性脳脊髄炎という病気を起こすようになった生きもの。「非自己」の抗原を発見した免疫細胞が放出するIL6によって、人の多発性硬化症と酷似した炎症が中枢神経に起きるようになった動物だ。

しかし、あらかじめArid5A遺伝子をノックアウトしておくことによって、炎症を頻繁に起こしていたネズミは炎症の発生を免れた。守護神のArid5Aを失ったことで、ネズミの体内でIL6が希薄になり、病気の発生が抑制されたのだ。

これはArid5Aが炎症を通じて自己免疫疾患の促進に重要な役割を果たしている証拠。もし

Arid5AがＩＬ６のメッセンジャーＲＮＡと結合するのを防ぐ化合物を合成できたら、炎症性自己免疫疾患の新しい治療薬になるかもしれない。そんな希望を研究者や医薬企業に抱かせる成果である。

イス取りゲームをする二つの分子

ＩＬ６の守護神Arid5Aと、〝破壊神〟Regnase-1との競合関係はどのようにもたらされているのだろうか。その秘密は、ＩＬ６のメッセンジャーＲＮＡにある。実は二つの分子は、このＲＮＡの下流側に存在する「3'非翻訳領域」という特定の部位を、時々刻々、奪い合うライバル関係にあるのだ。

これはいわば二つの分子が一つのイスを取り合う、ミクロの世界のイス取りゲーム。Arid5Aがイスを取った場合はＩＬ６の異常産生が始まり、Regnase-1が席を確保した場合は、ＩＬ６のメッセンジャーＲＮＡは分解され、災いは生じない。分子レベルでのこうしたメカニズムこそ、二つの分子の絶妙なバランスの源泉だったのだ。

このようなイス取りゲームは、生き物の体ではしばしば現れる。たとえば第二章で語った、制御性Ｔ細胞とヘルパーＴ細胞による樹状細胞の奪い合い。このしくみのおかげで、免疫は強くもなく弱くもなく、ほどよいかげんで私たちの体を守っている。

実は審良がRegnase-1の研究を始めた動機は、一つには岸本が発見したIL6とはかかわりのない、遠く離れたところを研究したかったからだと聞く。研究成果がいくらかでもIL6と関係があれば、ともすればIL6研究の第一人者と目される岸本に結びつけられてしまいかねないからだ。

ところが審良の思惑は皮肉にも、岸本がArid5Aを発見し、しかもこの分子がIL6のメッセンジャーRNAをめぐりRegnase-1と競合関係にあることが判明したことで外れてしまった。岸本と審良は師弟関係にある。とはいえ二人は科学の世界ではライバルで、この研究で助け合ったり協調したりした覚えはない。しかし、最後の局面では期せずして二人の成果が合わさってIL6の研究が深まったことを、岸本はとてもうれしく思っている。

急性の敗血症性ショックも防止

ことは病状がゆっくり進行する自己免疫疾患にとどまらなかった。実験をさらに進めた岸本のグループは、もっと重大な現象を目のあたりにした。Arid5A遺伝子を欠損させたネズミには、リポ多糖（LPS）という物質が引き起こす急性の敗血症性ショックがまったく起きなくなったのだ。

少し説明をしてみよう。実はリポ多糖は敗血症性ショックを起こす元凶として生命科学の研究者には知れわたった物質で、リポ多糖を大量に注射されたネズミは、ほぼ例外なく短時間で死んでしまう。

背景にあるメカニズムは自然免疫だ。マクロファージなどの自然免疫系の細胞は、リポ多糖を発見すると、ＩＬ６などの炎症性の情報伝達分子を放出する。

リポ多糖発見のシグナルが悪の守護神であるArid5A分子に伝わると、Arid5AはＩＬ６のメッセンジャーＲＮＡの安定化に注力し、その結果、ＩＬ６がネズミの体内で異常に増加するのだ。

岸本研究室が実施したのはこんな実験だった。まずリポ多糖を実験動物のネズミに注射する。何も手を施さない場合、ネズミは敗血症性ショックを起こして死亡した。

しかし、Arid5A遺伝子をノックアウトした場合、リポ多糖を大量に注入しても死んだネズミは皆無だった。Arid5A遺伝子をなくしたことで、ＩＬ６の放出が抑制され、ショックを未然に防止できたのだ。

ではArid5A遺伝子を欠損させていないネズミに、リポ多糖を注射するとともに、ＩＬ６系のシグナルをブロックするアクテムラを投与した場合はどうなるか。このケースでは、興味深い結果が出た。ネズミは七～八割という高い割合で生き残ることができたのだ。

こう書くと読者は「これはペンシルベニア大学のジューンが投与したアクテムラによって、危篤状態だったエマが生還したケースと同じではないか」と思われたに違いない。

確かにその通り。ショックのきっかけがCART細胞療法であろうとリポ多糖であろうと、それらが引き起こすショック症状はアクテムラで治療可能なことが、岸本研究室の実験でほぼ確認できたのである。

他の悪役も関与

だが、不満や疑問も残った。それはアクテムラを投与しても、すべてのネズミを救えなかったことだ。そのわけは、ショックにはＩＬ６だけでなく他の悪役がかかわっているからではないかと考えられる。たとえばＩＬ６の重みが六〜七割とするなら、残りの三〜四割は、他の何かのせいなのだ。

容疑者は一つとは限らない。二つかもしれないし、三つかもしれない。ＩＬ６以外に悪さを働く分子の顔は、まだはっきりとは見えていない。

しばらく前に語ったようにArid5A分子はＩＬ６のメッセンジャーＲＮＡにくっついて、安定化させている。これと同様に、Arid5A分子は他の悪役のメッセンジャーＲＮＡも守っていると仮定してみよう。するとArid5Aをノックアウトしないかぎり、ＩＬ６とこの悪者は生き物の体で一定の勢力を保ちつづけることになる。

ここで先ほどの「Arid5A遺伝子を欠損させていない通常のネズミにリポ多糖を注射する」と

いう実験を振り返ってみよう。この実験ではアクテムラを、ＩＬ６への対策として投与したのだが、他の悪役への対処はしていなかった。

そうして現れた結果が、七～八割というネズミの生存率だ。ならば、もし他の悪役に備える方策もあるならば、すべてのネズミを死から守ることができるのではないか。岸本はそう推測している。

では問題の悪役とは何だろうか。敗血症やサイトカイン・ストームなどでショックを起こした患者で頻繁に観察されてきたのは、炎症性の情報伝達分子と、インターフェロンの一種のインターフェロンγだった。

ならば素直に考えるなら、注目すべき標的の一つはインターフェロンγだ。インターフェロンγの動きを封じるモノクローナル抗体を活用すれば、ネズミの生存率は七～八割からさらに高く引き上げることができるかもしれない。

ＴＮＦ阻害剤は効果なし

注目すべき事実をもう一つお知らせしよう。ＴＮＦの営みを阻害する抗ＴＮＦ抗体がショックの防止に役立たなかったことだ。アクテムラとは対照的な結果だ。

ＴＮＦは炎症性情報伝達分子の中では、ＩＬ６と同等か、それ以上の大物と長年みなされてきた分子だ。自己免疫疾患の関節リウマチの背後で暗躍している分子として最初に注目されたのがTNFなら、関節リウマチの治療薬としてアクテムラより早く市販されたのも、TNFの動きを封じる抗TNF抗体だった。

こんな経緯があったから、多くの研究者は急性のショックにかかわっている容疑者としてTNFを重視してきた。ところが抗TNF抗体はショックへの効果は希薄だった。TNFは急性のショックとはかかわりがないということなのだろうか。

実験結果を目にして岸本が思い出したのは、二十世紀に米国で起きたバイオベンチャーの挫折劇だった。そのベンチャー企業の名前はセントコアといい、敗血症性ショックの治療薬の開発を目指していた。彼らは当時、発見されたばかりの情報伝達分子TNFが敗血症性ショックの犯人だとにらんで、全力をあげて抗TNF抗体を開発した。

敗血症性ショックで生命を落とす人は膨大な数にのぼる。ことがうまく運べば、この抗体はショックを防ぐ大型医薬に成長するはずだった。新薬への期待は高まり、セントコアの株価は急騰した。

ところがまもなく、失望がセントコアを襲った。臨床試験で抗TNF抗体は敗血症性ショックを防ぐ効用はほとんどないという結果が出たのだ。セントコアの株式は市場で叩き売られた。

だが、セントコアはこれでくじけなかった。急性の敗血症性ショックには効かなくても、他の病気には効くかもしれない、と彼らは研究をやり直し、抗ＴＮＦ抗体を慢性の関節リウマチの治療薬として実用化したのだ。

では、ＴＮＦは急性のショックとまったく結びつきがないのだろうか。ＩＬ6が慢性の自己免疫疾患と急性のショックのどちらにもかかわっているのに対し、ＴＮＦは慢性の病気にしか関連を持たないのだろうか。

いや違う。やはりＴＮＦも、急性のショックを起こす犯人の一人なのだと岸本は考える。ＩＬ6との違いは、ＴＮＦの分泌が一過性であることだ。ＩＬ6の分泌が高水準で長続きするのに対し、免疫細胞がＴＮＦを放出したとしても、それは短時間で終わってしまうのだ。

こんな相手を捕まえようと、抗ＴＮＦ抗体を患者に注射したとしよう。しかし投与を終えたときには、ＴＮＦの放出はほとんどおさまっている。そのため、せっかく投与された抗体は敵の姿が見つけられない。だから抗ＴＮＦ抗体はショックの治療に役立たなかったのではないか。

ＴＮＦは急性のショックを起こしはするが、抗ＴＮＦ抗体はショックの治療には役立たない。一見、矛盾する二つの事実を説明しうるメカニズムである。

免疫学ことはじめ

敗血症性ショック

敗血症が悪化して起きるショックのこと。ショックのうち最も頻繁に起きる。

敗血症は体力が著しく低下した病人に起きる全身性の炎症反応症候群。病原性の細菌の群れが全身に広がっていった結果、高熱や倦怠《けんたい》感、意識の混濁など、さまざまな重篤な症状が発生する。

このように、ただでさえ命が危うい状況にある患者に、急激な血圧低下を引き起こし、容態をさらに悪化させるやっかいきわまりないものが敗血症性ショックだ。

悪事を起こすのはグラム陰性菌と呼ばれる病原菌で、「グラム染色」という方法で染色すると、細胞壁の外膜に存在するリポ多糖（ＬＰＳ）が反応して赤色に染まる特徴がある。大腸菌やサルモネラがグラム陰性菌の仲間だ。

注目すべきは研究者が内毒素とも呼ぶリポ多糖。患者の体内にリポ多糖が流れ出すと、これを自然免疫系の細胞が発見して炎症性の情報伝達分子を放出し、ショックを引き起こす。従来は、その主犯と目されてきたのはＴＮＦだった。

医療現場でアクテムラの活用を

日本の医療現場に目を転じてみよう。阪大病院などの医療機関には少なからぬ人が、ショック症状を起こして救急搬送されてくる。ショックは熱傷（やけど）や外傷による出血、病原体の感染など、さまざまな理由で起きる。

そこで、岸本にはこの数年、温めてきたアイデアがある。CART細胞療法の副作用で起きるショックを封じた事例にみるように、アクテムラがショック対策に役立つ可能性は高い。ならば病院に運ばれてくるショック症状を起こした人たちを、アクテムラによって治療できないものか、と考えているのだ。

岸本の思いが伝わり、阪大病院では救急搬送された人や入院患者の血中のIL6を測定してくれた。その結果、ショック症状を起こした人の体内では、IL6の濃度が顕著に高まっていることが確認された。このあと、阪大病院では倫理委員会の場で、アクテムラによるショック治療の是非を慎重に検討していくことになるだろう。

この際、少し面倒な話もしておこう。アクテムラの副作用としては、感染症が報告されている。IL6はとても多彩な働きを持つ情報伝達分子で、そのうちの一つはB細胞に働きかけて抗体をつくらせるというものだ。

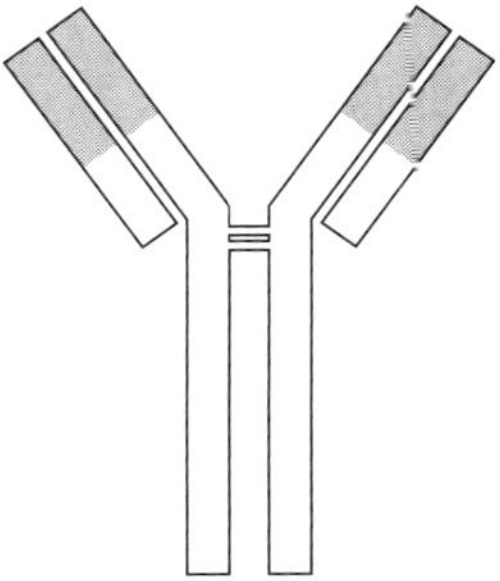
抗体の構造

ところがＩＬ６分子をブロックする抗ＩＬ６抗体、つまりアクテムラによってＩＬ６系の情報伝達が阻害されると、Ｂ細胞が抗体をつくる営みが顕著に低下する。その結果、病原体の勢いが患者の体内で高まり、感染症や、それに伴う敗血症が起きやすくなってしまうのだ。敗血症になった人は症状が悪化すると敗血症性ショックに転じる懸念もある。

つまり状況を整理すると、こういうことだ。アクテムラはほぼ確実に、ショックの治療に役立つだろう。しかしまた、アクテムラには感染症を通じて、ショックと浅からぬ因縁がある敗血症を起こす危険もある。こんな難しい状況で、医療機関の現場の医師はアクテムラを患者に処方しなければならない、というわけだ。

難題を解決する手がかりがないわけではない。患者に投与されたアクテムラの濃度が薄まって半分になる半減期は約二週間。だが抗体の構造を工夫すれば、半減期を減らして、アクテムラが体内に存在する時間を短くできる可能性がある。

イラストに示したように、抗体は病原体を捕まえる抗原結合部位を含む「Ｖ」の字形の領域と、「Ｉ」の字形の領域からできている。

そこで抗体工学技術を駆使して、たとえば下半身に相当する「Ｉ」の領域をできるだけ減らして、ほとんどを抗原結合部位だけにした抗体を作成できたとしよう。すると、そのようにして大きさが小さくなった抗体は、抗原を捕まえる抗体医薬としての基本的な機能は維持しつつ、半減期を顕著に短くすることができるのだ。

もし一週間ぐらいで体内から姿を消してくれる抗IL6抗体ができたら、その抗体は急性のショックを防ぎもするし、B細胞が抗体をつくる営みを過度に低下させることもなくなる。

そうなれば患者が感染症にかかる恐れは低下し、病院で安心・安全にアクテムラをショック対策に活用する道が開ける、と考える。いま、製薬企業が開発に注力する抗体の一つである。

悪液質の緩和を視野に

がんとアクテムラのかかわりについても語っておこう。

読者は悪液質という症状を耳にしたことがあるだろうか。悪液質とは、がんが進行した末期患者に現れる全身衰弱、体重の減少、貧血など、一連の痛々しい症状のことだ。

がんは遺伝子に変異を起こした細胞が異常増殖を始め、周辺の臓器や組織が吸収するはずの栄養分を搾取する病気だ。だから悪液質になった患者が栄養不足によって体がやせ衰えるのも、やむをえないと思われるかもしれない。

だが、実はそうではない。悪液質では、栄養不足を要因とする全身衰弱や体重減少に輪をかけて全身衰弱、体重減少が起きるのだ。真犯人と呼ぶべき存在は別にある。がんが悪液質の主犯かというと、決してそうではないのだ。

では悪液質を起こす真犯人は何か。現代医学の捜査で浮かび上がったのは、ＩＬ６やＴＮＦなどの炎症性の情報伝達分子だった。

がんの進行に伴って、がん細胞と周囲の臓器や免疫細胞は相互に影響を及ぼし、ＩＬ６などの炎症性の情報伝達分子が過剰に放出される。その結果、肝臓で起きるのが、急性期反応と呼ばれる悪名高い現象だ。急性の炎症が起きると、人の体は通常とは異なる種類のたんぱく質を肝臓につくらせて、異変に対処しようとする。

このようにして肝臓がつくり出す急性期たんぱく質にはＣ反応性たんぱく（ＣＲＰ）、フィブリノーゲンなどがあり、昔から医師は、急性期たんぱく質を体に異常が発生した兆候とみなして注目してきた。ＩＬ６は一九八〇年代に一部の研究者から肝細胞刺激因子と呼ばれたことがあるほど肝臓と縁が深い分子なのだ。

話を進めよう。悪液質のさまざまな症状のうち、貧血の実行犯とみられるのは急性期たんぱく質のヘプシジンだ。ヘプシジンは鉄代謝に大きな影響を与える分子で、分泌量が過剰になると腸からの鉄分吸収を阻害してしまう。

そうして起きるのが深刻な鉄分不足。鉄は赤血球の大部分を占めるヘモグロビンの主要成分で、酸素はヘモグロビンと結合することによって体内のあらゆる場所へと運ばれている。このため鉄分が不足するとヘモグロビンが足りなくなって、がん患者は貧血に苦しむことになるのだ。

一方、体重の減少は、逆急性期反応ともいうべきアルブミンの減少によって起きると考えられている。アルブミンは人の血中を流れるたんぱく質のうち最も量が多く、筋肉のエネルギー源となる物質を運搬したり、血管の内外の水分の釣り合いをとったりしている。

ところが、ＩＬ６の刺激で肝臓が多量の急性期たんぱく質をつくりはじめると、その影響でアルブミンの生産量が減少する。その結果、栄養分が体内に行き渡らなくなり、患者はやせ細って、全身衰弱を起こしていくとみられている。

しかし、ＩＬ６が主犯であるというならば、悪液質への対策は見えてくる。ＩＬ６系のシグナル伝達を阻害するアクテムラを投与すればいいのだ。がんを退治することはできないかもしれないが、貧血や体重減少という痛々しい症状はほぼ間違いなく緩和できる。がんの末期患者が人生の最後の時間を人間らしく生きるための、一つの方策といえるだろう。

いま、がんは日本人の死因トップ。一年に約三十七万人ががんで命を失う。日本人のほぼ二人に一人は人生のいずれかの時期にがんにかかり、およそ三人に一人ががんで死亡する。だが、対策が確立して悪液質を改善できれば、近い将来、がんの末期患者の医療とケアは格段に好転するだろう。

がん治療の可能性も

アクテムラは悪液質のみならず、がんそのものの治療にも役立つ可能性がある。現在、標的とされているのは、炎症性乳がんといって乳がんの中でも悪性が高いとされるがんだ。名前の通り、このがんは急激な炎症を伴うのが特徴で、がんと炎症が渾然《こんぜん》一体となって病気が進行することが知られている。

乳がんの治療には、抗がん剤の投与、患部の切除手術、放射線の照射といった手法が使われている。この数年、ハーセプチンという抗体医薬も頻繁に使われるようになった。

ハーセプチンとは、乳がん細胞の表面に現れるＨＥＲ２分子を標的とする抗体医薬。ＨＥＲ２はヒト上皮増殖因子受容体２型と呼ばれる分子で、この分子が過剰に現れているＨＥＲ２陽性型の乳がんには、ハーセプチンは少なからぬ効果を発揮する。

炎症性乳がんにかかった人でも、もしがん細胞がＨＥＲ２過剰なら、一連の治療に加えてハーセプチンを使えば、かなりの回復が期待できる。しかし、ＨＥＲ２は患者のすべてに現れているわけではない。その場合は、残念ながらこの医薬の効果は希薄だ。

しかし、アクテムラはその〝損失〟を補ってくれる可能性がある。

炎症性乳がんでは、炎症を引き起こすＩＬ６が、がんの増殖因子としても働いている恐れがある。ならばＩＬ６が発するシグナルをアクテムラでブロックしてやれば、炎症だけでなく、炎症と裏表の関係にあるがんを抑制できるかもしれない。

ＩＬ６は乳がんだけでなく、前立腺がんなどの増殖・分化にかかわっている、との報告もある。これからの研究の進展次第では、がんに対してアクテムラが効果を発揮する余地は、拡大していくことだろう。

エピローグ

太古の昔、地球上の原始的な生き物に備わったばかりの免疫にできることといったら、外部から侵入してきた異物をただやみくもに攻撃し、排斥することぐらいだったはずだ。

そんな幼稚で粗雑だった免疫は、いったいいつの頃から自らの攻撃にブレーキをかける高度な自制能力を持つようになったのだろうか。

それは、私たち人が属する哺乳類が卵に頼らず、母体の中で胎児を育てる胎生《たいせい》という希有な能力を獲得した時だったのだろうか。母親と父親の遺伝子を半分ずつ受け継ぐ胎児は、母親の体の免疫にとって半ば自分で半ばは他人。しかしそうであっても免疫は他人の要素には目をつぶり、胎児への攻撃を控えてくれる。

それとも抑制能力の芽生えは、もっとはるか昔まで遡るのだろうか。

いつの頃か、生き物の中には体内に細菌を取り込み、共生関係を築くものが現れた。その関係は生命の進化が進んでも延々と受け継がれ、人という種もまた、天文学的な種類と数の細菌を腸内に棲まわせるようになった。そして他の組織や臓器では細菌を攻撃する免疫も、腸の中ではおとなしく襲撃を慎む大人の知恵を身につけた。

胎児への攻撃自制も、細菌との共生も、専門家が「免疫寛容」と呼ぶ不思議な営みである。なぜ免疫は自らにブレーキをかけるのか。この問いに対する概念的な「解」は比較的、早期に現れた。一九七〇年代に提唱された抑制性T細胞である。免疫の攻撃を抑制する特殊な細胞を免疫の一員に加えれば、免疫寛容の現象はきちんと説明がつけられたのだ。

しかし、概念と実体にはことのほか距離があった。抑制性T細胞の探索は難航し、ついには、実在の証拠とされたデータが幻とわかり、研究者の関心は急速に薄れていった。「免疫寛容　闇の時代」の始まりである。

現代免疫学がようやく深い轍を乗り越え、確かな実体を捉えることに成功したのは少なからぬ時間が流れたあとのこと。かつての有力候補とは似て非なる制御性T細胞と、制御性T細胞などの表面に現れる免疫チェックポイント分子の存在とその働きが、相次ぎ確認されたのだ。

そして、その営みに注目した抗体医薬が医療現場で使われるに及ぶと、医師や研究者は、一度は否定された「免疫にブレーキをかける」細胞や分子が実在することを文句なしに信じざるをえなくなった。

たとえば日本人特有の血液のがんとされる成人T細胞白血病の患者を治療したケース。制御性

Ｔ細胞ががん化し、異常に増殖して起きるこの病気の治療には最近、ポテリジオという抗体医薬が使われはじめた。しかしその副作用で患者の皮膚には多形滲出性紅斑《たけいしんしゅっせいこうはん》などの深刻な皮膚炎が起きた。抗体医薬の働きで制御性Ｔ細胞が除去されると、それまでこの細胞によって抑制されていた免疫の攻撃能力が復活、その矛先が皮膚へと向かったのだ。

こんな事例もある。ノーベル生理学・医学賞を受賞したカナダのスタインマンは樹状細胞ワクチンの他に、ヤーボイという抗体医薬も動員して膵臓がんと戦った。ヤーボイは制御性Ｔ細胞が持つチェックポイント分子を抗体で封じて、免疫ががんを攻撃する営みを復活させる新薬だ。ところがその結果、スタインマンは激しい腹痛と下痢にみまわれた。攻撃能力を取り戻した免疫細胞ががん細胞だけでなく、腸管の組織を攻撃したためだ。

これら二つのできごとは、制御性Ｔ細胞とチェックポイント分子の働きを封印することで、逆にその役割がまざまざと浮き彫りになった事例といえるだろう。

筆者の岸本も最近、多形滲出性紅斑のような皮膚炎に悩まされている。知人の研究者に頼んで調べてもらうと、制御性Ｔ細胞の数が通常より低下していることがわかった。皮膚炎が起きたのは、年齢を重ねたせいで制御性Ｔ細胞の勢いが衰えた結果、攻撃系の免疫細胞が皮膚を攻撃したためと考えられる。

これほどまでに存在感を高めた制御性Ｔ細胞とチェックポイント分子を前に、私たちはどのような心構えをしたらいいのだろう。一案は私たちがいま、免疫と病気をめぐる基本的なものの見方（パラダイム）が遷《うつ》り変わるまっただ中にいる、と自覚することかもしれない。

免疫とはかつて、外部からやってくる病原体を攻撃し排除する防衛システムと考えられた。その防衛力を削ぎ落とすブレーキの営みは、かつてなら免疫の対極に位置するものと捉えられた。しかし、その認識のしかたはどうやら間違っていたらしい。免疫は、病原体やがんなどの敵と向き合い対峙する能力の内に、攻撃をほどほどに収めるしくみを重要な要素として含んでいたのだ。

免疫の攻撃力が強ければ、力をもてあました攻撃系の免疫細胞は身内の臓器や組織を攻撃し、深刻な自己免疫疾患を起こす。逆に攻撃力が弱くなれば、人は感染症やがんにかかりやすくなる。

私たちはこのように、免疫の両輪といえるアクセル（攻撃）とブレーキ（抑制）のバランスの中で、ある時は健康に生き、ある時は病気になったり死んだりしているのだ。

大切なのはアクセルとブレーキの平衡。両者のバランスがほどよくとれるなら私たちは、がんにかかることもなく、自己免疫疾患に悩まされることもなく天寿を全うできるだろう。

バランスが崩れてがんや自己免疫疾患になっても、私たちは徒手空拳でこれらの病気と対峙するわけではない。ブレーキを解除する新しい抗体医薬の登場によって、かつて効用が軽視されがちだったがんの免疫療法は、外科手術、放射線治療、抗がん剤と肩を並べるほどの治療成績をおさめつつあるからだ。

しばしば原因不明の難病扱いをされてきた自己免疫疾患のいくつかは、治療法がわかってきた。視神経脊髄炎や強皮症、大動脈炎症候群などの病気では、背後にインターロイキン6（IL6）という炎症性の情報伝達分子が暗躍していることが判明した。その結果、関節リウマチの治療に使う抗体医薬（アクテムラ）がこれらの病気の治療でも良好な成果を収めはじめたのだ。

バランスを欠いたアクセルとブレーキの関係を修復するための手がかりも見えてきた。私たちがお腹の中に棲まわせている腸内細菌は、ただ免疫細胞から攻撃を見合わせてもらっているだけの軟弱な存在ではなく、免疫にさまざまな刺激を与え影響を及ぼす重要な存在だったのだ。

たとえばある種の腸内細菌がつくる酪酸は、免疫系に作用して、ブレーキ役の制御性T細胞を増やすことがわかっている。また、特定の細菌は自己免疫疾患を引き起こすヘルパー17T細胞を誘導することも明らかとなった。

つまり腸内細菌は、時と場合によって免疫の攻撃力を高めたり、逆に抑制力を強めたりしているのだ。

腸内細菌の研究が緒に就いたばかりだといって、あなどってはいけない。免疫学の畑ではないが、現代の研究者は腸内細菌の移植によって、太ったネズミと太らないネズミをつくり出しさえしている。
織田信長が「人間五十年」と詠った戦国期に、徳川家康は七十五歳ほどまで生きた。家康、秀忠、家光の歴代将軍に側近として仕えた天台宗の高僧天海は、一説には百歳以上まで生きたという。彼らの病気にかかりにくい健康な体は、きっと適度なバランスを備えた免疫のお陰に違いない。

本書は『現代免疫物語』シリーズの第三作にあたる。二作目の『新・現代免疫物語』を出版してから現在にいたるまでの間に免疫学の分野で注目を集めた主要な研究成果、医療応用への動きをほぼ漏れなくカバーした。

作品を書き上げてあらためて気づくのは、前作を上梓したときには視野に入っていなかった多くの研究成果が息つく間もなく現れ続けていることだ。急ピッチで進化を続ける現代免疫学はこれからどんな果実を人類にもたらすのだろうか。免疫から目が離せない。

二〇一六年一月

岸本忠三
中嶋　彰

参考文献

『ニューヨーク・タイムズ』二〇一二年一二月二一日付「Is the Cure for Cancer Inside You?」

『日経サイエンス』二〇一二年四月号「スタインマンの最後の闘い　自ら試したがんワクチン」

『日経サイエンス』二〇一二年一月号「がんワクチン新時代」

『日経サイエンス』二〇〇三年号二月号「ガン免疫療法の切り札　樹状細胞」

『日経サイエンス』二〇一五年一月号「がん免疫療法の新アプローチ」

『週刊ダイヤモンド』二〇一五年四月一八日号
『日経メディカルオンライン・癌Experts』二〇一三年五月一六日号
『ニューヨーク・タイムズ』二〇一二年一二月九日付「In Girl's Last Hope, Altered Immune Cells Beat Leukemia」

さくいん

〈ア行〉

〈サ行〉

〈マ行〉

〈ヤ行〉

〈ラ行〉

〈ワ行〉

N.D.C.491.8　317p　18cm

ブルーバックス　B-1955

現代免疫物語《げんだいめんえきものがたり》beyond《ビヨンド》
免疫《めんえき》が挑《いど》むがんと難病《なんびょう》

2016年 1 月20日　第1刷発行
2018年10月12日　第6刷発行

著者　岸本忠三《きしもとただみつ》
　　　中嶋《なかしま》　彰《あきら》
発行者　渡瀬昌彦
発行所　株式会社講談社

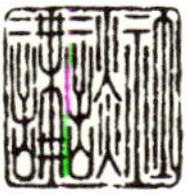

〒112-8001　東京都文京区音羽2-12-21
電話　出版　03-5395-3524
　　　販売　03-5395-4415
　　　業務　03-5395-3615
印刷所　（本文印刷）慶昌堂印刷株式会社
　　　　（カバー表紙印刷）信毎書籍印刷株式会社
製本所　株式会社国宝社

ISBN978-4-06-257955-1

発刊のことば

科学をあなたのポケットに

二十世紀最大の特色は、それが科学時代であるということです。科学は日に日に進歩を続け、止まるところを知りません。ひと昔前の夢物語もどんどん現実化しており、今やわれわれの生活のすべてが、科学によってゆり動かされているといっても過言ではないでしょう。

そのような背景を考えれば、学者や学生はもちろん、産業人も、セールスマンも、ジャーナリストも、家庭の主婦も、みんなが科学を知らなければ、時代の流れに逆らうことになるでしょう。

ブルーバックス発刊の意義と必然性はそこにあります。このシリーズは、読む人に科学的に物を考える習慣と、科学的に物を見る目を養っていただくことを最大の目標にしています。そのためには、単に原理や法則の解説に終始するのではなくて、政治や経済など、社会科学や人文科学にも関連させて、広い視野から問題を追究していきます。科学はむずかしいという先入観を改める表現と構成、それも類書にないブルーバックスの特色であると信じます。

一九六三年九月　野間省一